D1673260

Differentialdiagnose
der Komata

Differentialdiagnose der Komata

Herausgegeben von
Heinz Zumkley und Walter Zidek

Geleitwort von Heinz Losse

Bearbeitet von

G. Brunner
R. Buchwalsky
H.-J. Hannich
J. Hansen
D. Kamanabroo
H. Kiefer
J. Krebs
H. Otto

G. Paal
H. Schoeppner
P. Tanczos
W. T. Ulmer
H. Vetter
M. Wendt
W. Zidek
H. Zumkley

18 Abbildungen, 20 Tabellen

1986
Georg Thieme Verlag Stuttgart · New York

CIP-Kurztitelaufnahme der Deutschen Bibliothek

Differentialdiagnose der Komata / hrsg. von
Heinz Zumkley u. Walter Zidek. Bearb. von
G. Brunner ... – Stuttgart ; New York :
Thieme, 1986.
NE: Zumkley, Heinz [Hrsg.]; Brunner, Gorig
[Mitverf.]

Geschützte Warennamen (Warenzeichen) werden *nicht* besonders kenntlich gemacht. Aus dem
Fehlen eines solchen Hinweises kann also nicht
geschlossen werden, daß es sich um einen freien
Warennamen handele.

© 1986 Georg Thieme Verlag, Rüdigerstraße 14,
D-7000 Stuttgart 30
Printed in Germany
Satz: Kittelberger, Reutlingen, gesetzt auf Sie-
mens-DIACOS
Druck: Illig, Göppingen

ISBN 3-13-690501-6   1 2 3 4 5 6

Wichtiger Hinweis: Medizin als Wissenschaft
ist ständig im Fluß. Forschung und klinische
Erfahrung erweitern unsere Kenntnisse,
insbesondere was Behandlung und
medikamentöse Therapie anbelangt. Soweit
in diesem Werk eine Dosierung oder eine
Applikation erwähnt wird, darf der Leser
zwar darauf vertrauen, daß Autoren,
Herausgeber und Verlag größte Mühe darauf
verwandt haben, daß diese Angabe genau
dem **Wissensstand bei Fertigstellung des
Werkes** entspricht. Dennoch ist jeder
Benutzer aufgefordert, die Beipackzettel der
verwendeten Präparate zu prüfen, um in
eigener Verantwortung festzustellen, ob die
dort gegebene Empfehlung für Dosierungen
oder die Beachtung von Kontraindikationen
gegenüber der Angabe in diesem Buch
abweicht. Das gilt besonders bei selten
verwendeten oder neu auf den Markt
gebrachten Präparaten und bei denjenigen,
die vom Bundesgesundheitsamt (BGA) in
ihrer Anwendbarkeit eingeschränkt worden
sind.

Anschriften

BRUNNER, G., Prof. Dr., Abteilung Gastroenterologie und Hepatologie, Medizinische Hochschule Hannover, Podbielskistr. 380, 3000 Hannover 51

BUCHWALSKY, R., Dr., Innere Medizin – Kardiologie der Schüchtermann- Klinik Bad Rothenfelde, Ulmenallee 11, 4502 Bad Rothenfelde T.W.

HANNICH, H.-J., Dr., Klinik für Anästhesiologie und operative Intensivmedizin der Universität Münster, Albert-Schweitzer-Str. 33, 4400 Münster

HANSEN, J., Dr., Klinik für Anästhesiologie und operative Intensivmedizin der Universität Münster, Albert-Schweitzer-Str. 33, 4400 Münster

KAMANABROO, D., Priv.-Doz. Dr., Onkologische Abteilung, St.-Johannes-Hospital, Johannesstr. 9–11, 4600 Dortmund 1

KIEFER, H., Dr., neurologische Abteilung des Krankenhauses München-Harlaching, Sanatoriumsplatz 2, 8000 München 90

KREBS, J., Dr., Klinikum für Innere Medizin Zentralkrankenhaus Bremen-Nord, Hammersbecker Str. 228, 2820 Bremen 70

OTTO, H., Prof. Dr., Klinikum für Innere Medizin, Zentralkrankenhaus Bremen-Nord, Hammersbecker Str. 228, 2820 Bremen 70

PAAL, G., Prof. Dr., Neurologische Abteilung des Krankenhauses München-Harlaching, Sanatoriumsplatz 2, 8000 München 90

SCHOEPPNER, H., Prof. Dr., Klinik für Anästhesiologie und operative Intensivmedizin der Universität Münster, Albert-Schweizer-Str. 33, 4400 Münster

TANCZOS, P., Dr., Innere Medizin – Kardiologie der Schüchtermann-Klinik Bad Rothenfelde, Ulmenallee 11, 4502 Bad Rothenfelde T.W.

ULMER, W. T., Prof. Dr., Medizinische Universitätsklinik und Poliklinik der Berufsgenossenschaftlichen Krankenanstalten „Bergmannsheil Bochum", Hunscheidtstr. 1, 4630 Bochum 1

VETTER, H., Prof. Dr., Medizinische Poliklinik der Universität Münster, Albert-Schweitzer-Str. 33, 4400 Münster

WENDT, M., Priv.-Doz. Dr., Klinik für Anästhesiologie und operative Intensivmedizin der Universität Münster, Albert-Schweitzer-Str. 33, 4400 Münster

ZIDEK, W., Priv.-Doz. Dr., Medizinische Universitäts-Poliklinik, Albert-Schweitzer-Str. 33, 4400 Münster

ZUMKLEY, H., Prof. Dr., Medizinische Poliklinik der Universität Münster, Albert-Schweitzer-Str. 33, 4400 Münster

Geleitwort

Die großen diagnostischen und therapeutischen Fortschritte in allen Bereichen der klinischen Medizin ermöglichen es, die verschiedenen komatösen Zustände frühzeitig differentialdiagnostisch abzuklären und einer kausalen Therapie zuzuführen. Da der komatöse Patient in hohem Maße vital gefährdet ist, sind rasche Entscheidungen erforderlich. Es ist daher sehr zu begrüßen, daß meine Mitarbeiter Herr Prof. Dr. *Zumkley* und Herr Priv.-Doz. Dr. *Zidek* es unternommen haben, zusammen mit kompetenten Autoren dieses wichtige Gebiet der Notfallmedizin übersichtlich und praxisnah darzustellen.

Dabei ist es den Herausgebern, die sich bereits seit Jahren mit Problemen der Pathogenese und Pathophysiologie der komatösen Zustände befassen, in hervorragendem Maße gelungen, trotz einer größeren Zahl von Mitarbeitern die Einheitlichkeit der Darstellung zu wahren.

Das vorliegende Buch ist meiner Ansicht nach in hohem Maße geeignet, dem in Praxis und Klinik tätigen Arzt als Nachschlagewerk und als Entscheidungshilfe in kritischen Situationen zu dienen. Meine guten Wünsche begleiten dieses Werk.

Münster, im Herbst 1986   Prof. Dr. *Heinz Losse*
Direktor der Medizinischen Poliklinik der Universität Münster

Vorwort

Bewußtseinseintrübungen bis hin zum Koma stellen Notfallsituationen dar, die ein schnelles diagnostisches und therapeutisches Eingreifen erfordern. Voraussetzung hierfür sind ausreichend genaue Kenntnisse über Ätiologie und Pathogenese der verschiedenen Komata sowie über die zur Verfügung stehenden diagnostischen und therapeutischen Möglichkeiten.

In dem vorliegenden Buch haben die Herausgeber gemeinsam mit den Mitautoren den Versuch unternommen, diesen Kenntnisstand zu vermitteln unter besonderer Berücksichtigung der differentialdiagnostischen Aspekte der ätiologisch unterschiedlichen Komata. Es war das Bestreben hierbei, möglichst umfangreich und vollständig alle mit Komata einhergehenden Erkrankungen zu besprechen. Trotzdem erschien es sinnvoll, Schwerpunkte zu setzen, da manche Bewußtseinsstörungen in gesonderten Abhandlungen und Büchern bereits ausreichend dem Leser zur Verfügung stehen wie das große Gebiet der Vergiftungen oder intensivmedizinische Probleme.

Da das Buch vornehmlich an in Praxis und klinisch tätige Ärzte gerichtet ist, wurde auf umfangreiche wissenschaftliche Abhandlungen sowie tierexperimentelle Untersuchungsergebnisse, soweit sie nicht für das Verständnis erforderlich sind, weitgehend verzichtet. Ebenso erhebt das Literaturverzeichnis in den einzelnen Abschnitten keinen Anspruch auf Vollständigkeit.

Den zahlreichen Mitautoren sind wir für die angenehme Zusammenarbeit sehr zu Dank verpflichtet. Unser Dank gilt ebenfalls Herrn Dr. med. h.c. *Günther Hauff* und seinen Mitarbeitern vom Georg Thieme Verlag sowie unserem Lehrer, Herrn Prof. Dr. med. *H. Losse,* für seine hilfsbereite Unterstützung.

Münster, im Herbst 1986

Heinz Zumkley
Walter Zidek

Inhaltsverzeichnis

4 Komata bei Diabetes mellitus   48

J. KREBS, H. OTTO

5 Komata bei kardiovaskulären Erkrankungen   71

R. BUCHWALSKY, P. TANCZOS

6 Komata bei Lungenerkrankungen   96

W. T. ULMER

7 Komata bei endokrinen Erkrankungen 112

W. ZIDEK, H. VETTER

8 Komata bei Störungen im Wasser-, Elektrolyt- und Säure-Basen-Haushalt 128

H. ZUMKLEY

9 Komata bei Störungen im Spurenelementhaushalt 141

H. ZUMKLEY

1 Komata bei zerebralen Erkrankungen

H. Kiefer und G. Paal

Definition

Koma ist ein aus dem Griechischen kommendes Wort, das dort im epischen und poetischen Sinn soviel heißt wie „tiefer, fester Schlaf". Im medizinischen Sinne handelt es sich beim Koma um die ausgeprägteste Form einer Bewußtseinsstörung im Sinne der sog. „unarousable unresponsiveness" nach PLUM u. POSNER (95).

Zumeist gehen dem Koma Durchgangssyndrome voraus, die mit einer mehr oder weniger ausgeprägten Reduzierung der Wachheit einhergehen, wobei es zu einer quantitativen Einschränkung aller psychischen Funktionen kommt (Somnolenz, Sopor).

Wenn wir, der herkömmlichen Einteilung folgend, davon ausgehen, daß es grundsätzlich zwei Kriterien des Bewußtseins gibt, nämlich auf der einen Seite die Bewußtseinslage, Wachheit oder Vigilanz (= quantitatives Bewußtsein) und auf der anderen Seite die Bewußtseinsinhalte (= qualitatives Bewußtsein, z. B. Konzentration, Gedächtnis, Antrieb, Orientierung), so handelt es sich beim Koma bzw. den weniger ausgeprägten Formen der Bewußtseinstrübung im Sinne von Somnolenz um primäre Störungen des quantitativen Bewußtseins.

Natürlich führen Störungen der Wachheit obligat zu Veränderungen der Bewußtseinsinhalte; letztere können bei ganz leichten Veränderungen der Vigilanz sogar im Vordergrund stehen.

Umgekehrt kann man sagen, daß qualitative Bewußtseinsstörungen durchaus ohne irgendwelche Einschränkungen der Vigilanz auftreten, so z. B. in klassischer Weise beim Delir.

Folgende *Einteilung der Vigilanzstörungen* hat sich bewährt, wenngleich sich kritische Stimmen mehren, ohne allerdings bessere Lösungen anbieten zu können:

Somnolenz

Zustand der Schläfrigkeit, aus dem der Patient jederzeit durch äußere Reize erweckt werden kann. Geht häufig einher mit Verlangsamung und Orientierungsstörungen.

Sopor

Schlafähnlicher Zustand, Erweckbarkeit nur durch starke Reize, z. B. akustische oder Schmerzreize, aber nicht bis zu voller Wachheit. Nur sehr bedingte Kooperations- bzw. Kommunikationsfähigkeit.

Koma

Patient ist bewußtlos; es fehlt jede adäquate Reaktion auf innere oder äußere Reize. Abwehrreaktionen, wenn überhaupt vorhanden, ungerichtet. Auftreten von motorischen Schablonen.

Die Übergänge zwischen den einzelnen Vigilanzstörungen sind fließend. Eine Aussage über die zugrundeliegende Erkrankung wird in keinem Fall gemacht, sondern es handelt sich lediglich um eine Einteilung nach quantitativen Aspekten.

Eine *weiterführende Komaeinteilung* berücksichtigt die funktionell-morphologischen Aspekte und richtet sich nach dem Niveau der Schädigung. Die folgende Einteilung hat sich für die Beurteilung eines Komas in der Klinik bewährt.

1. appallisches Syndrom,
2. Mittelhirnsyndrom,
3. Bulbärhirnsyndrom,
4. Hirntod = Coma depassé.

Eine Beschreibung der einzelnen Syndrome erfolgt unten nach der allgemeinen Symptomatologie, da für ihr Verständnis die Kenntnis der wichtigsten Einzelsymptome unerläßlich ist. Auf spezielle Krankheitsbilder wie das Locked-in-Syndrom und den akinetischen Mutismus wird ebenfalls später noch einzugehen sein.

Pathogenese

Die Intaktheit des Bewußtseins ist gebunden an die funktionelle und morphologische Integrität des Kortex. Dieser hingegen bedarf zur Aufrechterhaltung des Wachheitszustandes der Regulierung durch das aufsteigende retikuläre System, welches in der Formatio reticularis des Hirnstamms seinen Ausgangspunkt hat, hier wahrscheinlich insbesondere im Mittelhirn und im Bereich der Brücke. Auf der anderen Seite steht das aufsteigende retikuläre System unter dem Einfluß kortikofugaler Zuflüsse, die ergänzt werden durch hippokampale bzw. durch hypothalamische Projektionen (94, 95).

Bewußtseinsstörungen können dementsprechend hervorgerufen werden durch unterschiedlichste Läsionen an jeder Stelle des kortikoretikulären Systems. Auch ist leicht verständlich, daß selbst größere kortikale Läsionen nicht oder nur gering zu Störungen des Bewußtseins führen können, wohingegen selbst kleinste Läsionen im pontodienzephalen Bereich gravierende Störungen verursachen können wegen der engen anatomischen Nachbarschaft der neuronalen Strukturen.

Komata (bzw. Bewußtseinsstörungen in leichterer Form) können durch zerebrale und extrazerebrale Erkrankungen entstehen. Die häufigsten extrazerebralen Ursachen sind Stoffwechselstörungen auf dem Boden von Leber- und Nierenkrankheiten bzw. bei Diabetes mellitus. Hier stellt das Koma nur eine sekundäre Folge der Grunderkrankung dar, und der Verlauf ist weitgehend abhängig vom Verlauf der Grunderkrankung. Diese metabolisch bedingten Komata werden genauso wie die Komata bei Intoxikationen an anderer Stelle abgehandelt.

Primär zerebrale Komata werden hervorgerufen durch vaskuläre bzw. raumfordernde und endzündliche Prozesse und durch Schädel-Hirn-Traumata, schließlich auch in seltenen Fällen durch Liquorresorptionsstörungen. Davon abzugrenzen sind die im Rahmen epileptischer Erkrankungen auftretenden Bewußtseinsstörungen, z. B. beim Grand-mal-Status, beim Petitmal-Status und beim psychomotorischen Dämmerzustand, die in aller Regel nur paroxysmal auftreten und sich selbst limitieren.

Während die extrazerebralen Komata sowohl klinisch als auch morphologisch nur unspezifische Veränderungen hervorrufen, ist es bei den primär zerebral bedingten Komaformen in manchen Fällen möglich, bestimmte pathologische Muster abzugrenzen, um den Ort der Schädigung näher zu bestimmen. Dies gilt zwar nicht für zerebrale Komata nach diffusen Hirnschädigungen wie z. B. hypoxämisch bedingte Schäden nach Herz-Kreislauf-Stillstand, trifft jedoch zu für die umschriebenen Schädigungen bei oberer oder unterer Einklemmung und für die meisten vaskulären oder raumfordernden Prozesse, die sich im Mittelhirn-Zwischenhirn-Bereich abspielen und das aufsteigende retikuläre System in Mitleidenschaft ziehen können.

Zwar haftet jeder Einteilung etwas Schematisches an und suggeriert den Eindruck, daß z. B. bei der Bezeichnung Mittelhirnsyndrom oder Bulbärhirnsyndrom die Schädigung nur auf einem bestimmten Niveau zu suchen wäre, was natürlich nicht richtig ist; dennoch ist es sowohl aus diagnostischen als auch therapeutischen Gründen wichtig und sinnvoll, jedes zunächst einmal global als Koma bezeichnete Syndrom einem bestimmten Schädigungsort zuzuordnen. Nicht zuletzt ist dies auch aus prognostischen Gründen notwendig, um z. B. bei einer bekannt inkurablen Erkrankung weiterführende therapeutische Schritte mit Sorgfalt zu überlegen.

Allgemeine Symptomatologie

Vegetatives System

Atmung

Es sind drei Atemzentren zu unterscheiden, die unterschiedliche Atemstörungen hervorrufen können.

1. Das *bulbäre Atemsyndrom* liegt in der Medulla oblongata. Störungen in diesem Bereich rufen die sog. Schnappatmung oder Biotsche Atmung hervor, die auch als ataktische Atmung bezeichnet wird. Dieser Atemtyp mündet häufig in den Atemstillstand ein.

2. Das sog. *Apneusiszentrum* ist im unteren Ponsbereich angesiedelt. Bei Läsionen hier kommt es zur sog. periodischen Atmung mit abwechselnden Phasen von verhältnismäßig tiefer Atmung und Atempausen. Ätiologisch sind häufig Hirnstamminfarkte mit unterer Einklemmung für diesen Atemtyp verantwortlich zu machen.

3. Das *pneumotaktische Zentrum* ist im oberen Ponsgebiet angesiedelt. Bei Störungen in diesem Bereich kommt es zu einer gleichförmig beschleunigten und vertieften Atmung im Sinne der sog. Maschinenatmung, die auch als Kußmaulsche Atmung bezeichnet wird. Man sieht sie häufig bei Stoffwechselkomata. Dort stellt sie jedoch lediglich einen Kompensationsvorgang dar zum Ausgleich der metabolischen Azidose.

Daneben sollte man noch den Cheyne-Stokesschen Atemtyp kennen mit wellenförmig an- und abschwellender Atmung. Er ist zumeist Ausdruck einer globalen Großhirnfunktionsstörung und kommt neben der Kußmaulschen Atmung überwiegend bei Stoffwechselkomata vor.

Herz-Kreislauf-System

Wegen der polytopen Repräsentation dieser Parameter (Kortex-Limbisches System – Hypothalamus – Hirnstamm) und der zahllosen Regelkreise, in die sie eingebunden sind, sind sie für die Komadiagnostik in den meisten Fällen entbehrlich. Nach klinischer Erfahrung kann man zwar häufig eine Tachykardie mit Blutdrucksteigerung bei oberer Einklemmung sehen und eine Bradykardie bei unterer Einklemmung, jedoch sind diese Symptome keineswegs obligat.

Temperatur

Die Thermoregulation wird gewährleistet durch neurohumorale und neurochemische Mechanismen, deren Regelkreise sich innerhalb des ZNS vom Kortex über den Thalamus und den Nucleus caudatus bis zur Hypophyse erstrecken. Von klinischer Relevanz sind lediglich die sog. zentrale Hyperthermie bei Mittelhirneinklemmung und die zentrale Hypothermie beim Bulbärhirnsyndrom mit Übergang zum Hirntod. Ihre Bedeutung für die Komadiagnostik ist gering. Therapieresistente Hyperthermien mit profuser Hyperhidrose sollen für Hypothalamusaffektionen sprechen.

Motorisches System

Spontanmotorik und Reaktionsmotorik

Beim somnolenten Patienten kann geprüft werden, ob einfache Aufforderungen noch durchgeführt werden (z. B. Augenöffnen, Augenschließen, Zunge herausstrecken o. ä.). Eine deutliche Halbseitensymptomatik kann hierdurch bereits erkannt werden.

Bei tiefergehenden Wachheitsstörungen kann die Reaktion auf Berührungs- bzw. Schmerzreize überprüft werden, so z. B. Wegdrehen des Kopfes bei Schmerzreizen im Gesicht, Hochheben und Beugen des Armes bei Schmerzreizen in der Axillafalte oder auch Wegziehen des Fußes beim Bestreichen der Fußsohle (Fluchtreflex).

Die Beobachtung der Spontanmotorik ergibt im allgemeinen nur wenig brauchbare Hinweise. Es kommen bei jeder Vigilanzstörung sowohl Unruhezustände vor mit hyperkinetischen Bewegungsmustern als auch hypo- oder akinetische Bilder. Bei Mittelhirnsyndromen Grad I sind von GERSTENBRANDT u. LÜCKING (30) spontane Massen- und Wälzbewegungen beschrieben worden.

Streck- und Beugesynergismen

Eine Enthemmungsstarre (Ausdruck des Wegfalls der Hemmung durch höhere kortikale Zentren) kann in zwei Formen auftreten:

1. Streckspastik in den Beinen und Beugespastik in den Armen,

2. generalisierte Streckspastik.

Während im Tierversuch sich beide Formen eindeutig morphologisch definieren lassen – die Streck-Beuge-Spastik als Ausdruck einer Läsion im Zwischen-Mittelhirn-Bereich, die generalisierte Streckspastik als Audruck einer tiefergehenden Läsion zwischen oberen und unteren vier Hügeln (16) –, läßt sich dies nicht in gleicher Weise auf den Menschen übertragen. Festzuhalten ist lediglich, daß die kombinierte Streck-Beuge-Spastik Ausdruck einer beidseitigen Pyramidenbahnläsion ist, entsprechend dem kortikalen Typ des Wernicke-Mannschen Prädilektionstypus mit Lokalisation am Übergang Dienzephalon – Mesenzephalon, wobei der übrige Hirnstamm durchaus intakt sein kann.

Die generalisierte Streckspastik hingegen beruht auf einer Läsion kaudal gelegener mesenzephaler bzw. medullärer Zentren; sie wird auch als sog. Dezerebrationsstarre bezeichnet. Üblicherweise geht sie einher mit einem Opisthotonus, also einer Rückwärtsneigung des Kopfes mit Überstreckung von Rumpf und Extremitäten. Hierbei kommt es auch häufig zu einem entweder spontan auftretenden oder durch sensible Reize ausgelösten Streckkrampf. Dieser ist fast immer Zeichen einer beginnenden Mittelhirneinklemmung im Tentoriumschlitz im Sinne der sog. transtentoriellen Herniation.

In ätiologischer Hinsicht liegt dieser oberen Einklemmung ein supratentorieller raumfordernder Prozeß zugrunde, z. B. eine Blutung, eine Raumforderung oder auch ein diffuses Hirnödem. Selten können auch infratentorielle Prozesse, z. B. Kleinhirnblutungen oder raumfordernd wirkende Kleinhirninfarkte, eine Tentoriumeinklemmung nach sich ziehen. Pathomorphologisch ist die Einklemmung bedingt durch eine druckbedingte Vorwölbung des Unkus und des Gyrus parahippocampalis in den Tentoriumschlitz. Dabei kommt es nicht nur zur Mittelhirnkompression, sondern auch zu sekundären hypoxämischen Veränderungen durch Abklemmung von Arterien und Venen (z. B. V. basalis, A. cerebri posterior, A. cerebelli superior). Insbesondere können die gestörten venösen Drainagemöglichkeiten häufig zu Schäden in der Substantia nigra, im Tegmentum oder in den Pedunculia cerebri führen. Die bei der Einklemmung zu findenden weiten lichtstarren Pupillen beruhen auf einer druckbedingten Schädigung der parasympathischen Fasern des N. oculomotorius durch die A. cerebri posterior bzw. den Uncus hippocampi. Hierbei wird der N. oculomotorius gegen die Kanten des Klivus gedrückt (sog. Klivuskantensyndrom).

Myoklonien

Myoklonien sind Muskelzuckungen mit oder ohne Bewegungscharakter. Myoklonien können bei sehr vielen zentralnervösen Erkrankungen auftreten; weder ihre Form noch ihre Lokalisation sind spezifisch für eine Grunderkrankung (123).

Bei den im Rahmen zerebaler Komata auftretenden Myoklonien handelt es sich zumeist um rhythmische Komplexe von Myoklonien symmetrischen Charakters, die unseren Erfahrungen nach bevorzugt die mimische Gesichtsmuskulatur befallen. Durch sensible Reize, insbesondere durch Schmerzreize, können die Myoklonien getriggert werden.

Das elektroenzephalographische Korrelat der Myoklonien besteht manchmal in Spike-wave-Komplexen oder in sog. steilen Wellen. Die Interpretation dieses Phänomens ist noch umstritten.

Im allgemeinen ist die Prognose bei Patienten mit Myoklonien zweifelhaft (14). Eine spezifische Therapie der Myoklonien ist nur selten notwendig, da sie in den meisten Fällen spontan sistieren. Ansonsten können Antikonvulsiva vom Typ des Clonazepams in Erwägung gezogen werden.

Reflexe

Okulo- und Pupillomotorik

Störungen des okulopupillären Verhaltens sind für die Lokalisation einer einem Koma zugrundeliegenden Störung und für die Verlaufsbeobachtung von eminenter Bedeutung. Da die subtile Erfassung von Augenmuskelparesen beim komatösen Patienten nicht möglich ist, ist man bei der Untersuchung weitgehend auf die Beurteilung der Pupillenreflexe und einiger noch zu besprechender spezieller Reflexe angewiesen.

Die Okulo- und Pupillomotorik wird unter dem Oberbegriff Reflexe abgehandelt, weil die Pupillenreflexe mit zu den wichtigsten Hirnstammreflexen überhaupt gehören. Da andere wichtige Symptome zusammen mit den Pupillenreflexen geprüft werden, obwohl sie keine Reflexe im engeren Sinne darstellen, sollen sie auch hier kurz erwähnt werden. So lassen sich z. B. bei einem nur leicht bewußtseinsgetrübten Patienten die Konvergenz und die Akkommodation prüfen.

Die *Konvergenzreaktion* beruht darauf, daß beim Betrachten eines Objektes beide Mm. recti mediales gleichermaßen innerviert werden, wodurch das Objekt gewissermaßen von korrespondierenden Feldern der Netzhaut fokussiert wird.

Die *Akkommodationsreaktion* beruht auf einer gleichzeitig ablaufenden Aktivierung der Edinger-Westphal-Kerne und führt damit zur Pupillenverengung (Ganglion ciliare – M. ciliaris und M. sphincter pupillae).

Die Pupillenverengung bei der Akkommodation und beim Lichtreflex läuft auf getrennten Bahnen, wodurch das Phänomen der reflektorischen Pupillenstarre erklärlich ist.

Lichtreflexe (Pupillenreflexe)

Die Weite der Pupille wird durch das Maß des Lichteinfalls auf die Retina reguliert. Beteiligt hieran sind das sympathische Nervensystem über das Centrum ciliospinale C 8–Th 2, das Ganglion cervicale superius und der M. dilatator pupillae, M. tarsalis superior und M. orbitalis sowie das parasympathische Nervensystem über den Nucleus perlia, die Westphal-Edingerschen Kerne und das Ganglion ciliare zum M. ciliaris und zum M. sphincter pupillae. – Ein Sympathikotonus führt zur Mydriasis, ein Parasympathikotonus zur Miosis.

Für eine globale klinische Einteilung kann man sich merken, daß hypothalamische Läsionen – bei intaktem Mittelhirn – durch eine Schädigung der sympathischen Bahnen eine Miosis hervorrufen im Sinne eines zentralen Horner-Syndroms. Die Lichtreflexe sind dabei intakt. Eine Mittelhirnschädigung verursacht weite Pupillen bei abgeschwächten bzw. ausgefallenen Lichtreflexen, da hier eine sowohl sympathische als auch parasympathische Schädigung vorliegt. Eine tiefergelegene Schädigung bei intaktem Mittelhirn führt zu einer Miosis. Sind bei einem Bulbärhirnsyndrom die Pupillen weit und lichtstarr, so muß man eine gleichzeitig vorliegende Mittelhirnschädigung postulieren.

Die anatomischen Grundlagen des Lichtreflexes bestehen in Faserverbindungen, die mit dem N. opticus bis zum Corpus geniculatum laterale und von da über die Colliculi superiores bis zur Area praetectalis verlaufen.

Die Lichtreaktion kann direkt am belichteten Auge geprüft werden und indirekt am nichtbelichteten Auge. Die indirekte (oder konsensuelle) Reaktion ist dadurch erklärbar, daß die Westphal-Edingerschen Kerne beidseitig Zuflüsse von den Corpora geniculata erhalten. Dadurch ist gleichzeitig auch einsehbar, daß – abgesehen von der gar nicht so seltenen physiologischen Anisokorie – die Pupillen bei den meisten Menschen isokor sind.

Störungen der Pupillenreaktionen können durch Läsionen an jeder Stelle des oben aufgezeichneten anatomischen Systems auftreten. Besteht z. B. eine beidseitige Schädigung des Tractus opticus, so resultiert eine beidseitige Blindheit mit Mydriasis und Pupillenstarre. Besteht allerdings eine beidseitige Schädigung der Sehrinde, wie z. B. bei beidseitigen Posteriorverschlüssen oder bei Basilarisgefäßprozessen, so ist der Patient zwar blind, jedoch sind die Pupillenreaktionen intakt.

Okulozephaler Reflex (Puppenkopfphänomen)

Der okulozephale Reflex wird dadurch ausgelöst, daß bei geöffneten Augen (aktiv oder passiv) der Kopf des Patienten ruckartig zur Seite oder nach unten bzw. oben gedreht wird. Der Reflex ist positiv, wenn es durch Wegfall der optischen Gegenregulation zu einer konjugierten Gegenbewegung der Bulbi entgegen der Drehrichtung kommt.

Beim Gesunden ist der okulozephale Reflex negativ durch die eigene optische Fixation. Der positive Ausfall des okulozephalen Reflexes setzt voraus, daß das Großhirn seine Funktion eingestellt hat, der Hirnstamm aber intakt ist. Dementsprechend ist der okulozephale Reflex beim Bulbärhirnsyndrom negativ.

Vestibulookulärer Reflex

Der vestibulookuläre Reflex wird geprüft, indem man bei kalorischer Prüfung des Gehörgangs (die nur bei intaktem Trommelfell durchgeführt werden darf) einen Nystagmus auslöst, der elektronystagmographisch aufgezeichnet werden kann.

Normalerweise kommt es bei Kaltspülung eines Gehörganges zu einem Horizontalnystagmus mit Ausschlagrichtung zur Gegenseite, bei Warmspülung zu einem horizontalen Nystagmus mit Ausschlag zur selben Seite. Interpretiert wird das Auftreten des Nystagmus mit einer gerichteten ampullopetalen bzw. ampullofugalen Endolymphströmung. Die Auslösbarkeit des vestibulookulären Reflexes beruht auf der Intaktheit der Verbindungen zwischen Vestibularapparat und okulomotorischem System. Der Ausfall des vestibulookulären Reflexes zeigt eine bereits ausgeprägte Hirnstammschädigung an.

Ziliospinalreflex

Dieser auch als algogener Pupillenreflex bezeichnete Reflex besteht darin, daß es durch kräftiges Kneifen des oberen Trapeziusrandes zu einer Erweiterung beider Pupillen kommt. Voraussetzungen sind die erhaltene somatosensible Afferenz zum Hirnstamm und die Intaktheit der absteigenden Sympathikusbahn (Centrum ciliospinale – Pupille). Als Hirnstammreflex gilt der Ziliospinalreflex dann, wenn er aus dem vom N. trigeminus versorgten sensiblen Gebieten ausgelöst wird. Er ist daher beim Bulbärhirnsyndrom bei thorakaler Auslösung positiv, bei trigeminaler Auslösung negativ.

Weitere Hirnstammreflexe

Optischer Schutzreflex = Blinzelreflex

Dieser Reflex besteht darin, daß es bei plötzlichem Eindringen eines Gegenstandes in das Gesichtsfeld eines Kranken zu einem raschen Lidschluß kommt. Der positive Ausfall des Reflexes beweist die intakte Leitung von der Retina über das Mittelhirn und den Tractus tectobulbaris zu den Kernen des M. orbicularis oculi.

Kornealreflex

Der Reflexerfolg besteht in einem raschen Zukneifen der Augen bei vorsichtiger Berührung der Kornea mit einem Gegenstand. Die Reflexbahn nimmt ihren Weg von den sensiblen Rezeptoren der Kornea (N. ophthalmicus) zum Nucleus sensorius principalis des N. trigeminus in der Brücke und dann zu den motorischen Fazialiskernen am Übergang Pons – Medulla.

Würgreflex

Der Würgreflex besteht in einer mit einer Schluckbewegung verbundenen Anhebung von Gaumensegel und Zäpfchen bei einer Berührung der Schleimhaut des oberen Pharynxbereiches, z. B. mit einem Spatel. Der Reflex ist gut beurteilbar bei der Einführung einer Magensonde oder auch bei der Intubation. Der Ausfall des Reflexes spricht lediglich für eine Schädigung des IX. Hirnnervs oder für eine medulläre Schädigung im Kerngebiet.

Spezielle Symptomatologie

Apallisches Syndrom

Der Begriff apallisches Syndrom (59) beinhaltet eine funktionelle Trennung von Hirnstamm und Hirnmantel (Pallium = Mantel). Der Begriff funktionelle Dekortikation impliziert, daß die Funktion des Kortex erloschen ist bei weitgehender Intaktheit des aufsteigenden retikulären Systems und bei weitgehender Intaktheit von medullären und Hirnstammfunktionen (47). Im englischsprachigen Schrifttum wird das apallische Syndrom auch als „persistent vegetative state" bezeichnet als Ausdruck der erhaltenen autonomen oder vegetativen Funktionen bei Fehlen jeglicher bewußter Reaktionen (48).

Die Symptome des klassischen apallischen Syndroms sind folgende:

– Die Patienten sind wach bzw. pseudovigil (die Bewußtseinslage wird auch als Coma vigile beschrieben).

– Die Augen sind phasenweise offen; ein psychischer Kontakt ist nicht herzustellen.

– Es besteht ein normaler Schlaf-Wach-Rhythmus, wobei die Phasen jedoch stark verkürzt sind.

Das neurologische Bild beim apallischen Syndrom ist uneinheitlich. Zumeist wird es bestimmt durch eine zusätzliche Mittelhirn- oder Stammhirnschädigung in Form von Streck- und Beugesynergismen und einer Entgleisung der vegetativen Regulationsmechanismen (18). Die moderne Intensivtherapie hat zu einer erheblichen Zunahme dieses Krankheitsbildes geführt, indem durch Verbesserung apparativer und medikamentöser Behandlungsverfahren Patienten überleben, welche früher bereits in der Initialphase verstorben wären. Entsprechend den Mitteilungen in der Literatur und auch eigenen Erfahrungen zufolge ist es jedoch – insbesondere bei traumatischen Hirnschädigungen – möglich, daß auch noch nach Monaten z.T. deutliche Besserungen auftreten und es zur Rückbildung des apallischen Syndroms kommt auf dem Umweg über die verschiedenen Phasen des Mittelhirnsyndroms (29). Je nach Dauer des apallischen Syndroms und in Abhängigkeit von der Schwere der Primärschädigung bleibt in der Regel ein neurologisch-psychiatrisches Defektsyndrom zurück.

Mittelhirnsyndrom

Die Einteilung der Mittelhirnsyndrome ist zuerst von GERSTENBRAND (29) vorgenommen worden. Die Beschreibung stützte sich auf Beobachtungen von 400 Patienten mit traumatisch bedingten Hirnstammschädigungen, wobei jedoch darauf hingewiesen wurde, daß alle möglichen Hirnschäden zu einem Mittelhirnsyndrom führen könnten. Vorher waren lediglich ein orales und ein kaudales Hirnstammsyndrom (15) bzw. ein Mittelhirnsyndrom und Bulbärhirnsyndrom beschrieben worden als Ausdruck der zwei Engpaßsyndrome beim Durchtritt des Mittelhirns durch das Tentorium cerebelli bzw. beim Durchtritt des Hirnstamms durch das Foramen magnum. Die pathophysiologischen Grundlagen des Mittelhirnsyndroms sind oben ausführlicher beschrieben worden. Die wichtigsten klinischen Parameter sind Vigilanz, Körperhaltung mit Streck- und Beugesynergismen, Okulo- und Pupillomotorik sowie die weiteren Hirnstammreflexe. Daß die folgende Einteilung des Mittelhirnsyndroms nur Modellcharakter hat und daß sich die einzelnen Syndrome in der Klinik überlappen, sei vorangestellt.

A. *Erste Phase des (traumatischen) Mittelhirnsyndroms* (nach LÜCKING und GERSTENBRAND)

– Benommenheit
– verzögerte Reaktion auf äußere Reize
– Droh- und Blinzelreflex auslösbar
– Pupillen mittelweit, regelrechte Reaktion
– Korneálreflex positiv
– Bulbi in Mittelstellung
– evtl. schwimmende Bulbusbewegungen
– Körperhaltung normal
– spontane Massen- und Wälzbewegungen
– Tonus normal
– keine Pyramidenbahnzeichen
– Puppenkopfphänomen negativ
– vestibulookulärer Reflex normal
– keine groben vegetativen Entgleisungen.

B. *Zweite Phase des Mittelhirnsyndroms*

– Benommenheit
– verminderte Reaktion auf äußere Reize
– Pupillen eng, Reaktion auf Licht verzögert
– Bulbusdivergenz bzw. -konvergenz
– dyskonjugierte Bulbusbewegungen
– Beine in Streckstellung
– spontane Massenbewegungen der Arme
– Muskeltonus erhöht
– schwach ausgeprägte Pyramidenbahnzeichen
– Puppenkopfphänomen positiv
– vestibulookulärer Reflex positiv
– Atmung beschleunigt.

C. *Dritte Phase des Mittelhirnsyndroms*

– Bewußtlosigkeit
– keine gezielten Reaktionen auf äußere Reize
– Pupillen eng, Reaktion auf Licht herabgesetzt
– Bulbusdivergenz, evtl. Bulbuspendelbewegungen
– Arme in Beugestellung
– Beine in Streckstellung (durch Schmerzreize zu verstärken)
– Tonus erhöht
– Pyramidenbahnzeichen deutlich auslösbar
– Puppenkopfphänomen positiv
– vestibulookulärer Reflex positiv
– zunehmende vegetative Entgleisungen.

D. *Vierte Phase des Mittelhirnsyndroms*

– Bewußtlosigkeit
– keine Reaktion auf äußere Reize
– Korneálreflex positiv
– Pupillen mittelweit bis weit, Reaktion auf Licht herabgesetzt
– ausgeprägte Bulbusdivergenz
– Streckspastik aller vier Extremitäten mit Übergang zu Streckkrämpfen bei Reizen
– Tonus maximal erhöht
– Pyramidenbahnzeichen sehr deutlich positiv
– Puppenkopfphänomen nur noch schwach positiv
– vestibulookulärer Reflex mit Dissoziation
– Blutdruck erhöht
– Tachypnoe
– Maschinenatmung.

Neben diesen vier Phasen des Mittelhirnsyndroms als Ausdruck einer zentralen Einklemmung (= mediales Mittelhirnsyndrom) wird noch das laterale Mittelhirnsyndrom beschrieben, welches bei einseitigen hemisphärischen Prozessen, z. B. Hirnmassenblutungen oder epiduralen Hämatomen, auftritt und sich vom medialen Mittelhirnsyndrom lediglich durch eine seitendifferente Ausprägung der Symptome unterscheidet.

Bulbärhirnsyndrom

Bei weiterbestehender Schädigung geht das Mittelhirnsyndrom Stadium IV in das Bulbärhirnsyndrom über. Zusätzlich zu der bereits bestehenden transtentoriellen Herniation kommt es zur Einklemmung der Kleinhirntonsillen ins Foramen magnum mit Kompression unterer Anteile der Medulla oblongata und oberer Rückenmarksanteile. Das Ausmaß der Schädigung wird – worauf oben schon hingewiesen wurde – neben der direkten Druckwirkung mitbestimmt durch Kompression von Gefäßen mit Störungen der arteriellen Versorgung und der venösen Abflußmöglichkeiten. Das Bulbärhirnsyndrom wird in zwei Stadien unterteilt.

A. *Erste Phase des Bulbärhirnsyndroms*

- Bewußtlosigkeit
- keine Reaktion auf äußere Reize (allenfalls Strecksynergismen)
- Korneaalreflex negativ
- Pupillen weit, Reaktion auf Licht nur angedeutet
- Bulbusdivergenz
- nur noch geringe oder gar keine Streckspastik mehr
- Rückgang der allgemeinen Spastik
- Pyramidenbahnzeichen positiv
- Puppenkopfphänomen negativ
- vestibulookulärer Reflex negativ
- Schnappatmung
- Rückgang von Tachykardie und Hyperthermie.

B. *Zweite Phase des Bulbärhirnsyndroms*

- Bewußtlosigkeit
- keine Reaktion auf äußere Reize
- Pupillen maximal weit, keine Reaktion auf Licht
- Tonus schlaff
- Pyramidenbahnzeichen fraglich bis nicht auslösbar
- Puppenkopfphänomen negativ
- vestibulookulärer Reflex negativ
- Atemstillstand
- Blutdruckabfall
- Bradykardie.

Obwohl selbst das Vollbild des Bulbärhirnsyndroms grundsätzlich reversibel ist, ist die Prognose sowohl der ersten als auch der zweiten Phase schlecht. Sie ist um so schlechter, je tiefer die Schädigung in vertikaler Richtung Pons – Medulla oblongata geht; je nach Dauer der Schädigung

sind gravierende Defektsyndrome zu erwarten. Vermeintliche Besserungen, z. B. das Sistieren von Streckspasmen und das Verschwinden von Pyramidenbahnzeichen, sind beim Bulbärhirnsyndrom eher als ein Signum mali ominis zu interpretieren.

Hält die zu einem Bulbärhirnsyndrom führende Schädigung länger an, so ist der Übergang zum Hirntod mit Wegfall sämtlicher Hirnfunktionen zu erwarten.

Hirntod

Der Hirntod bedeutet den Individualtod des Menschen. Der Begriff des dissoziierten Hirntodes beinhaltet den irreversiblen Funktionsausfall des Gehirns bei noch erhaltener Funktion der anderen Organe, d. h., der Mensch ist tot, aber die inneren Organe können noch funktionieren (4, 6, 50, 51, 92).

In aller Regel ist der Hirntod Folge einer intrazerebralen Drucksteigerung mit tamponierendem Hirnödem und intrazerebralem Kreislaufstillstand, der bedingt ist durch den über dem Systemblutdruck liegenden intrakraniellen Druck (51, 57, 60, 118). Das Sistieren der zerebralen Durchblutung führt zu einer intravitalen Autolyse des Gehirns mit Nekrose, vor allen Dingen der infratentoriellen Gehirnabschnitte mit Übergang auf den hohen Halsmarkbereich, wobei histologisch lediglich unspezifische regressive Veränderungen zu sehen sind. Weitere Prädilektionsstellen der fortgeschrittenen Nekrose sind der Hypophysenstiel und die Fasciculi optici (107).

Die Diagnose des Hirntodes gründet sich heutzutage auf die klinische Verlaufsbeobachtung mit in Abhängigkeit von der Primärschädigung unterschiedlich langen zeitlichen Abständen, auf eine einzige EEG-Untersuchung sowie fakultativ auf die Untersuchung der akustisch evozierten Potentiale (5, 32, 114).

Die früher obligate Viergefäßangiographie mit dem Nachweis des Kontrastmittelstopps an der Schädelbasis als Beweis des intrakraniellen Zirkulationsstillstandes ist heute verlassen worden. Auch ist man von dem Postulat mehrerer, in einem bestimmten zeitlichen Abstand durchzuführender EEG-Untersuchungen heute abgekommen. Die klinisch-neurologische Diagnose des Hirntodes gründet sich auf folgende Einzelsymptome (44, 123).

Symptome des Hirntodes
- Bewußtlosigkeit
- fehlende Spontanatmung
- keine Hirnstamm- bzw. Hirnnervenreflexe
- keine Reaktion beim Karotisdruckversuch oder Bulbusdruckversuch
- schlaffer Muskeltonus
- keine pathologische Hirntätigkeit (z. B. epileptische Anfälle).

Spinale Funktionen können dabei durchaus noch erhalten sein und widersprechen nicht der Diagnose des Hirntodes, z. B. Fluchtreflexe, erhaltene Eigenreflexe oder Beugesynergismen (25, 67).

Es ist noch darauf hinzuweisen, daß bei Kindern andere Voraussetzungen gelten, die im einzelnen zu beschreiben jetzt zu weit führen würde. Auch muß darauf hingewiesen werden, daß vor der Diagnose des Hirntodes eine Vergiftung, insbesondere eine Barbituratvergiftung, und eine Hypothermie gleichfalls ausgeschlossen sein müssen.

Locked-in-Syndrom und akinetischer Mutismus

Das *Locked-in-Syndrom,* d. h. das Syndrom des Eingeschlossenseins, tritt auf bei Schädigungen im Ponsbereich, insbesondere bei bilateraler Schädigung des Brückenfußes, wobei bei intakter Vigilanz und intakter Augenmotilität ein unterhalb davon anzusiedelndes komplettes Querschnittssyndrom besteht, das sowohl die Extremitäten als auch die Hirnnerven einschließt (71). Über die intakte Augenmotilität allein ist es möglich, mit dem Patienten Kontakt aufzuneh-

men (20). Das Syndrom tritt auf bei ventralen Ponsischämien (41, 54, 82), wie sie erfahrungsgemäß häufig bei Basilaristhrombosen vorkommen (53). Ebenso wurde es beschrieben bei Ponstumoren oder bei Ponsblutungen (16). Definitionsgemäß sind die Haubenregion mit Formatio reticularis und die okulomotorischen Kerne und Bahnen intakt.

Der *akinetische Mutismus* stellt ein ätiologisch uneinheitliches Syndrom dar, welches durch erhaltene Wachheit charakterisiert ist bei zumeist völlig fehlendem Kontakt zur Außenwelt, wobei wegen der Stummheit und wegen der Bewegungslosigkeit keine Aussagen möglich sind über evtl. intrapsychische Vorgänge. Bei erhaltenem Schlaf-Wach-Rhythmus fehlen jedwede Zeichen einer geistigen Aktivität bzw. einer körperlichen Aktivität.

Der akinetische Mutismus findet sich sowohl bei ausgedehnten kortikalen Schädigungen als auch bei umschriebenen tiefergelegenen Schädigungen im Bereich des frontalen Marklagers oder bei beidseitigen Thalamusläsionen. Das Syndrom ist auch beschrieben worden beim ausgeprägten Okklusivhydrozephalus nach Tumoren des III. Ventrikels, wobei nicht selten eine Reversibilität besteht (15, 75, 112).

Es ist häufig nicht einfach, den akinetischen Mutismus vom Coma vigile des apallischen Syndroms zu differenzieren. Allerdings können beim apallischen Syndrom vorkommende Phänomene wie Streck- oder Beugesynergismen – die beim akinetischen Mutismus nicht vorkommen – die Untersuchung erleichtern.

Diagnostik

Die diagnostischen Maßnahmen, die bei einem komatösen Patienten durchzuführen sind, haben sich in erster Linie danach zu richten, daß jedes Koma einen akuten Notfall darstellt und daß in erster Linie die diagnostischen Maßnahmen sich danach zu richten haben, ob therapeutische Konsequenzen erwartet werden können. Dies bedeu-

tet, daß nicht nur ein Zuwenig an Diagnostik verhängnisvoll sein kann, sondern auch ein Zuviel und ein allzu großer Aufwand an zeitraubenden und möglicherweise den Patienten noch schädigenden Untersuchungsverfahren.

Da bei jedem Koma im Rahmen der Primärversorgung initial nicht entschieden werden kann, ob es sich um ein primär neurogenes Koma handelt oder ob es sich um ein Koma handelt auf dem Boden einer internistischen Grunderkrankung, gehört selbstverständlich eine sorgfältige *internistische Untersuchung,* auf die an anderer Stelle eingegangen wird, zu den unabdingbaren Voraussetzungen. Daran schließt sich die *neurologische Untersuchung,* bei der insbesondere auf die Komatiefe zu achten ist und auf die Frage, ob – was allerdings im Einzelfall schwierig zu entscheiden sein kann – eine Herdsymptomatik besteht.

Insbesondere ist dabei auch zu achten auf Störungen der pupillomotorischen Funktionen, da diese im Gegensatz zu anderen Systemen sich auch beim bewußtlosen Patienten recht gut beurteilen lassen. Selbstverständlich kann beim bewußtlosen Patienten kein kompletter neurologischer Status erhoben werden. Dies ist auch gar nicht notwendig; es kommt nur darauf an, sich von der Klinik her ein Bild darüber zu machen, ob evtl. eine therapeutisch akut angehbare Ursache des Komas vorliegt.

Die Suche nach äußeren Verletzungszeichen am Schädel erfordert nur einen geringen Zeitaufwand. Auch die Anfertigung normaler *Röntgenaufnahmen* des Schädels im sagittalen und seitlichen Strahlengang ist ohne wesentlichen zeitlichen Verzug durchführbar. Auf Schädelspezialaufnahmen sollte bei einem bewußtlosen Patienten verzichtet werden, zumal diese häufig technisch kaum durchführbar sind.

Seit der Einführung der *Computertomographie* kommt dieser Methode in der zerebralen Komadiagnostik die größte Bedeutung zu. Die entscheidende Bedeutung besteht darin, daß es mittels der CT möglich ist, jedwede Art von Blutung rasch und ohne wesentliche Gefährdung des Patienten zu diagnostizieren. Dies trifft sowohl für Subarachnoidalblutungen zu als auch für intrazerebrale Massenblutungen, insbesondere aber auch für subdurale und epidurale Hämatome, die einer operativen Behandlung zugänglich sind. Unter den Blutungen können lediglich die sog. isodensen subduralen Hämatome diagnostische Probleme aufwerfen, d. h. subdurale Blutungen mit einer Dichteverteilung wie das Hirngewebe. Diese Blutungen sind dann lediglich an den Zeichen der Raumforderung erkennbar, wie Verlagerung der Mittellinienstrukturen oder Verstreichung der ipsilateralen Sulci. Eine in diesem Fall immer unerläßliche Kontrastmittelgabe führt dann zur Diagnose des isodensen subduralen Hämatoms.

Die Stellung des *EEG* in der Komadiagnostik hat mehrere Aspekte zu berücksichtigen. So ist das EEG bei z. B. traumatisch bedingten Komata in der akuten Notfallsituation entbehrlich, da keine therapeutischen Konsequenzen zu erwarten sind. Bei länger andauernden traumatischen Komata ist das EEG jedoch ein wichtiger Indikator zur Beurteilung der Vigilanz und auch evtl. zur Beurteilung der Prognose.

Einen wichtigen Beitrag liefert das EEG bei metabolisch bedingten Komata und bei Komata infolge Intoxikationen (62). Hierbei ist es sowohl in diagnostischer Hinsicht als auch zur Verlaufskontrolle wichtig und zweifellos der zerebralen Computertomographie überlegen. Dies gilt auch für Komata, die durch epileptische Anfälle bedingt sind, sei es im Rahmen einer prolongierten postiktalen Phase nach einem Grand-mal-Anfall oder sei es bei einem Status epilepticus als Ausdruck übergeordneter zerebraler Primärerkrankungen.

Diagnostische Irrtümer kann das sog. Alphakoma aufwerfen, wobei bei einem bewußtlosen Patienten das EEG eine normale Alphagrundtätigkeit zeigt. Alphakomata findet man u. a. bei Patienten mit Hirnstamminfarkten oder auch nach hypoxämisch bedingten Hirnschädigungen nach Herzstillstand oder maligner Herzrhythmusstörung (36, 121). Die Alphagrundaktivität beim Alphakoma unterscheidet sich von der Alphagrundaktivität des wachen Patienten dadurch, daß sie zum einen sehr regelmäßig ist und nicht den normalen physiologischen Schwankungen unterliegt und daß sie zum anderen auf externe Reize (so z. B. auf Lichtreize oder akustische Reize) nicht reagiert (21, 64, 81). Das Zustandekommen dieses Alpharhythmus beim bewußtlosen Patienten wird dadurch zu erklären versucht, daß der für den Alpharhythmus verantwortliche neuronale Apparat intakt ist, wohingegen die für die Wachheit verantwortlichen Strukturen des aufsteigenden retikulären Systems geschädigt sind.

Die Untersuchung des *Liquors* ist im Rahmen der akuten Komadiagnostik nur noch einem Krankheitsbild vorbehalten, nämlich der Meningitis und allenfalls noch der Enzephalitis. Auch hier sollte jedoch nach Möglichkeit die Lumbalpunktion (LP) erst an zweiter Stelle stehen hinter der Computertomographie, um Einklemmungserscheinungen nicht zu provozieren. Dennoch kann es natürlich in Fällen von dringendem klinischem Verdacht durchaus gerechtfertigt sein, die LP der CT voranzustellen. Bei Fällen, in denen klinisch eine Halbseitensymptomatik festzustellen ist oder in denen sonstige herdneurologische Ausfälle bestehen, sollte in jedem Fall die CT der LP vorangehen.

Zuletzt soll noch kurz auf die Durchführung der *evozierten Potentiale* eingegangen werden, deren Bedeutung für die Komadiagnostik z. Z. noch kontrovers diskutiert wird. Die evozierten Potentiale gehören nicht zur Notfalldiagnostik, da sie keine therapeutischen Konsequenzen bedingen. Ob es in naher Zukunft möglich ist, durch die Auswertung der evozierten Potentiale sichere Kriterien zur Beurteilung der Prognose herauszustellen, muß die Zukunft zeigen (35).

Differentialdiagnose

Es wurde bereits darauf hingewiesen, daß das zerebrale Koma die gemeinsame Endstrecke vieler zerebraler Erkrankungen darstellt und häufig letztlich unspezifisches Sekundärsyndrom spezifischer zerebraler Primärerkrankungen ist, seien es nun Erkrankungen aus innerer Ursache, wie ischämischer Hirninfarkt, intrazerebrale Massenblutungen oder Subarachnoidalblutungen, seien es traumatische Krankheitsbilder, Gehirnkontusionen oder epi- bzw. subdurale Hämatome, seien es entzüdliche Krankheitsbilder wie Meningitiden oder Enzephalitiden oder seien es seltenere Ursachen wie Liquorresorptions- oder -zirkulationsstörungen.

In therapeutischer Hinsicht – hierauf soll später noch einzugehen sein – steht neben der Behandlung der Grunderkrankung und neben der allgemeinen symptomatischen Komatherapie die Behandlung des nahezu obligaten Hirnödems im Vordergrund, welches häufig mehr als die Grunderkrankung den weiteren Verlauf und die Prognose bestimmt.

Hirntraumen

Commotio cerebri

Obligates Symptom einer Commotio cerebri ist die Bewußtlosigkeit, die je nach Schweregrad der einwirkenden Gewalt von wenigen Sekunden bis zu mehreren Stunden dauern kann. Sicher ist die Dauer der Bewußtlosigkeit ein verläßlicher Indikator für die Schwere des Traumas.

Die Ursache der Bewußtlosigkeit bei einer Commotio cerebri ist letztendlich nicht bekannt. Diskutiert werden in erster Linie diffuse biochemische Prozesse, die unter dem Einfluß der mechanischen Energie in Gang gesetzt werden.

Der neurologische Status ist bei einer Commotio cerebri in der Regel normal. Pupillenstörungen oder Hemisphärenstörungen sind nicht mehr mit der Diagnose einer Commotio cerebri in Übereinstimmung zu bringen, sondern lassen auf eine substantielle Hirnschädigung schließen. Es sind lediglich vorübergehende Störungen der vestibulookulären Reflexe beschrieben worden (79).

Eine Commotio cerebri hinterläßt keine Folgeschäden von Dauer. Auch die Annahme eines chronischen Kopfschmerzsyndroms, welches einer Commotio cerebri angelastet wird, ist nicht haltbar. In einem solchen Fall würden die Kopfschmerzen eher als Ausdruck einer Entlastungsfunktion bzw. einer Alibifunktion zu interpretieren sein. Mit gewissen Einschränkungen trifft dies für alle chronischen Kopfschmerzsyndrome zu, die nach Schädel-Hirn-Traumen auftreten (106).

Contusio cerebri

Die Diagnose einer Contusio cerebri stützt sich zum einen auf die Tatsache der Bewußtlosigkeit, deren Dauer nicht unbedingt korreliert mit der Schwere der Contusio cerebri, weiterhin auf neurologische Herdsymptome, auf herdförmige EEG-Veränderungen und nicht zuletzt auf das zerebrale Computertomogramm.

Das früher aufgestellte Postulat, für die Annahme einer Contusio cerebri müßte eine mehrstündige Bewußtlosigkeit gefordert werden, ist nach Einführung der Computertomographie als überholt anzusehen. Die Erfahrungen der letzten Jahre haben zweifelsfrei gezeigt, daß auch schwerere Hirnkontusionen ohne längerdauernde Bewußtlosigkeit ablaufen können. Hieraus folgt, daß die Klinik nicht immer eng mit der tatsächlichen zerebralen Schädigung korreliert. Insbesondere bei älteren Patienten scheint es der Fall zu sein, daß selbst ausgedehnte kontusionelle Schädigungen ohne wesentliche klinische Symptomatik ablaufen. In ähnlicher Weise kann dies hin und wieder auch bei Hirnmassenblutungen gesehen werden, die sich in neurologisch stummen Gebieten ereignen. Auch in diesen Fällen fehlt oft eine wegweisende klinische Symptomatik.

Eine Contusio cerebri beruht immer auf einer substantiellen Schädigung des Gehirnparenchyms. Das Ausmaß der substantiellen Schädigung wird bestimmt durch die Schwere und die Richtung der auf das Gehirn einwirkenden Gewalt. Der Vorgang ist physikalisch erklärbar durch das Massenträgheitsgesetz.

Die in zentralen Hirnabschnitten auftretenden Kontusionsherde (Marklager, Stammganglien, periventrikulär) werden erklärt durch Volumen- bzw. Druckschwankungen in den inneren Hirnkammern (70). SELLER u. UNTERHARNSCHEIDT (108) versuchten, das Phänomen der zentralen Kontusionsherde zu erklären durch den Begriff der sog. zentralen Kavitationsvorgänge.

Hirnkontusionen können folgenlos abheilen, können jedoch häufig Spätschäden hinterlassen. Diese Spätschäden bestehen vor allen Dingen in posttraumatischen Psychosyndromen, in bleibenden neurologischen Ausfällen oder in einer posttraumatischen Epilepsie.

Subdurales Hämatom

Es handelt sich zumeist um eine venöse Blutung aus dem Sinus, aus Brückenvenen und aus kleineren kortikalen Gefäßen. Die subduralen Hämatome werden unterteilt in akute und chronische Formen. Das akute subdurale Hämatom tritt fast ausschließlich nach schwereren Schädel-Hirn-Traumen auf; der Prozentsatz der begleitenden Schädelfrakturen ist etwas geringer als beim epiduralen Hämatom (unter 80 %). Ein symptomfreies Intervall besteht nur in Ausnahmefällen; zumeist bestehen bereits initial Bewußtseinsstörungen bzw. neurologische Herdsymptome. Von der Klinik her sind ansonsten akute subdurale Hämatome bzw. epidurale Hämatome nicht zu unterscheiden.

Das chronische subdurale Hämatom kommt überwiegend bei älteren Menschen vor. In ätiolo-

gischer Hinsicht werden Bagatelltraumen angeschuldigt, die sich anamnestisch aber nur in etwas mehr als 50 % eruieren lassen. Daneben werden auch innere Ursachen diskutiert, z. B. chronischer Alkoholismus, konsumierende Erkrankungen, Erkrankungen mit Blutungsneigung u. ä.

Die klinische Symptomatik der chronischen subduralen Hämatome unterscheidet sich von der der akuten subduralen Hämatome insofern, als die Zeichen einer allmählich zunehmenden Raumforderung das Bild bestimmen. Wachheitsstörungen sind Spätsymptome; qualitative Bewußtseinsstörungen und progrediente Herdsymptome sowie Kopfschmerzen dominieren.

Die Therapie richtet sich sowohl beim akuten als auch beim chronisch-subduralen Hämatom nach dem Ausmaß der Blutungen und nach dem klinischen Bild. Ein raumfordernd wirkendes Hämatom muß in aller Regel operiert werden.

Epidurales Hämatom

Das epidurale Hämatom entsteht infolge einer traumatischen Läsion der A. meningea media oder eines ihrer Äste bei vorwiegend temporoparietalen Schädelfrakturen. Venöse epidurale Hämatome sind extrem selten.

Die klassische klinische Symptomatik besteht in einer häufig erst nach einem symptomfreien Intervall von bis zu 12–24 Std. auftretenden neurologischen Symptomatik in Form von Pupillenstörungen mit herdseitiger Mydriasis und in Form von Störungen der Bewußtseinslage. Weitere neurologische Herdsymptome treten erst relativ spät auf und künden die drohende Dekompensation an. Bei nicht rechtzeitiger Therapie (osteoplastische Schädeltrepanation) kommt es rasch zur Mittelhirneinklemmung, als deren erstes Symptom die einseitig weite Pupille bereits interpretiert werden kann, und zur Bulbärhirneinklemmung als Ausdruck des rasch zunehmenden Hirndrucks.

Gefäßabhängige Erkrankungen

Ischämischer Hirninfarkt

Supratentorielle ischämische Hirninfarkte führen in der Regel nicht zu komatösen Bildern bzw. nur dann, wenn es sich um komplette Verschlüsse z. B. eines Mediahauptstammes handelt oder um einen akuten Carotis-interna-Verschluß. Nicht selten tritt auch in diesen Fällen das Koma erst wenige Tage nach dem akuten Ereignis auf, wenn es im Rahmen des sich entwickelnden vasogenen

Hirnödems zu einer ausgeprägten Raumforderung kommt und zu den Erscheinungen der transtentoriellen Herniation, die bei einem Hirninfarkt stets als prognostisch ungünstiges Zeichen zu interpretieren sind (86).

Zerebrale Embolien, die klinisch nicht von ischämischen Hirninfarkten zu unterscheiden sind, scheinen häufiger mit Bewußtlosigkeit einherzugehen. So fand WELLS (120) in einer Kasuistik von 63 Patienten mit einer zerebralen Embolie, daß in 33 % der Fälle ein Koma vorlag. Allerdings konnten andere Autoren diese Ergebnisse nicht bestätigen (22). Nach eigenen Erfahrungen stellt das Koma genausowenig wie die anderen klinischen Parameter eine Möglichkeit dar, einen ischämischen Hirninfarkt von einer zerebralen Embolie zu unterscheiden.

Besondere Beachtung verdienen die ischämischen Infarkte in der hinteren Schädelgrube, hierunter insbesondere die Basilaristhrombosen. Diese führen nicht selten zu dem Bild des sog. akinetischen Mutismus (98), das oben bereits beschrieben wurde. Die Basilaristhrombose hat die ungünstigste Prognose aller thrombotischen Erkrankungen der Hirnarterien. Im Gegensatz zu den Verschlüssen anderer Hirnarterien bleibt die Basilaristhrombose dem höheren Lebensalter vorbehalten. Vereinzelt sind Fälle von jugendlichen Basilaristhrombosen beschrieben worden, die in engem zeitlichem Zusammenhang mit chiropraktischen Manipulationen standen (84).

Kleinhirninfarkte können durch Kompression des Hirnstamms gleichfalls ein Koma hervorrufen (63), welches häufig erst nach einigen Tagen im Rahmen der Entstehung des vasogenen Hirnödems auftritt. In diesen Fällen kann die sofortige neurochirurgische Intervention mit chirurgischer Dekompression den fatalen Ausgang abwenden (87).

Hirnmassenblutungen

Es handelt sich um Blutungen aus einem rupturierten Gefäß bei bestehender Gefäßvorschädigung. Betroffen sind in mehr als 50 % der Fälle Patienten mit Hypertonie; Prädilektionsstellen der Blutungen sind Basalganglien, Thalamus, Marklager, Brücke und Kleinhirn. Die klinischen Erscheinungen der intrazerebralen Massenblutung sind ähnlich denen beim ischämischen Hirninsult; häufig handelt es sich aber um ein schweres Krankheitsbild, das mit starken Kopfschmerzen, Erbrechen, Krampfanfällen und rasch zunehmender Bewußtseinstrübung einhergehen kann

und sich rasch verschlechtert. Obige Symptome sind erfahrungsgemäß beim ischämischen Insult selten. Es muß allerdings mit aller Deutlichkeit darauf hingewiesen werden, daß die exakte Differentialdiagnose Blutung–Ischämie nicht aufgrund der klinischen Symptomatik allein getroffen werden kann; diesbezüglich hat insbesondere die Computertomographie zu wichtigen Erkenntnissen geführt.

Apoplektiform auftretende Komata mit Einklemmungssymptomatik weisen in der Regel auf ausgedehnte Blutungen mit Ventrikeleinbruch hin oder auf Blutungen in der hinteren Schädelgrube. Eigenen Erfahrungen zufolge können allerdings auch Ventrikeleinbruchblutungen ohne wesentliche parenchymatöse Einblutung klinisch nur mit dem Bild plötzlich auftretender heftiger Kopfschmerzen einhergehen.

Aus dieser Tatsache heraus, daß es klinisch nicht möglich ist, mit Sicherheit ischämische Hirninfarkte von Massenblutungen zu unterscheiden, mag das Postulat abgeleitet werden, die Patienten, die mit einer akuten Halbseitensymptomatik in eine Klinik eingeliefert werden und die sich ansonsten in einem durchaus operationsfähigen Zustand befinden, unverzüglich der Computertomographie zuzuführen, da bei Hirnmassenblutungen unter bestimmten Bedingungen ein operativer Eingriff zur Entlastung erwogen werden muß. Die Indiaktion zum operativen Entlastungseingriff wird durch die Lokalisation der Blutung, die klinische Verschlechterung bzw. die ungenügende Besserung gestellt. Wenn die Patienten allerdings bereits komatös sind, ist die Prognose so schlecht, daß eine Operation nur noch in Ausnahmefällen erwogen werden sollte (80).

Kleinhirnblutungen unterscheiden sich initial klinisch häufig nicht von ischämischen Kleinhirninfarkten. In der Regel führen Kleinhirnblutungen jedoch sehr viel rascher zum Koma mit Einklemmungssymptomatik. Eine rasche differentialdiagnostische Abklärung ist deshalb wichtig, weil Kleinhirnblutungen operativ häufig erfolgreich angegangen werden können (87).

Ponsblutungen, die mit 5–10 % aller intrazerebralen Massenblutungen etwas seltener sind als Kleinhirnblutungen, haben mit einer Letalität von etwa 25 % die schlechteste Prognose aller Hirnblutungen. Die neurologische Symptomatik hängt von der Ausdehnung und von dem Ort der Blutung ab. Unabhängig davon wird der weitere fatale Verlauf bestimmt durch eine rasch progrediente Einklemmungssymptomatik, die innerhalb weniger Stunden zum Bulbärhirnsyndrom führen kann. Bei Ponsblutungen scheidet im Gegensatz zur Kleinhirnblutung ein operativer Eingriff aus.

Subarachnoidalblutung

Subarachnoidalblutungen sind Blutungen unter die Arachnoidea, denen ursächlich insbesondere bei jüngeren Patienten kongenitale Aneurysmen im Bereich der Hirnbasisgefäße zugrunde liegen. Andere Ursachen treten demgegenüber an Häufigkeit zurück (Gefäßmißbildungen, traumatische Aneurysmen, erworbene Aneurysmen im Rahmen einer generalisierten Hirnarteriosklerose, mykotische Aneurysmen).

Subarachnoidalblutungen gehen nicht obligat mit einer Bewußtseinsstörung bzw. einem komatösen Bild einher, sondern können diesbezüglich völlig asymptomatisch sein.

Für das Auftreten eines Komas bei Subarachnoidalblutungen gibt es verschiedene Erklärungsmöglichkeiten, wobei insbesondere die initiale Bewußtlosigkeit zu trennen ist von der nach wenigen Tagen auftretenden Eintrübung als Ausdruck einer Sekundärkomplikation. Die initiale Bewußtlosigkeit wird dadurch erklärt, daß das austretende Blut zu einem unmittelbaren raumfordernden Effekt auf die Hirnstrukturen führt und damit zu einer akuten Hirndrucksteigerung. HAYASHI u. Mitarb. (42) zeigten, daß die initiale Bewußtlosigkeit eng korreliert mit einer Erhöhung des intrakraniellen Druckes. Diese initiale Bewußtlosigkeit ist in der Regel nur von kurzer Dauer; sie kann jedoch auch persistieren bzw. akut in die Phase des Mittelhirnsyndroms und des Bulbärhirnsyndroms eintreten, wenn es zu akuten Liquorzirkulationsstörungen kommt und/oder zu einem Verschlußhydrozephalus. Nach eigenen Erfahrungen gibt es keine direkte Korrelation zwischen Auftreten und Grad einer initialen Bewußtseinsstörung und der Größe einer Subarachnoidalblutung. Wir haben im Computertomogramm sehr ausgedehnte Subarachnoidalblutungen gesehen, die ohne jede Bewußtseinstrübung verliefen, und haben auf der anderen Seite umschriebene Subarachnoidalblutungen gesehen, die mit gravierenden Komabildern einhergingen.

Neben dieser initialen Bewußtlosigkeit kann es bei der Subarachnoidalblutung auch im weiteren Verlauf zu Bewußtseinstrübungen kommen. Hierbei muß in erster Linie erwähnt werden der zerebrale Gefäßspasmus, der ungefähr bei 30–50 % aller Patienten auftritt (2, 23, 39, 58, 117) und der zu einem umschriebenen, aber auch generalisierten Hirnödem führen kann. Die Ursache dieses Gefäßspasmus ist letztlich noch unbekannt, möglicherweise besteht ein direkter Einfluß des im Subarachnoidalraum befindlichen Blutes auf die zerebrale Autoregulation (10).

Des weiteren kann ein Okklusivhydrozephalus nach einer Subarachnoidalblutung auftreten durch Verschluß des Aquäduktes bzw. der Foramina Luschkae et Magendie; ebenso kann ein Hydrocephalus aresorptivus auftreten durch Verlegung bzw. Blockierung der liquorresorbierenden Strukturen.

Die Möglichkeit des Auftretens von Komplikationen ist bei keiner Subarachnoidalblutung vorhersehbar. Ebenso, wie der Gefäßspasmus bereits nach 2 Tagen auftreten und zu neurologischen Ausfallserscheinungen führen kann, kann er auch erst am 10. Tag auftreten. Dies trifft genauso für die Entwicklung eines Hydrozephalus zu. In therapeutischer Hinsicht steht selbstverständlich die operative Intervention mit Ausschluß des Aneurysmas aus dem Kreislauf an erster Stelle. Über den richtigen Zeitpunkt der Operation gehen die Meinungen auseinander. In zunehmendem Maße wird heute wieder die Frühoperation diskutiert (104).

In konservativ-therapeutischer Hinsicht steht der Nachweis des Erfolges einer antifibrinolytischen Behandlung noch aus (43, 65). Das gleiche trifft für den Einsatz von Calciumantagonisten zur Verhinderung von Gefäßspasmen zu (3, 88).

Hirnvenen- und Sinusvenenthrombosen

Bei den Sinusvenenthrombosen ist zu unterscheiden zwischen infektiösen septischen und aseptischen blanden Thrombosen. Begünstigende Einflüsse für das Auftreten septischer Thrombosen sind entzündliche Nachbarschaftsprozesse, die vom Innenohr oder vom Hals-Nasen-Rachen-Raum ausgehen können. Septische Thrombosen bevorzugen in der Regel die Hirnvenen, wohingegen die aseptischen Thrombosen bevorzugt die Hirnsinus befallen.

Aseptische Thrombosen treten auf bei zerebralen Primärerkrankungen durch druckbedingte Zirkulationsstörungen, bei Erkrankungen, die mit Hyperkoagulabilität einhergehen, bei allgemein konsumierenden Prozessen und bevorzugt in der Schwangerschaft bzw. der Kindbettzeit (56, 110). In etwa einem Viertel aller Fälle ist eine auslösende Ursache nicht auszumachen.

Das klinische Bild der Sinusvenenthrombosen ist recht unterschiedlich (89); in der Mehrzahl der Fälle kommt es zu Kopfschmerzen, epileptischen Anfällen und neurologischen Herdsymptomen. Das Auftreten von Bewußtseinsstörungen bis hin zum Koma ist ebenfalls ein recht häufiges Symptom, welches sich häufig bei Thrombosen der inneren Hirnvenen findet. Thrombosen der großen Sinus können häufig symptomfrei bzw. symptomarm verlaufen insofern, als lediglich über mehrere Monate hinweg Kopfschmerzen bestehen (46, 52).

Die Diagnose einer Sinusvenenthrombose ist die Domäne der CT und der Angiographie, wobei letzterer die ausschlaggebende Bedeutung zukommt.

In therapeutischer Hinsicht sind Maßnahmen zur Bekämpfung des Hirnödems angezeigt, weiterhin rheologisch wirksame Substanzuen sowie Antikoagulantien in Form des Heparins, wobei jedoch darauf hingewiesen werden muß, daß über letztere Maßnahme in der wissenschaftlichen Literatur keine Einstimmigkeit herrscht (28, 90).

Zerebrale Raumforderungen

Hirneigene Tumoren

Hirneigene Tumoren rufen nahezu immer zunächst neurologische und/oder psychopathologische Veränderungen hervor, die abhängig sind vom Sitz und von der Wachstumsgeschwindigkeit des Tumors. Das Koma ist das Spätsymptom eines Tumors und ist dann zumeist bedingt durch die durch die Raumforderung bzw. das konsekutive Ödem bedingte Einklemmung.

In seltenen Fällen können Komata allerdings auch plötzlich auftreten. Dies trifft z. B. zu für Tumoren des Thalamus und des Hypothalamus bzw. auf infratentorielle Tumoren, die das aszendierende retikuläre System mitbefallen. Weiterhin kommen plötzlich auftretende Komata vor bei Tumoren des III. Ventrikels bzw. bei Tumoren der hinteren Schädelgrube, die beide zu einer plötzlichen Verlegung der Liquorwege führen können.

Eine Einblutung in einen Tumor und die hierdurch bedingte plötzliche Dekompensation ist seltener.

Zerebrale Metastasen

Für die zerebralen Metastasen, die ja oberhalb des 60. Lebensjahres die häufigsten Hirntumoren ausmachen, gilt das oben Gesagte mit der Ergänzung, daß Metastasen natürlich eine raschere Wachstumsgeschwindigkeit haben und insofern im allgemeinen ein rasch progredienteres Krankheitsbild hervorrufen können als die primären Hirntumoren.

Entzündliche Hirnerkrankungen

Eitrige Meningitiden

Eitrige Meningitiden sind ein häufiger Grund eines zerebralen Komas. Die häufigsten Erreger einer eitrigen Meningitis sind Pneumokokken und Meningokokken, schließlich auch Staphylokokken und Streptokokken. Der Infektionsweg ist überwiegend hämatogen.

Obwohl eine eitrige Meningitis primär eine Erkrankung der Hirnhäute ist, ist bei jeder länger andauernden Entzündung auch das Gehirn selbst mitbetroffen, so daß man richtigerweise von einer Meningoenzephalitis sprechen sollte.

Eitrige Meningoenzephalitiden können zu komatösen Zustandsbildern führen, zum einen durch den entzündlichen Befall des Gehirns selbst, zum anderen durch toxisch-metabolische Vorgänge, die entweder durch Bakterien oder durch den Zellzerfall hervorgerufen werden, und zum dritten wiederum durch ein Hirnödem, welches sich obligat bei jeder Entzündung ausbildet.

Die Diagnose wird gestellt durch die Untersuchung des Liquors, die bei begründetem klinischem Verdacht sofort durchgeführt werden sollte, auch wenn kein Computertomogramm vorliegt. Die Therapie richtet sich nach dem Erregernachweis und nach der Resistenzbestimmung. Da dies eine zeitliche Verzögerung bedeutet, sollte allerdings auch ohne die beiden letzteren Untersuchungen bereits mit der Therapie begonnen werden, wobei wir dem Penicillin den Vorzug geben, ggf. in Kombination mit Aminoglykosiden.

Eine seltene, doch sehr wichtige Komplikation einer eitrigen Meningitis, die in jedem Stadium der Erkrankung auftreten kann, ist der durch entzündliche Verklebungen bedingte Hydrozephalus, entweder durch Okklusion oder durch Resorptionsstörungen. Hierauf wird später noch eingegangen werden.

Enzephalitis

Das klinische Syndrom Enzephalitis kann hervorgerufen werden durch eine direkte virusbedingte Entzündung des Gehirns im Sinne einer primären

Virusenzephalitis oder durch eine immunologische Reaktion des Gehirns im Sinne einer post- oder parainfektiösen Enzephalitis ohne direkten Erregerbefall des Gehirns. Streng hiervon zu trennen sind die chronisch progressiven Enzephalitiden wie z. B. die subakute sklerosierende Panenzephalitis oder die Jakob-Creutzfeld-Enzephalitis, die als sog. Slow-virus-Krankheiten angesehen werden. Die beiden letzteren spielen in diesem Zusammenhang und insbesondere im Rahmen der Notfalldiagnostik keine besondere Rolle und seien daher hier auch nur am Rande erwähnt.

Die primären Virusenzephalitiden werden vorzugsweise durch Herpesviren hervorgerufen, dann auch durch Echo-, Coxsackie- und Arboviren. Die parainfektiösen oder postinfektiösen Enzephalitiden treten auf während oder nach einer Masern-, einer Röteln- oder einer Windpockeninfektion.

Die Enzephalitiden sind zumeist akut auftretende Erkrankungen, die mit psychischen Veränderungen, neurologischen Herdbefunden, häufig epileptischen Anfällen und sehr häufig mit EEG-Veränderungen einhergehen. Der Liquor zeigt häufig eine leichte Pleozytose, kann jedoch durchaus normal sein, insbesondere im Initialstadium. Computertomographisch finden sich unspezifische Dichteminderungen oder Hinweise auf ein Hirnödem. Lediglich bei der Herpesenzephalitis sind von der Lokalisation und vom Verlauf her charakteristische Befunde beschrieben worden.

Ein Erregernachweis gelingt nur relativ selten. In therapeutischer Hinsicht steht an erster Stelle die Bekämpfung des Hirnödems. Ob den Virostatika, wie z. B. dem Vidarabin, ein Therapieerfolg zuzuschreiben ist, muß noch offen bleiben. Auch die Einsatzmöglichkeiten von Acyclovir bei der Behandlung der Herpesenzephalitis sind noch nicht eindeutig überschaubar. Ob zytostatisch wirksame Medikamente oder Gammaglobuline hilfreich sind, ist zum jetzigen Zeitpunkt auch noch nicht eindeutig zu beantworten.

Seltenere Ursachen

Pseudotumor cerebri

Beim Pseudotumor cerebri handelt es sich um ein ätiologisch unklares Krankheitsbild, welches mit der Symptomatik einer allgemeinen Hirndrucksteigerung einhergehen und psychopathologische Veränderungen induzieren kann, die zwar meist lediglich als hirnorganisches Psychosyndrom im-

ponieren, jedoch eigenen Erfahrungen zufolge durchaus auch einmal ein komatöses Zustandsbild darstellen können.

Die Ätiologie des Pseudotumor cerebri ist recht vielgestaltig. Angeschuldigt werden endokrine Störungen, Blutkrankheiten und exogene Vergiftungen, wobei jedoch auch ein idiopathischer Pseudotumor cerebri beschrieben wird (9).

Wie schon angeführt, stehen die allgemeinen und unspezifischen Symptome der Hirndrucksteigerung im Vordergrund wie Kopfschmerzen, Brechreiz, Verschwommensehen und Stauungspapille. Während der Pseudotumor cerebri früher noch als relativ gutartige intrakranielle Drucksteigerung interpretiert wurde, beschrieb KLOSTERKÖTTER (55) einen Fall, bei dem es zu einer fortschreitenden Demenz kam.

In therapeutischer Hinsicht werden medikamentös Diuretika empfohlen. Die Frage einer temporalen Dekompression bzw. die Indikation zu einer lumboperitonealen Liquordrainage ist nach dem allgemeinklinischen Bild zu beantworten.

Liquorresorptionsstörungen und Liquorzirkulationsstörungen

Liquorresorptionsstörungen können durch die Entwicklung eines Hydrocephalus aresorptivus, Liquorzirkulationsstörungen durch die Entwicklung eines Verschlußhydrozephalus zu Bewußtseinsstörungen bis zum Grade des Komas führen. Für die Notfalldiagnostik haben beide nur eine geringe Bedeutung, da der Hydrozephalus nie plötzlich, sondern allmählich progredient entsteht nach Entwicklung von Vorpostensyndromen.

In pathophysiologischer Hinsicht liegt dem Hydrocephalus aresorptivus eine Liquorresorptionsstörung zugrunde. In ätiologischer Hinsicht sind für das Zustandekommen eines aresorptiven Hydrozephalus vor allen Dingen Schädel-Hirn-Traumen, Subarachnoidalblutungen und entzündliche Hirnerkrankungen, hier an erster Stelle die eitrige Meningitis, anzuschuldigen. In etwa gleicher Häufigkeit wird insbesondere bei älteren Menschen ein aresorptiver Hydrozephalus vorgefunden, bei dem eine eigentliche Ursache nicht zu eruieren ist.

Klinische Bedeutung haben, wie bereits angeführt, die nach Subarachnoidalblutungen bzw. eitrigen Meningitiden auftretenden Hydrozephali. Die Ursache eines sich entwickelnden Hydrozephalus wird darin gesehen, daß es durch entzündliche bzw. reaktive Verklebungen im Bereich der Hirnkonvexität, hier besonders entlang des Sinus sagittalis superior sowie ebenso im Bereich der Sinus der Hirnbasis, zu einer Insuffizienz der normalerweise den Liquor rückresorbierenden Arachnoidalzotten kommt, damit zu einem sog. Liquorstau, zur Erhöhung des intraventrikulären Liquordruckes, zum Austritt von Liquor in die periventrikulären Marklager und zum ventrikulären Reflux, der liquorszintigraphisch gut bestätigt werden kann.

Die Symptomatik des aresorptiven Hydrozephalus ist recht vielgestaltig und ebenso vieldeutig. Häufig findet man lediglich die Symptome eines zerebralen Abbaus, verbunden mit einer Gangataxie und einer Blasenstörung (1).

Das Auftreten eines aresorptiven Hydrozephalus nach Meningitiden oder Subarachnoidalblutungen läßt sich zeitlich nicht eindeutig festlegen. Nach Subarachnoidalblutungen tritt der Hydrozephalus überwiegend erst nach einer zeitlichen Latenz von mindestens 48 Std. auf, wenngleich unseren eigenen Erfahrungen zufolge jedoch auch zeitliche Abstände zwischen 4 und 6 Wochen vorkommen können.

Die Diagnose stützt sich auf das klinische Bild, auf den Verlauf im Computertomogramm und auf die Liquorszintigraphie, deren Bedeutung jedoch insbesondere bei alten Menschen nicht überbewertet werden sollte (93).

Der Verschlußhydrozephalus geht zumeist zurück auf einen obstruktiven Prozeß im Bereich der liquorableitenden Wege, wobei hier aus anatomisch-funktionellen Gründen zumeist der Aquädukt betroffen ist bzw. die Foramina Luschkae oder das Foramen Magendie. Der Verschlußhydrozephalus kommt vor allen Dingen im Kindesalter vor und ist dann zurückzuführen auf angeborene Mißbildungssyndrome. In diesen Fällen kann es infolge vielseitig ausgeprägter Ventilmechanismen zu intermittierenden Hirndrucksteigerungen mit der entsprechenden Symptomatik

kommen. Im Erwachsenenalter können Tumoren der hinteren Schädelgrube einen Verschlußhydrozephalus hervorrufen, wobei die Symptomatik in manchen Fällen durchaus rezidivierend sein kann.

Status epilepticus

Hier sind in erster Linie zu nennen der postiktale Dämmerzustand nach einem oder nach mehreren großen Krampfanfällen, der bei Unkenntnis der Vorgeschichte häufig als Koma ungeklärter Ursache angesehen wird und dann zu umfangreichen diagnostischen Maßnahmen führt. Spezifische Veränderungen finden sich beim postiktalen Koma nicht; die Diagnose wird erleichtert, wenn sich Zeichen für einen Zungenbiß finden oder wenn sich Hinweise für vegetative Symptome ergeben. Dennoch kann die Diagnose eines postiktalen Komas letztlich nur aus der Kenntnis der Anamnese heraus beantwortet werden.

Beachtenswert ist bei älteren Menschen ferner noch der Petit-mal-Status, der häufig nur unter dem Bild einer quantitativ unterschiedlich ausgeprägten Bewußtseinsstörung verlaufen kann ohne jegliche motorische oder sonstige Symptome. Die Diagnose eines Petit-mal-Status resultiert ausschließlich aus dem EEG-Befund.

Entzündliche Hirngefäßprozesse

Diese spielen bei der Diagnostik des Komas nur eine untergeordnete Rolle, da die Symptomatik nie abrupt auftritt, sondern sich über mehrere Wochen bzw. Monate hin erstreckt. Zerebrale Arteriitiden bzw. Vaskulitiden können im Rahmen jeder übergeordneten Immunvaskulitis auftreten, wobei stets andere Organe mitbefallen sind. Symptomatologisch kann das zerebrale Syndrom im Vordergrund stehen.

Die häufigste Erkrankung, bei der eine zerebrale Vaskulitis auftreten kann, ist der systemische Lupus erythematodes.

Therapie beim Koma

Allgemeine therapeutische Maßnahmen

Die allgemeintherapeutischen Maßnahmen, die sich bei der Therapie von neurologischen Komata nicht von der Therapie bei anderen Komata unterscheiden, haben die Überwachung der Vitalfunktonen zu berücksichtigen.

Atmung

Da es sich um bewußtseinsgetrübte bzw. bewußtlose Patienten handelt, sollte die Indikation zur Intubation großzügig gestellt werden. Die Intubation sollte nasal erfolgen. Die Dauer der Beatmungsmöglichkeit über einen nasalen Tubus ist mit etwa 14 Tagen anzusetzen. Früher wurde bei solchen Zeiträumen bereits tracheotomiert.

Die Indikation zur Tracheotomie richtet sich nach ggf. vorliegenden Gesichtsschädelverletzungen und nach der evtl. bereits initial zu übersehenden Länge der Beatmung.

Eine mäßiggradige Hyperventilation wird im allgemeinen für günstig gehalten, da die Hirnzellen sehr empfindlich gegen O_2-Mangel sind und da es zusätzlich durch die Hyperventilation zu einem Absinken des intrakraniellen Druckes kommt (34, 100). Zwar gibt es bei Läsionen im oberen Ponsgebiet eine Ventilationsstörung, die mit einer gleichförmig beschleunigten und vertieften Atmung einhergeht; diese soll allerdings nicht zu einer ausreichenden O_2-Versorgung des Hirngewebes führen.

Kreislauf

Hier ist an erster Stelle die Aufrechterhaltung des normalen Systemblutdrucks zu nennen. Zu warnen ist vor drastischen Blutdrucksenkungen bei der hypertonen Enzephalopathie, da das Gehirn sehr empfindlich ist gegen plötzlichen Blutdruckabfall.

Gegen hypotone Kreislaufstörungen werden Katecholamine verabreicht (Dopamin oder Dobutrex); weiterhin ist eine kontinuierliche Volumensubstitution in Abhängigkeit vom zentralen Venendruck sinnvoll. Zu achten ist auf erhöhten Flüssigkeitsbedarf bei Störungen der Temperaturregulation.

Temperatur

Wegen des erhöhten O_2-Bedarfs bei hohen Körpertemperaturen soll die Temperatur so niedrig wie möglich gehalten werden. Evtl. ist eine therapeutische Hypothermie anzustreben, die sowohl mechanisch (Wadenwickel, Kühlmatten) oder auch medikamentös erreicht werden kann. Über den therapeutischen Wert der Hypothermie, insbesondere auch der künstlichen Hypothermie, gehen die Meinungen noch auseinander (76, 97, 111, 115).

Spezielle therapeutische Maßnahmen

Behandlung von epileptischen Anfällen

Das Auftreten von epileptischen Anfällen im Rahmen eines neurologisch bedingten Komas läßt gewisse Rückschlüsse auf die zugrundeliegende Primärerkrankung zu. So kommt es z. B. bei ischämischen Hirninfarkten und bei embolisch bedingten Hirninfarkten sehr selten zu epileptischen Anfällen, wohingegen diese bei Hirnblutungen, bei Hirntumoren oder auch bei Sinusvenenthrombosen zu den häufig auftretenden Symptomen gehören. Auch bei Enzephalitiden sieht man häufig epileptische Anfälle. Die auftretenden Anfälle können entweder fokaler Natur sein, oder es kann sich auch um generalisierte Grandmal-Anfälle handeln. Häufig sind die Anfälle primär fokal und generalisieren sekundär.

Therapeutisch hat sich insbesondere unter Berücksichtigung des fehlenden Sedierungseffektes Diphenylhydantoin bewährt, welches zudem den Vorteil besitzt, daß es parenteral appliziert werden kann. Die Dosis zur schnellen Aufsättigung beträgt 1000 mg i. v. innerhalb von 24 Std.; die Erhaltungsdosis danach liegt etwa bei 300 mg pro Tag.

Diazepam bzw. Clonazepam sollten Mittel der zweiten Wahl bleiben, wenn die Behandlung mit Diphenylhydantoin nicht den gewünschten Erfolg hat. Dies nicht zuletzt deshalb, weil beiden Medikamenten ein erheblich sedierender und atemdepressorischer Effekt innewohnt, der zur Verschlechterung der vitalen Parameter beitragen kann.

Behandlung von Hirndruck-erscheinungen

Beim Auftreten von Hirndruckerscheinungen im Rahmen eines Komas muß man sich die Frage stellen, ob es sich um Hirndruckerscheinungen aufgrund eines Hirnödems handelt oder ob es sich um Hirndruckerscheinungen aufgrund eines anderen Mechanismus handelt. Unter diesen anderen Mechanismen ist in erster Linie zu denken an raumfordernde Hämatome im supratentoriellen Bereich oder an einen Hydrocephalus aresorptivus oder einen Verschlußhydrozephalus.

Bei raumfordernd wirkenden Hämatomen, insbesondere epi- oder subduralen Hämatomen, ist die neurochirurgische Intervention als Maßnahme der ersten Wahl anzusehen. Das gleiche gilt für intrazerebrale Hämatome, die im Laufe der ersten Tage zu einer Verschlechterung des klinischen Bildes führen. Auch bei größeren Kleinhirnblutungen, die raumfordernd wirken, sollte die Möglichkeit eines neurochirurgischen Eingriffs diskutiert werden.

Auch Kleinhirninfarkte können eine neurochirurgische Therapie erforderlich machen, die jedoch nur dann indiziert ist, wenn der ischämische Prozeß ohne Beteiligung von Hirnstammstrukturen abgelaufen ist. Im Falle einer Stammhirnbeteiligung ist die neurochirurgische Intervention nicht mehr indiziert.

Bei der Entwicklung eines Hydrozephalus ist die frühzeitige Ventilimplantation anzustreben, um gravierende Sekundärfolgen am Gehirn verhindern zu können.

Behandlung des Hirnödems

Nach wie vor stellt die Behandlung des Hirnödems eines der ganz großen Probleme in der konservativen bzw. operativen Neurologie bzw. Neurochirurgie dar. Häufig entscheidet nicht die zerebrale Grunderkrankung über das weitere Schicksal des Patienten, wie z. B. der ischämische Hirninfarkt oder die zerebrale Massenblutung, sondern das Auftreten und das Ausmaß des Hirnödems als der wichtigsten Sekundärkomplikation, die bei nahezu jeder zerebralen Erkrankung auftreten kann. Die Therapie des Hirnödems hat dabei die unterschiedlichen pathophysiologischen Mechanismen, die den verschiedenen Arten des Ödems zugrunde liegen, zu berücksichtigen, wobei grundsätzlich davon auszugehen ist, daß jedes Hirnödem in Abhängigkeit von der Grunderkrankung und vom zeitlichen Ablauf eine individuelle nosologische Entität darstellt und

individuell therapiert werden muß. Eine wichtige diagnostische Hilfsmaßnahme stellt bei der Überwachung des Hirnödems die intrakranielle Druckmessung dar, die sowohl epidural als auch intraventrikulär erfolgen kann. Auf Einzeldarstellungen wird verwiesen (27, 31, 66).

Wir unterscheiden heute zwischen dem sog. zytotoxischen Ödem, dem vasogenen Ödem und dem interstitiellen Ödem. Das *zytotoxische Ödem* beruht auf einer Störung des Elektrolytgleichgewichts zwischen Intrazellulär- und Extrazellulärraum, welche eine direkte Folge eines ATP-Mangels darstellt, und besteht in einem intrazellulären Ödem, welches aus einer eiweißarmen Flüssigkeit besteht, und einer dementsprechenden Verkleinerung des Extrazellulärraumes.

Das *vasogene Hirnödem* beruht auf einer Störung der Blut-Hirn-Schranke bei einer gesteigerten Permeabilität mit Austritt einer eiweißreichen Flüssigkeit in den Extrazellulärraum.

Das *interstitielle Ödem* tritt als Ausdruck einer Behinderung des Liquorflusses auf und führt zu einem kommunizierenden oder nicht kommunizierenden Hydrozephalus. Die Therapie besteht in der chirurgischen Implantation eines Ventils.

Während das vasogene Hirnödem z. B. bei Hirntumoren, bei zerebralen Massenblutungen oder bei ischämischen Hirninfarkten als Spätfolge auftritt, tritt das zytotoxische Ödem vor allen Dingen in der Initialphase nach globalen, anoxämisch bedingten Hirnschädigungen auf, nach Intoxikationen oder auch bei metabolisch bedingten Komaformen.

In therapeutischer Hinsicht stehen neben der Beachtung der allgemeinen Grundsätze (Lagerung, ggf. Hyperventilation, Blutdruckregulation usw.) an spezifischen, antiödematös wirksamen Pharmaka zur Verfügung: Steroide, osmotisch wirksame Substanzen, Barbiturate und Diuretika.

Die *Steroide* führen über eine Beeinflussung der pathologisch gesteigerten Gefäßpermeabilität beim vasogenen Ödem bzw. über eine Stimulierung der Natrium-Kalium-Pumpe beim zytotoxischen Ödem, insbesondere bei Hirntumoren und bei Metastasen zu einer günstigen Beeinflussung des Hirndrucks (13, 72).

Ob bestimmten Kortikosteroiden bei der Hirnödemtherapie der Vorzug zu geben ist, wie es z. B. von Dexamethason wegen der hohen Liquorgängigkeit bzw. wegen der geringen mineralokortikoiden Wirkung diskutiert wird, muß noch offen bleiben (26).

Die Wirkung bei Schädel-Hirn-Traumen ist noch umstritten (17, 24, 37, 68, 105); dies gilt auch für hohe Dosen (19).

Die Meinungen über einen positiven Effekt von Cortison beim ischämischen Hirninfarkt gehen noch auseinander (83, 91). Es existiert bis heute noch keine zuverlässige Studie, die diesbezüglich eindeutige Ergebnisse zeigt (28).

Die Wirkung der *Osmotherapeutika* beruht auf einem osmotisch wirksamen Gefälle zwischen Blut und Hirngewebe, wodurch dem Hirngewebe Wasser entzogen wird. Es handelt sich bei den Osmotherapeutika um niedermolekulare, hyperosmolare Substanzen, die allerdings nur bei intakter Blut-Hirn-Schranke eine Wirkung entfalten (77, 101). Bei bereits geschädigter Blut-Hirn-Schranke kann es, wie auch von Harnstoff bzw. Glukose bekannt, zu einem paradoxen Reboundeffekt kommen. Wegen der Osmolaritätsbeeinflussung sind zur Verhütung dieses Reboundeffektes kontinuierliche Osmolaritätsbestimmungen notwendig (77, 96).

Die Wirksamkeit der *Barbiturate* als sog. hirnprotektive Medikamente ist in den letzten Jahren zunehmend in die klinische Diskussion geraten (77, 99, 109, 113, 116). Der hirndrucksenkende Effekt beruht auf einer Minderung des Hirn-Blut-Volumens infolge ihrer stoffwechseldepressiven Wirkung (38).

Die Wirksamkeit der Barbiturate ist allerdings keineswegs gesichert (40). Eine Indikation scheint vorwiegend bei früher Therapie von Schädel-Hirn-Traumen zu bestehen (69, 122), wohingegen die Wirkung bei ischämisch bedingten Hirninfarkten umstritten ist. Aus dem Wirkungsmechanismus der Barbiturate ergibt sich, daß sie beim bereits ausgeprägten Hirnödem, bei dem der zerebrale Blutfluß ohnehin gemindert ist, nicht mehr einzusetzen sind.

Diuretika haben ihren Anwendungsbereich in der Hirnödemtherapie in Kombination mit Steroiden (45, 72) bzw. mit Osmotherapeutika (27). Eine alleinige Therapie von Diuretika ist nicht sinnvoll.

Die Möglichkeiten der medikamentösen Hirnödemtherapie sind damit keineswegs erschöpfend abgehandelt. Es würde jedoch zu weit führen, in diesem Rahmen noch näher darauf einzugehen.

Zusammenfassend sei nur so viel gesagt, daß eindeutig gesicherte Erkenntnisse, die eine therapeutische Standardisierung gestatten würden, ungeachtet der Vielzahl der vorliegenden Arbeiten bisher nicht verfügbar sind. Neben positiven Einzelbeschreibungen von bestimmten Medikamentengruppen existieren auch zahlreiche kritische Publikationen, die dem klinisch tätigen Neurologen das Handwerk keineswegs erleichtern.

Prognose

Die prognostische Einschätzung eines Komaverlaufes und die prognostische Einschätzung einer wie auch immer gearteten Restitution sind sehr schwierig. Die prognostische Einschätzung hat nicht nur die Restitutio quo ad vitam zu berücksichtigen, sondern insbesondere auch die Restitutio quo ad sanationem. Hierbei beinhaltet der Begriff Sanation nicht die vollkommene körperliche Gesundheit, sondern kann lediglich das Maß einer möglichen Rückbildungsfähigkeit berücksichtigen unter Abschätzung evtl. verbleibender psychischer oder physischer Defekte.

Besonders in der Traumatologie ist der Versuch einer prognostischen Einschätzung wichtig, da es sich häufig um junge Patienten handelt. Wiewohl es keine absolut verläßlichen prognostischen Parameter gibt, so mag dennoch der Versuch gerechtfertigt erscheinen, unter Berücksichtigung der Initialsymptomatik und des Verlaufes den Versuch zu machen, einige verbindlichere Daten zu gewinnen.

Eine wichtige prognostische Bedeutung soll z. B. dem okulovestibulären Reflex zukommen (11). Das Fehlen dieses Reflexes soll prognostisch ungünstig sein, wobei die Aussagekraft höher einzuschätzen sei als die des okulozephalen Reflexes.

Das Fehlen der Pupillenreflexe ist gleichfalls ein prognostisch ungünstiges Zeichen, wobei mit längerer Dauer die Prognose immer ungünstiger wird (49).

Die Dauer der Bewußtlosigkeit stellt auch einen wichtigen Parameter zur Beurteilung einer Prognose dar. Alle Autoren stimmen darin überein, daß die Prognose um so schlechter wird, je länger ein Koma dauert. Nach durch Herzstillstand bedingten globalen hypoxämischen Hirnschädigungen gilt die Prognose nach einer Komadauer von mehr als 48 Std. als infaust (8).

Möglicherweise lassen sich auch anhand motorischer Phänomene weitere prognostische Aussagen treffen. So berichtete OVERGAARD (85), daß die Prognose absolut ungünstig sei bei Patienten über 30 Jahren mit Streck- oder Beugespasmen. Bei jüngeren Patienten hingegen sei die Prognose besser. JANETT u. Mitarb. (49) fanden bei ihren Untersuchungen, daß nach 6stündiger Komadauer abnorme Beugereflexe prognostisch günstiger seien als abnorme Streckreflexe. Das Auftreten abnormer motorischer Phänomene mit Störungen der okulären Reflexe wird allgemein als sehr ungünstiges Indiz angesehen.

Unter den technischen Untersuchungen kommt insbesondere zur Verlaufsbeobachtung dem EEG die größte Rolle zu, wobei sich auch prognostische Aussagen machen lassen. Diese im einzelnen darzustellen, würde an dieser Stelle zu weit führen. Der Messung des zerebralen Blutvolumens kommt wohl nur eine geringe Bedeutung zu.

Ungeachtet aller klinischen und technischen Parameter ist stets zu berücksichtigen, daß sich eine prognostische Aussage nie nach einem einzelnen Untersuchungsbefund richten kann, sondern die Gesamtheit des ganzen Krankheitsbildes berücksichtigt werden muß unter Einschluß möglicher Sekundärkomplikationen und evtl. therapeutischer Nebenwirkungen. Die Heterogenität des Krankheitsbildes Koma macht es allerdings verständlich, daß sich nur im Einzelfall verläßliche prognostische Kriterien darstellen lassen. Ungeachtet aller therapeutischen Möglichkeiten ist die Mortalität bei jedem Koma hoch, und es ist in jedem Fall individuell zu bedenken, inwieweit eine zu erwartende Besserung den maximalen therapeutischen Einsatz apparativer und personeller Natur rechtfertigt.

Literatur

1. Adams, R. D.: Recent observations on normal pressure hydrocephalus. Schweiz. Arch. Neurol. Neurochir. Psychiat. 116 (1975) 7–15
2. Allcock, J. M., C. G. Drake: Ruptured intracranial aneurysms. The role of arterial spasm. J. Neurosurg. 22 (1965) 21–29
3. Allen, G. S. et al.: Cerebral arterial spasm. A controlled trial of Nimodipine in patients with subarachnoid hemorrhage. New Engl. J. Med. 308 (1983) 619–624
4. Angstwurm, H.: Hirntod. Wann spricht man vom Hirntod? Arzt im Krankenh., Beilage 1984, 17–19
5. Anziska, B., R. O. Cracco: Somatosensory-evoked short latency potentials in brain-dead patients. Arch. Neurol. (Chic.) 37 (1980) 222–225
6. Arnold, H.: Hirntod. Nervenarzt 47 (1976) 529–537
7. Baethmann, A.: Pathophysiological and pathochemical aspects of cerebral edema. Neurosurg. Ref. 1 (1978) 85–100
8. Bell, J. A., J. H. F. Hodgson: Coma after cardiac arrest. Brain 97 (1975) 361–372
9. Benini, A.: Pseudotumor cerebri. Dtsch. med. Wschr. 98 (1973) 17–20
10. Boisvert, D. P. J., J. D. Pickard, D. I. Graham et al.: Delayed effects of subarachnoid hemorrhage on cerebral metabolism and the cerebrovascular response to hypercapnia in the primate. J. Neurol. Neurosurg. Psychiat. 42 (1979) 892–898
11. Bozza-Marrubini, M.: Coma. In Tinker, J., M. Rapin: Care of the Critically Ill Patient. Springer, Berlin 1983
12. Brain, R.: The physiological basis of consciousness. Brain 81 (1958) 427–455
13. Brock, M., H. Wiegand, C. Zillig et al.: The effect of dexamethasone on intracranial pressure in patients with supratentorial tumors. In Pappius, H. M., W. Feindel: Dynamics of Brain Edema. Springer, Berlin 1976
14. Butenuth, J., S. T. Kubicki: Über die prognostische Bedeutung bestimmter Formen der Myoklonien und korrespondierender EEG-Muster nach Hypoxien. Z. EEG-EMG 2 (1971) 78–83
15. Cairns, H., R. C. Oldfield, J. B. Pennybacker et al.: Akinetic mutism with an epidermoid cyst of the 3rd ventricle. Brain 64 (1941) 273–290
16. Cherington, M., J. Stears, L. Hodges: Locked-in-syndrome caused by a tumor. Neurology (Minneap.) 26 (1976) 180–182
17. Cooper, P. R., S. Moody, W. K. Clark et al.: Dexamethasone and severe head injury; a prospective double-blind study. J. Neurosurg. 51 (1979) 307–316
18. Dalle Ore, G., F. Gerstenbrand, C. H. Lücking et al.: The Apallic Syndrome. Springer, Berlin 1977
19. Faupel, G., H. J. Reulen, D. Müller, K. Schürmann: Dexamethason bei schweren Schädel-Hirn-Traumen. Akt. Traumat. 8 (1978) 265–282
20. Feldman, M. H.: Physiological observations in a chronic case of locked-in-syndrome. Neurology (Minneap.) 21 (1971) 459–478
21. Fischgold, H., P. Mathis: Obnubilations, comas et stupeurs. Masson, Paris 1959
22. Fisher, C. M.: Clinical syndromes in cerebral arterial occlusion. In Fields, W. S.: Pathogenesis and Treatment of Cerebrovascular Disease. Thomas, Springfield/Ill. 1961
23. Fisher, C. M., J. P. Kistler, J. M. Davis: Relation of cerebral vasospasm to subarachnoid hemorrhage visualized by computerized tomographic scanning. Neurosurgery 6 (1980) 1–8

24. French, L. A.: The use of steroids in treatment of cerebral edema. Bull. N. Y. Acad. Med. 42 (1966) 301–311
25. Frowein, R. A.: In Penin, H., C. Käufer: Der Hirntod. Thieme, Stuttgart 1969
26. Fuhrmeister, U., S. F. Berndt: Pathophysiologie, Klinik und Therapie des Hirnödems. Dtsch. Ärztebl. 73 (1976) 1601–1607
27. Gaab, M. R., K. A. Bushe: Die Behandlung der intrakraniellen Drucksteigerung. Intensivbehandlung 6 (1981) 34–52
28. Gänshirt, H.: Zerebrale Zirkulationsstörungen. In Hopf, H. C. H., K. Poeck, H. Schliack: Neurologie in Praxis und Klinik, Bd. 1. Thieme, Stuttgart 1983
29. Gerstenbrand, F.: Das traumatische apallische Syndrom. Springer, Wien 1967
30. Gerstenbrand, F., C. H. Lücking: Die akuten traumatischen Hirnstammschäden. Arch. Psychiat. Nervenkr. 213 (1970) 264–281
31. Gobiet, W.: Monitoring of intracranial pressure in patients with severe head injury. Neurochirug 20 (1976) 35–47
32. Goldie, W. D., K. H. Chiappa, R. R. Young: Brainstem auditory evoked responses and short latency somatosensory-evoked responses in brain death. Neurology (Minneap.) 31 (1981) 248–256
33. Goldstein, A., B. A. Wells, A. G. Keats: Increased tolerance to cerebral anoxia by pentobarbital. Arch. int. Pharmacodyn. 161 (1966) 138–144
34. Gordon, E.: Controlled respiration in the management of patients with traumatic brain injuries. Act anaesth. scand. 15 (1971) 193–208
35. Greenberg, R. P., D. P. Becker, J. E. Miller et al.: Evaluation of brain function in severe human head trauma with multimodality evoked potentials. Part 2. J. Neurosurg. 47 (1977) 163–177
36. Grindal, A. B., C. Suter, A. J. Martinez: Alpha-pattern coma: 24 cases with 9 survivors. Ann. Neurol. 1 (1977) 371–377
37. Gudeman, S. K., J. D. Miller, D. P. Becker: Failure of high-dose steroid therapy to influence intracranial pressure in patients with severe head injury. J. Neurosurg. 51 (1979) 301–306
38. Hakim, A. M., G. Moss: Cerebral effects of barbiturate shift from „energy" to synthesis metabolism for cellular viability. Surg. Forum 27 (1976) 497–499
39. Hamer, J.: Häufigkeit und klinische Bedeutung des cerebralen Vasospasmus nach aneurysmatischer SAB. Nervenarzt 52 (1981) 108–112
40. Hartmann, A.: Die medikamentöse Behandlung des Hirnödems. Nervenarzt 54 (1983) 277–293
41. Hawkes, C. H.: „Locked-in" syndrome: report of seven cases. Brit. med. J. 1983/4, 379–382
42. Hayashi, M., S. Marukawa, H. Fujii et al.: Intracranial hypertension in patients with ruptured intracranial aneurysm. J. Neurosurg. 46 (1977) 584–590
43. Hillemacher, A.: Die spontane SAB. Med. Welt 30 (1979) 469–474
44. Hirsch, H., S. T. Kubicki, J. Kugler, H. Penin: Empfehlungen der Deutschen EEG Gesellschaft zur Bestimmung des Hirntodes. Z. EEG EMG 1 (1970) 53–54
45. Hooshmand, H., J. Dove, S. Houff et al.: Effects of diuretics and steroids on CSF pressure. Arch. Neurol. (Chic.) 21 (1969) 499–509
46. Huhn, A.: Klinik der venösen Abflußstörungen des Gehirns. In Gänshirt, H.: Der Hirnkreislauf. Thieme, Stuttgart 1972
47. Ingvar, D. H., A. Brun, L. Johansson et al.: Survival after severe cerebral anoxia with destruction of the cerebral cortex; the apallic snydrome. Ann. N. Y. Acad. Sci. 315 (1978) 184–214
48. Jennett, W. B., F. Plum: The persistent vegetative state: A syndrome in search of a name. Lancet 1972/I 734–737
49. Jennett, B., G. Teasdale, R. Braakman et al.: Prognosis of patients with severe head injury. Neurosurgery 4 (1979) 283–288
50. Käufer, C.: Die Bestimmung des Todes bei irreversiblem Verlust der Hirnfunktionen. Hüthig, Heidelberg 1971
51. Käufer, C., H. Penin, A. Düx, G. Kersting, H. Schneider, S. T. Kubicki: Zerebraler Zirkulationsstillstand bei Hirntod durch Hypoxydosen. Fortschr. Med. 87 (1969) 713–717
52. Kalbag, R. M., A. L. Woolf: Thrombosis and thrombophlebitis of cerebral veins and dural sinuses. In Vinken, P. J., G. W. Bruyn: Handbook of Clincial Neurology, vol. XII. Elsevier – North Holland – Excerpta Medica, Amsterdam 1972
53. Karp, S., H. I. Hurtig: „Locked-in" state with bilateral midbrain infarcts. Arch. Neurol. (Chic.) 30 (1974) 176–178
54. Kemper, T. L., F. C. A. Romanul: State resembling akinetic mutism in basilar artery occlusion. Neurology (Minneap.) 17 (1967) 74–80
56. Klosterkötter, J.: Pseudotumor cerebri mit psychischen Störungen und ungünstiger Prognose. Nervenarzt 53 (1982) 411–413
56. Koller, T., H. Stamm, G. A. Hauser, M. Klingler: Die zerebralen Venen- und Sinusthrombosen in der Geburtshilfe. Thrombos, Diathes. haemorrh. 1 (1957) 37–54
57. Korein, J.: Brain Death. Interrelated Medical and Social Issues. The New York Academy of Sciences, New York 1978
58. Krayenbühl, H. A., M. G. Yasargil, E. S. Flamm, J. M. Tew: Microsurgical treatment of intracranial saccular aneurysms. J. Neurosurg. 37 (1972) 678–686
59. Kretschmer, K.: Das apallische Syndrom. Z. Neurol. Psychiat. 169 (1940) 576–579
60. Krösl, W., E. Scherzer: Die Bestimmung des Todeszeitpunktes. Maudrich, Wien 1973
61. Kubicki, S. T., J. Haas: Elektroklinische Korrelationen bei Komata unterschiedlicher Genese. Akt. Neurol. 2 (1975) 103–112
62. Kubicki, S. T., H. Rieger, G. Busse, D. Barckow: Elektroencephalographische Befunde bei schweren Schlafmittelvergiftungen. Z. EEG EMG 1 (1970) 80–93
63. Lehrich, J. R., G. F. Winkler, R. R. Ojemann: Cerebellar infarction with brain stem compression. Arch. Neurol. (Chic.) 22 (1970) 490–498
64. Loeb, C., G. Rosadini, G. F. Poggio: Electroencephalograms during coma. Neurology (Minneap.) 9 (1959) 610–619
65. Loew, F.: Verbrauchskoagulopathie bei SAB. Dtsch. med. Wschr. 101 (1976) 1472
66. Lundberg, N.: Continuous recording and control of ventricular fluid pressure in neurosurgical practice. Acta psychiat. scand., Suppl. 149 (1960) 1–13
67. Mantz, J. M., D. Storck, J. D. Tempe, B. Hammann: Le coma depassè. In Paget, M., L. Hartmann: Les comas. l'expansion scientifique française, Paris 1965
68. Marshall, L. F., J. King, T. W. Langfitt: The complications of high-dose corticosteroid therapy in neurosurgical patients: a prospective study. Ann. Neurol. 1 (1977) 201–203
69. Marshall, L. F., R. W. Smith, H. M. Shapiro: The outcome with aggressive treatment in severe head injuries. Part II: Acute and chronic barbiturate administration in the management of head injury. J. Neurosurg. 50 (1979) 26–30

70. Mayer, E. T. H.: Zentrale Hirnschäden nach Einwirkung stumpfer Gewalt auf den Schädel. Arch. Psychiat. Nervenkr. 210 (1967) 238

71. Meienberg, O., M. Mumenthaler, K. Karbowski: Quadriparesis and nuclear oculomotor palsy with total bilateral ptosis mimicking coma. A mesencephalic „locked-in sndrome"? Arch. Neurol. (Chic.) 36 (1979) 708–710

72. Meinig, G.: Beurteilung der antiödematösen Therapie bei Hirntumorpatienten. Neurochirurgia (Stuttg.) 23 (1980) 212–218

73. Meinig, G., H. J. Reulen, S. Wende: Use of dexamethasone and furosemide in brain edema resulting from brain tumors. In Hartmann, A., M. Brock: Medical Treatment of Brain Edema. Springer, Berlin 1982

74. Merrem, B., H. G. Niebeling, A. N. Konovalov, A. S. Manevitsch, E. B. Sirovski: Die Beeinflussung des Wasser- und Elektrolythaushalts durch die Osmotherapie zur Senkung des intrakraniellen Druckes. Zbl. Neurochir. 40 (1979) 203–216

75. Messert, B., T. K. Henke, W. Langheim: Syndrome of akinetic mutism associated with obstructive hydrocephalus. Neurology (Minneap.) 16 (1966) 635–649

76. Michenfelder, J. D., J. H. Milde: Failure of prolonged hypokapnia, hypothermia, or hypertension of favorably alter acute stroke in primates. Stroke 8 (1977) 87–91

77. Miller, J. D.: Barbiturates and raised intracranial pressure. Ann. Neurol. 6 (1975) 189–193

78. Miller, J. D., P. Leech: Effects of mannitol and steroid therapy on intracranial volume-pressure relationships in patients. J. Neurosurg. 42 (1975) 274–281

79. Migrino, S., P. Frugoni: Significance of vestibulo-ocular reflex alterations in comatose patients after head injury. Acta neurochir. (Wien) 16 (1967) 321–322

80. Mohr, J. P., L. R. Caplan, J. W. Melski et al.: The Harvard Cooperative Stroke Registry: a prospective registry. Neurology (Minneap.) 28 (1978) 754–762

81. Neundörfer, B., L. Meyer-Wahl, J. G. Meyer: Alpha-EEG und Bewußtlosigkeit. Ein kasuistischer Beitrag zur lokaldiagnostischen Bedeutung des Alpha-EEG beim bewußtlosen Patienten. Z. EEG EMG 5 (1974) 106–114

82. Nordgren, R. E., W. R. Markesbery, K. Fukuda et al.: Seven cases of cerebral medullary disconnexion: the „locked-in syndrome". Neurology (Minneap.) 21 (1971) 1140–1148

83. Norris, J. W.: Steroid therapy in acute cerebral infarction. Arch. Neurol. (Chic.) 33 (1976) 69–71

84. Nyberg-Hansen, R., A. C. Loken, O. Tenstad: Brainstem lesion with coma for five years following manipulation of the cervical spine. J. Neurol. (Berl.) 218 (1978) 97–105

85. Overgaard, J., S. Christensen, O. Hvid-Hansen et al.: Prognosis after head injury based on early clinical examination. Lancet 1973/II, 631–635

86. Paal, G.: Klinik der Hirndurchblutungsstörungen. In Paal, G.: Therapie der Hirndurchblutungsstörungen. Medizin, Weinheim 1984

87. Paal, G., K. Fritsch: Ischaemischer Kleinhirninfarkt – Kleinhirnblutung. Bayer intern IV (1982) 4–8

88. Paal, G.: Diagnostik und Therapie der akuten Subarachnoidalblutung. Internist 21 (1980) 30–39

89. Paal, G.: Klinik der venösen Abflußstörungen. In Paal, G.: Therapie der Hirndurchblutungsstörungen. Medizin, Weinheim 1984

90. Palmer, W., A. Fenske: Hirnnerven- und Sinusthrombosen. Akt. Neurol. 4 (1977) 141–155

91. Patten, B. M., J. Mendell, B. Brunn, W. Cortin, S. Curter: Double-blind study of effects of dexamethasone on acute stroke. Neurology (Minneap.) 22 (1972) 377–383

92. Penin, H., C. Käufer: Der Hirntod. Thieme, Stuttgart 1969

93. Penning, L., D. Front: Brain Scintigraphy. Excerpta Medica Foundation, Amsterdam 1975

94. Plum, F.: Organic disturbances of consciousness. In Critchley, M., J. O'Leary, B. W. Jennett: Scientific Foundations of Neurology. Heinemann, London 1972 (pp. 193–201

95. Plum, F., J. B. Posner: The Diagnosis of Stupor and Coma. 3rd. ed. Davis, Philadelphia 1983

96. Reulen, J.: Vor- und Nachteile der osmotischen Behandlung des Hirnödems. Zbl. Neurochir. 26 (1965) 232–249

97. Reuler, J. B.: Hypothermia: pathophysiology, clinical settings and management. Ann. intern. Med. 89 (1978) 519–527

98. Reuther, R., W. Dorndorf: Ventrales Ponssyndrom (akinetischer Mutismus) bei Verschluß der A. basilaris. Nervenarzt 44 (1973) 491–494

99. Rockoff, M. A., L. F. Marshall, H. M. Shapiro: High-dose barbiturate therapy in man: a clinical review of sixty patients. Ann. Neurol. 6 (1979) 194–199

100. Rossanda, M.: Prolonged hyperventilation in treatment of unconscious patients with brain injury. Scand. J. clin. Lab. Invest., Suppl. 102:XIII E, 1968

101. Rottenberg, D. A., B. J. Hurwitz, J. B. Posner: The effect of oral glycerol on intraventricular pressure in man. Neurology (Minneap.) 27 (1977) 600–608

102. Salaschek, M., W. Weinrich: Antifibrinolytische Behandlung spontaner SAB mit Epsilonaminocapronsäure. Akt. Neurol. 10 (1983) 65–68

103. Sanborn, G. E., J. B. Selhorst, V. P. Calabrese, J. R. Taylor: Pseudotumor cerebri and insectizide intoxication. Neurology (Minneap.) 29 (1979) 1222–1227

104. Sano, K., I. Saito: Timing and indication of surgery for ruptured intracranial aneurysms with regard to cerebral vasospasm. Acta neurochir. (Wien) 41 (1978) 49–60

105. Saul, T. H. G., T. H. B. Ducker, M. Saleman, E. Carro: Steroids in severe head injury. A prospective randomized clinical trial. J. Neurosrug. 54 (1981) 596–600

106. Scherzer, E. B.: Über den sogenannten posttraumatischen Kopfschmerz. Fortschr. Neurol. Psychiat. 43 (1975) 271–283

107. Schneider, H.: Der Hirntod. Begriffsbestimmung und Pathogenese. Nervenarzt 41 (1970) 381–397

108. Sellier, K., F. Unterharnscheidt: Mechanik und Pathomorphologie der Hirnschäden nach stumpfer Gewalteinwirkung auf den Schädel. Hefte zur Unfallheilk. 76 (1963) Springer, Berlin 1963

109. Selman, W. R., R. F. Spetzler, U. R. Roessmann, J. I. Rosenblatt, R. C. Crumrine: Barbiturate-induced coma therapy for focal cerebral ischemia. J. Neurosurg. 55 (1981) 220–226

110. Sheehan, H. L.: Discussion on the neurological complications of pregnancy. Proc. Soc. Med. 32 (1938/39) 584–588

111. Simeone, F. A., G. Frazer, P. Lawner: Ischemic brain edema: Comparative effects of barbiturates and hypothermia. Stroke 10 (1979) 8–12

112. Skultety, F. M.: Clinical and experimental aspects of akinetic mutism. Report of a case. Arch. Neurol. (Chic.) 19 (1968) 1–14

113. Smith, A. L.: Barbiturate protection in cerebral hypoxia. Anesthesiology 47 (1977) 285–293

114. Starr, A.: Auditory brain-stem responses in brain death. Brain 99 (1976) 543–554

115. Steen, P. A., E. H. Soule, J. D. Michenfelder: Detrimental effect of prolonged hypothermia in cats and monkeys with and without regional cerebral ischemia. Stroke 10 (1979) 522–529

116. Steer, C. H. R.: Barbiturate therapy in the management of cerebral ischemia. Develop. Med. Child. neurol. 24 (1982) 219–231

117. Sundt, T. M., J. P. Whisnant: Subarachnoid hemorrhage from intracranial aneurysms. Surgical management and natural history of disease. New Engl. J. Med. 299 (1978) 116–122

118. Walker, A. E.: An appraisal of criteria of cerebral death. J. Amer. med. Ass. 237 (1977) 982–986

119. Walker, A. E.: Cerebral Death. Urban & Schwarzenberg, München 1981

120. Wells, C. E.: Cerebral embolism. Arch. Neurol. (Chic.) 81 (1959) 667–677

121. Westmoreland, B. F., D. W. Klass, F. W. Sharbrough, T. J. Reagan: Alpha-coma. Arch. Neurol. (Chic.) 32 (1975) 713–718

122. Wiedemann, K., J. Hamer, E. Weinhardt, O. H. Just: Barbituratinfusion bei schwerem Schädelhirntrauma. Anästh. Intensivther. Notfallmed. 15 (1980) 303–314

123. Wolf, P.: Periodic synchronous and stereotyped myoclonus with postanoxic soma. J. Neurol. 215 (1977) 39–47

2 Komata bei Lebererkrankungen

G. Brunner

Definition

Das Leberkoma ist eine Beeinträchtigung des Bewußtseinszustandes von Patienten mit chronischen oder akuten Lebererkrankungen. Das Leberkoma wird eingeteilt in fünf Stadien (Tab. 2.1), die mit einem neurasthenischen Syndrom beginnen und über eine Somnolenz und einen Sopor in das eigentliche Koma führen, welches noch in ein flaches und ein terminales tiefes Koma unterteilt wird. Alle fünf Formen des Leberkomas sind voll reversibel, die eigentlichen Komastadien IV und V im Falle des chronischen Leberversagens jedoch nur bei intensiver Therapie und im Falle des fulminanten Leberversagens nur bei intensiver Therapie und rechtzeitig einsetzender Leberregeneration. Entsprechend der Pathogenese der Leberkomata gibt es eine Reihe von Synonymen:

hepatische Enzephalopathie
portosystemische Enzephalopathie

Leberkoma	Leberkoma
bei chronischem	bei akutem
Leberversagen	Leberversagen
Leberausfallskoma	Leberzerfallskoma
exogenes Leberkoma	endogenes Leberkoma

Tabelle 2.1   Stadien der Enzephalopathie (teilweise nach *Lücking*)

Psychopathologie	Neurologie	EEG
I. *Neurasthenisches Syndrom* Reaktion auf Ansprechen normal, adäquates Antworten auf Fragen, Konzentrations- und Merkfähigkeitsschwäche, vermehrte Erschöpfbarkeit, Euphorie oder Depression	leichter Flappingtremor, beginnende Hyperreflexie	normal oder leichte Allgemeinveränderungen
II. *Somnolenz* Reaktion auf Ansprechen verzögert, beginnendes inadäquates Verhalten, zeitlich und örtlich desorientiert, Schläfrigkeit oder vermehrte Unruhe, Verwirrtheit	deutlicher Flappingtremor, Hyperreflexie, Störungen der Koordination, verwaschene Sprache	verlangsamte Grundaktivität, vermehrt langsame Thetawelle
III. *Sopor* Reaktion auf Ansprechen vermindert, Lethargie, Patient ist noch erweckbar, Sprachzerfall, Reaktion auf Schmerzreiz verzögert	Kloni, Rigidospastizität, Ataxie, Flappingtremor, Hyperreflexie	Theta-Delta-Aktivität, eingelagerte bi- und triphasische Potentiale
IV. *Koma* Reaktion auf Ansprechen erloschen, Reaktion auf Schmerzschrei stark vermindert und ungerichtet, verbale Äußerungen aufgehoben	keine Spontanmotorik oder ungerichtete wälzende Bewegungen, Kloni, Babinski-Reflex, Rigidospastizität, Primitivschablonen	vorherrschend bi- und triphasische Wellen oder langsame hochgespannte Deltawellen
V. *tiefes, terminales Koma* keine Reaktion auf Schmerzreiz	schlaffer Tonus oder Beuge/Streckhaltungen	zunehmende Kurvenabflachung

Ätiologie

Koma bei akutem (fulminantem) Leberversagen

Ursachen des akuten Leberversagens mit Leberkoma:
Virushepatitis A
Virushepatitis B
Virushepatitis non A non B
Amanita-phalloides-Intoxikation
Halothanschädigung
Lösungsmittelschäden (CCl_4)
Medikamentenschäden (Paracetamol)
akute Schwangerschaftsfettleber
akute Alkoholhepatitis
Rye-Syndrom.

In über 80 % ist eine akute Virushepatitis auslösende Ursache. Weitere Ursachen sind toxische Leberschäden durch Medikamente, Narkotika, Lösungsmittel und Pilze. Eine seltene Ursache ist auch die akute Schwangerschaftsfettleber. Eine Sonderform stellt die akute Schädigung der Leber bei vorbestehender chronischer Leberkrankheit dar („acute on chronic failure"), die eine extrem schlechte Prognose hat.

Koma bei chronischen Leberkrankheiten

Alle Krankheiten, die zu einer Leberzirrhose führen können, kommen als Grundursache eines Leberkomas auf dem Boden einer chronischen Lebererkrankung in Frage: chronisch-entzündliche Erkrankungen des Leberparenchyms oder der Gallenwege, chronisch toxische Schäden durch Alkohol, Medikamente oder industrielle Chemikalien und Speicherkrankheiten.

Ursachen des chronischen Leberversagens mit Leberkoma:
posthepatitische Leberzirrhose
„immunologische" Leberzirrhose
sekundär biliäre Leberzirrhose
primär biliäre Leberzirrhose
äthyltoxische Leberzirrhose
medikamententoxische Leberzirrhose
Speicherkrankheiten (Cu^{++}, Fe^{++}).

Pathogenese

Das Leberkoma ist ein nahezu ausschließlich durch Toxine bedingtes Symptom. Eine große Zahl überwiegend lipophiler Toxine, deren Hauptgruppen bekannt sind (Phenole, Mercaptane, Amine, freie Fettsäuren, Ammoniak), entsteht im Stoffwechsel des Organismus und besonders im Kolon durch bakterielle Zersetzung von Nahrungsbestandteilen und Zelldetritus. Diese Toxine gelangen über den Pfortaderkreislauf in die Leber, wo sie von einem ungeschädigten Organ mühelos durch energieverbrauchende chemische Reaktionen entgiftet werden (Oxydierung, Reduzierung, Konjugation).

Die Kapazität der Leber ist so groß, daß auch nach Zerstörung von 60–70 % der Leber diese Entgiftungsleistungen wie auch die Syntheseleistungen ohne irgendeine klinische Symptomatik erfüllt werden können. Erst nach Zerstörung von mehr als 70 % der Leber oder nach Umgehung der Leber durch portosystemische Kollateralen (Shunts) beginnen sich klinische Symptome wie die Komazustände zu entwickeln, die proportional abhängig von der Toxinmenge und reversibel sind. Die endogenen Toxine entstammen überwiegend dem Proteinstoffwechsel. Als Beispiel mag der Abbau des Methionin dienen. Im sog. Methionaseabbau (Abb. 2.1) entstehen aus der physiologischen Aminosäure Methionin drei Toxine: Methylmercaptan, α-Aminobuttersäure und Ammoniak. Aus einer physiologischen Aminosäure entstehen also drei hochgiftige Toxine. Ähnliches tritt beim unkontrollierten Abbau der Aminosäuren Tyrosin, Phenylalanin und Tryptophan auf, aus denen sich Phenole, Fettsäuren, Amine und Ammoniak bilden.

Eine Überladung des Körpers mit Proteinen ist deshalb bei chronischen Lebererkrankungen die typische auslösende Ursache eines Komas (Enzephalopathie). Ein großes Steak oder eine „gut" gemeinte Menge Quark kann beim Patienten mit noch gerade kompensierter Leberinsuffizienz ein Koma auslösen. Eine intestinale Blutung aus Ösophagusvarizen oder einem Ulkus hat dieselbe Wirkung. Das Koma ist reversibel, wenn die übermäßige Proteinzufuhr unterbrochen wird oder wenn das Kolon durch Antibiotika entkeimt oder durch unresorbierbare Zucker in seinem Milieu verändert wird (6).

Bei Mensch und Tier können unter erhöhter Eiweißzufuhr auch bei primär gesunder Leber Komazustände auftreten, wenn eine portokavale Anastomose angelegt wird (5, 10, 11). Wenn weniger als 30 % der Leberfunktion erhalten sind, können Komata auch ohne gesteigerte Eiweißzufuhr auftreten, weil dann schon die physiologisch auftretenden Toxine nicht mehr ausreichend entgiftet werden können. Hier hilft dann für eine gewisse Zeit eine proteinarme Diät oder die Anwendung von Antibiotika und nicht resorbierbaren Kohlehydraten.

Beim akuten Leberversagen tritt ein Koma dann auf, wenn die Menge der aus dem allgemeinen Stoffwechsel und aus dem Zerfall des Leberparenchyms anfallenden Toxine die Kapazität des noch funktionstüchtigen Leberparenchyms übertrifft.

Daß es sich beim Leberkoma nahezu ausschließlich um eine Intoxikation handelt, geht aus der klinischen Beobachtung hervor, daß Maßnahmen zur Entfernung von Toxinen wie die Kohlehämoperfusion, der Plasmaaustausch und Dialyseverfahren schnelle, wenn auch oft nur vorübergehende Besserung des Bewußtseinszustandes sowie eine sofortige Senkung des erhöhten intrakraniellen Druckes bewirken. Untermauert wird die Toxintheorie durch eine große Zahl von tierexperimentellen und biochemischen Experimenten.

Wir konnten zeigen, daß aus dem Serum von Leberkomapatienten extrahierte lipophile Toxine eine große Zahl von Enzymen des Hirnstoffwechsels hemmen (1). So wird z. B. die Mono-

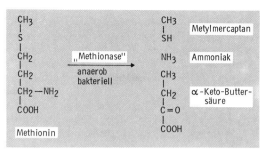

Abb. 2.1 Schema des sogen. Methionaseabbaus des Methionins

aminoxydase in Ratten- und Kaninchenhirnhomogenaten zu über 90 % durch Phenolkonzentrationen gehemmt, wie sie im Serum eines Leberkomapatienten auftreten. Bedenkt man dann noch den Synergismus der vielen im Serum zirkulierenden Toxine, so wird klar, in welchem Grade die Funktion des Gehirns durch die Toxine gestört werden kann. ZIEVE (14) zeigte als erster, daß durch diese im Leberkoma auftretenden Toxine im Tierexperiment Komata erzeugt werden können. Schon vor ihm hatten andere Untersucher gezeigt, daß durch Ammoniak und verwandte Verbindungen Komata beim Versuchstier erzielt werden können. Da die dabei auftretenden Serumspiegel jedoch um ein Vielfaches höher lagen als diejenigen, die im menschlichen Koma beobachtet wurden, wurde lange Zeit ein Zusammenhang zwischen Koma und diesen Toxinen abgelehnt.

Das große Verdienst von ZIEVE war es aufzuzeigen, daß diese Toxine synergistisch wirken. Bei der gleichzeitigen Gabe mehrerer dieser Toxine wurden schließlich Serumkonzentrationen gemessen, die denen der Patienten entsprechen. Ergänzend konnte durch unsere Arbeitsgruppe festgestellt werden, daß auch die Gruppe der Phenole Komata erzeugt und daß diese Phenole ebenfalls synergistisch mit den anderen Toxinen wirken (12). Welcher Mechanismus im Gehirn die Beeinträchtigung des Bewußtseinszustandes bewirkt, ist nicht bekannt. Ob es die Hemmung oxydativer Vorgänge ist oder die Besetzung der Synapsen durch Toxine oder sog. falsche Neurotransmitter oder ob der erhöhte Hirndruck eine wesentliche Rolle spielt, ist bisher nicht bekannt, Die von FISCHER aufgestellte Theorie der Komaentstehung durch falsche Neurotransmitter wurde durch Untersuchungen von ZIEVE stark in Frage gestellt. ZIEVE injizierte hohe Mengen von Oc-

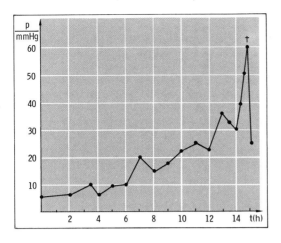

Abb. 2.2 Typisches Verhalten des intrakraniellen Druckes im Verlauf eines experimentell erzeugten fulminanten Leberversagens bei Kaninchen

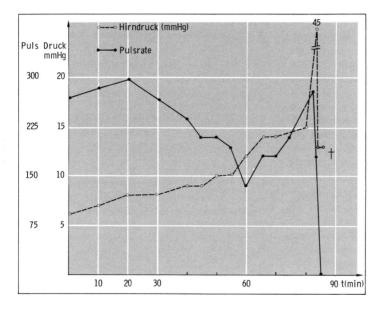

Abb. 2.3 Typisches Verhalten des intrakraniellen Druckes bei Kaninchen beim experimentellen Koma durch kontinuierliche Infusion von Ammoniumazetat (aus *G. Brunner, G. Windus, F. W. Schmidt:* Intracranial pressure and brain edema in experimental hyperammonemia. In G. Kleinberger, P. Ferenci, P. Riederer, H. Thaler: Advances in Hepatic Encephalopathy and Urea Cycle Diseases. Karger, Basel 1984)

topamin und anderen sog. falschen Neurotransmittern in die Hirnventrikel und fand keinerlei Beeinträchtigung der Bewußtseinszustände bei den Versuchstieren (8, 13).

Von unserer Arbeitsgruppe konnte gezeigt werden, daß durch dieselben endogenen Toxine, mit denen man ein Koma induzieren kann, auch eine Erhöhung des intrakraniellen Druckes bewirkt wird (3). Die Hirndruckkurve beim Kaninchen im experimentell erzeugten fulminanten Leberversagen unterscheidet sich kaum von der Hirndruckkurve, wie sie in einem durch Toxine erzeugten Leberkoma beobachtet wird (Abb. 2.2 u. 2.3).

Symptome

Das klinische Bild der verschiedenen Stadien des Leberkomas ist vorwiegend geprägt durch psychisch neurologische Ausfallserscheinungen. Die psychischen neurologischen Symptome sowie die entsprechenden EEG-Befunde sind in der Tab. 2.1 aufgeführt. Sie sind die eigentlichen und sichersten diagnostischen Symptome. Ein weiteres, nie fehlendes Symptom ist der für den Geübten leicht erkennbare „Foetor hepaticus".

Diagnostik

Für die Diagnosestellung einer hepatischen Bewußtseinsstörung sind neben den neurologisch-psychischen Veränderungen die Anamnese, körperliche Untersuchungsbefunde und Laborbefunde heranzuziehen.

Anamnese

Beim Leberkoma auf dem Boden einer chronischen Lebererkrankung ist in der Regel eine Leberzirrhose bekannt. Ein opulentes Mahl oder eine intestinale Blutung sind dann in der Regel die auslösenden Ursachen für das Koma. Beim Leberkoma als Folge einer fulminanten Hepatitis ist in der Regel die Hepatitis seit Tagen bis Wochen bekannt, bevor der Patient Bewußtseinsstörungen entwickelt. In seltenen Fällen kann das Koma jedoch auftreten, bevor irgendwelche Symptome oder Befunde eindeutig auf eine Lebererkrankung hingewiesen haben. Als Beispiel sei die Krankengeschichte eines 16jährigen Mädchens erwähnt, welches sich nach der Rückkehr von einer Klassenreise wegen Müdigkeit und Schlappheit ins Bett legte und am nächsten Morgen nicht mehr erweckbar war. Das Mädchen wurde vom Hausarzt in die neurologische Klinik eingewiesen, wo keine neurologische Erkrankung als Erklärung für das Koma gefunden werden konnte. Die Patientin wurde in die innere Klinik zur weiteren Diagnostik verlegt, wo die routinemäßigen Laborbefunde keine Erklärung für das Koma erbrachten. Der Blutzuckerwert und die Nierenretentionswerte lagen im Norm-

bereich, und die Serumtransaminasen waren mit 30 – bzw. 45 U/L nur geringfügig erhöht. Gerinnungswerte wurden nicht bestimmt. Die Patientin wurde in die neurologische Klinik zurücküberwiesen, wo wiederum keine neurologische Ursache festgestellt wurde. Nachdem die Patientin erneut in die innere Klinik zurückverlegt worden war, stellte dann ein erfahrener Kliniker einen ausgeprägten Foetor hepaticus fest. Der Quickwert von 15 % sowie die erhöhten Ammoniak- und Phenolwerte und die perkutorisch deutlich verkleinerte Leber sicherten dann die Diagnose.

Körperliche Untersuchungsbefunde

Entwickelt sich das Koma nicht erst im Krankenhaus, sondern wird der Patient komatös eingeliefert, so ist man zunächst auf die körperlichen Untersuchungsbefunde angewiesen. Ein *Ikterus* weist auf das Bestehen einer chronischen oder akuten Lebererkrankung hin.

Ein Koma infolge Eiweißüberlastung bei kompensierter Zirrhose kann jedoch mit völlig normalen Bilirubinwerten einhergehen, und auch eine fulminant verlaufende Hepatitis kann zu einem Komazustand führen, ohne daß die Bilirubinwerte signifikant angestiegen sind. Der Ikterus ist für die Diagnose einer hepatischen Bewußtseinsstörung nicht zwingend. Die *Leberhautzeichen* Palmarerythem und Spider naevi sind bei Leberzirrhosen zwar in der überwiegenden Zahl der Patienten nachweisbar, jedoch treten auch bei vielen lebergesunden Patienten (besonders bei Frauen, die Kinder geboren haben) Palmarerythem und Spider naevi auf. *Aszites* tritt bei fortgeschrittenen Leberzirrhosen häufig auf und ist ein guter Parameter für die Schwere der Erkrankung. Auch beim akuten Leberversagen kann sich in einzelnen Fällen Aszites schnell entwickeln und die Diagnose unterstützen.

Die *Lebergröße* ist kein verläßlicher Parameter. Beim fulminanten Leberversagen ist zwar häufig eine Verkleinerung der Leberdämpfung zu beobachten; sie kann jedoch auch fehlen, und auch Lebervergrößerungen werden beobachtet. Bei chronischen Lebererkrankungen ist die sog. „Schrumpfleber" nur selten. Häufig findet sich auch bei kompletter Leberzirrhose eine vergrößerte und derbe Leber. Einen der wichtigsten klinischen Parameter stellt der *Foetor hepaticus* dar. Die im Serum stark erhöhten toxischen Mercaptane und Phenole sowie das Ammoniak sind flüchtige Substanzen, welche in der Atemluft abgeatmet werden. Ein geschulter Arzt kann sehr schnell den charakteristischen Foetor hepaticus feststellen.

Laborbefude

Durch Bestimmung klinisch-chemischer Parameter kann die Diagnose untermauert und gesichert werden. In den meisten Kliniken stehen jedoch Labormethoden mit sicherer Aussagekraft noch nicht zur Verfügung. Die sonst für die Leberdiagnostik wichtigen Serumaktivitäten der *Transaminasen* sind für die Diagnostik des Leberkomas wertlos. Bei kompletter, stummer Leberzirrhose können sie im Normbereich oder gering erhöht liegen, wenn lediglich eine intestinale Eiweißüberbelastung Ursache des Komas ist. Beim fulminanten Leberversagen können die Transaminasenaktivitäten extrem erhöht, mäßig erhöht, aber auch gerade nahezu im Normbereich liegen. Beim bekannten Leberkoma auf dem Boden einer fulminanten Hepatitis sind niedrige Serumenzymaktivitäten meist ein prognostisch schlechtes Zeichen, da sie anzeigen, daß kaum noch Lebergewebe zur Verfügung steht, aus dem Transaminasen freigesetzt werden können.

Vier Laborparameter, die in nahezu jedem Routinelabor zur Verfügung stehen, haben sich bei der Diagnosestellung der hepatischen Enzephalopathie bewährt.

1. Der *Quickwert* ist ein verläßlicher Parameter zur Beurteilung der akuten Leberinsuffizienz und erlaubt in der Regel auch eine Differenzierung zwischen chronischem und fulminantem Leberversagen. Extrem erniedrigte Quickwerte um 10–20 % treten in der Regel nur beim fulminanten Leberversagen auf.

2. Der *Ammoniakwert* ist als Zeichen der fehlenden Entgiftungsleistung der Leber in der Regel beim chronischen wie beim akuten Leberversagen erhöht.

3. Auch die *Cholinesterase* kann zur Diagnostik der hepatischen Enzephalopathie mit herangezogen werden. Die Halbwertszeit des Enzyms beträgt jedoch mehrere Tage und kann bei foudroyantem Verlauf ein falsch positives Bild ergeben.

4. Ein erhöhtes *Bilirubin* ist bei chronischer Leberinsuffizienz ein guter Parameter für die Schwere der Erkrankung; es kann jedoch bei stummer Zirrhose im Normbereich liegen und bei foudroyanter Hepatitis nachhinken.

Exaktere Aussagen über eine Leberinsuffizienz als Ursache eines Koma liefern die vier Parameter Mercaptane, Phenole, freie Fettsäuren und Aminosäuren.

Die *Aminosäuren* zeigen beim fulminanten Leberversagen wie beim chronischen Leberversagen mit hepatischer Enzephalopathie ein typisches Muster (Abb. 2.4). Während bei der fulminanten Hepatitis sämtliche Aminosäuren erhöht sind, einige davon bis zum 20fachen Wert der Norm, sind beim chronischen Leberversagen nur die Aminosäuren Arginin, Methionin, Tyrosin und Phenylalanin stark erhöht; die verzweigtkettigen Aminosäuren Leuzin, Isoleuzin und Valin sind dagegen nahezu um 50 % erniedrigt. Durch diese drastische Erhöhung der an sich physiologischen Aminosäuren sind auch ihre Zerfallsprodukte die *Mercaptane* (Methionin), die *Phenole* (Tyrosin, Phenylalanin), die freien Fettsäuren und das Ammoniak erhöht. Die in einem preiswerten Gaschromatographen einfach zu bestimmenden Mercaptane erlauben darüber hinaus noch eine Differenzierung zwischen dem exogenen und dem endogenen Leberkoma. Während beim fulminanten Leberversagen sowohl das Methylmercaptan wie auch das Aethylmercaptan erhöht gefunden werden, findet sich im Serum von Patienten mit chronischem Leberversagen nur das Methylmercaptan erhöht, während das Aethylmercaptan im Normbereich liegt (Abb. 2.**5**) (2). Die Bestimmung der freien Phe-

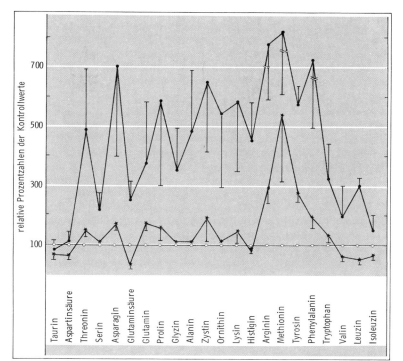

Abb. 2.**4** Serumaminosäurespiegel bei Patienten mit akutem und chronischem Leberversagen. Obere Kurve: Werte bei akutem Leberversagen. Untere Kurve: Werte bei chronischem Leberversagen (aus *G. Brunner:* Bewußtseinsstörungen beim akuten und chronischen Leberversagen. In A. W. de Pay, J. Dageförde, B. Neundörfer, P. C. Scriba: Die unklare Bewußtlosigkeit. Zuckschwerdt, München 1984)

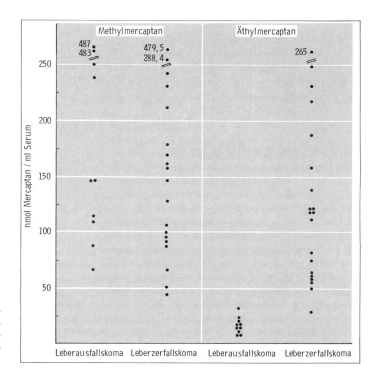

Abb. 2.**5** Serumspiegel von Methylmercaptan und Aethylmercaptan bei Patienten mit chronischem und akutem Leberversagen

nole im Serum kann mit einem einfachen Farbtest als Summenreaktion oder in einem Hochdruckflüssigchromatographen zur Differenzierung der einzelnen Phenole durchgeführt werden (9). Die freien Fettsäuren können in einem anfälligen Farbtest oder exakt mit dem Hochdruckflüssigchromatographen nachgewiesen werden.

Differentialdiagnose

Differentialdiagnostisch kommen sämtliche Formen der Bewußtlosigkeit in Frage, welche in diesem Buch abgehandelt werden. In etwa 95 % der Fälle ist jedoch der Zusammenhang zwischen dem Koma und einer Lebererkrankung eindeutig.

Therapie

Eine eigentliche Therapie des Symptoms „Koma" gibt es nicht. Therapiert wird die auslösende Erkrankung, wobei natürlich auf die Beseitigung des Komazustandes großen Wert gelegt wird.

Die Besserung des Komazustandes ist auch der empfindlichste klinische Parameter für den Erfolg der therapeutischen Maßnahmen.

Akute therapeutische Maßnahmen

Bei den akuten therapeutischen Maßnahmen unterscheidet man zwischen einer allgemeinen akzeptierten konservativen Intensivbehandlung, welche sowohl für das akute Leberversagen wie für das chronische Leberversagen eingesetzt wird, und speziellen invasiven Behandlungsmethoden, welche nur beim fulminanten Leberversagen zur Anwendung kommen. Die konservative nichtinvasive Therapie ist unten aufgeführt. Beim fulminanten Leberversagen werden zusätzlich der Plasmaaustausch, Dialyseverfahren und in wenigen Spezialzentren eine Pavianleberperfusion durchgeführt. Als wirksamste und auch schonendste invasive Behandlung wird z. Z. die alternierende Anwendung einer Aminosäuredialyse mit einem Plasmaaustausch angesehen. Während eine Dialyse gegen ein Aminosäurengemisch normaler Konzentration für den Patienten keine Gefahren birgt, bietet der Plasmaaustausch besonders bei häufiger Anwendung aufgund der großen Fremdeiweißzufuhr besondere Probleme von seiten der Lunge und des Zerebrums. Da auf einen Plasmaaustausch wegen der Substitution von Syntheseleistungen nicht vollständig verzichtet werden kann, werden in der Regel zwei Aminosäurendialysen durchgeführt, die dann von einem Plasmaaustausch gefolgt sind. Auf diese Weise konnte die Frequenz des Plasmaaustausches auf ein Drittel reduziert werden (4).

Konservative nichtinvasive Therapie:
Intensivpflege
Darmreinigung
Flüssigkeitssubstitution
Elektrolytsubstitution
Kalorienzufuhr (Glukose)
Lactulose und/oder Neomycin
Ranitidin

Heparin (Low Dose)
Antithrombin III bei Bedarf

keine Fruktose
keine Kortikosteroide
keine Antibiotikaprophylaxe.

Während die konservativen Maßnahmen beim Leberkoma auf dem Boden eines chronischen Leberversagens in nahezu allen Fällen zu einer Beseitigung des Komas führen, gelingt dies beim Leberkoma auf dem Boden eines fulminanten Leberversagens nur bei 10–20 % der Patienten. Entsprechend verhält sich die Akutmortalität beider Krankheitsbilder. Ob die guten Anfangs-ergebnisse der alternierenden Anwendung von Aminosäurendialyse und Plasmaaustausch Bestand haben, muß erst die Zukunft zeigen.

Weiterführende Therapie

Wenn der Patient aus dem Leberkoma erwacht ist, ist die weitere Therapie vom Grundleiden abhängig. Bei einem Patienten mit Leberzirrhose muß man empirisch herausfinden, ob eine eiweißeingeschränkte Diät allein ausreicht, um ein erneutes Koma zu verhindern oder ob schwer resorbierbare Antibiotika wie Neomycin und Para-nomycin oder die Gabe von Lactulose erforderlich sind. Ist der Patient mit fulminantem Leberversagen aus dem Koma erwacht und setzt die Regeneration der Leber ein, so sind weiterführende Maßnahmen nicht erforderlich. Die Leber regeneriert dann zu ihrer normalen Größe und Funktion und ist in der Lage, sämtliche Toxine zu entgiften.

Prophylaxe

Wacht ein Patient aus dem Leberkoma auf dem Boden eines fulminanten Leberversagens auf und überlebt er das akute Stadium der Erkrankung, so kommt es zu einer Restitutio ad integrum, und prophylaktische Maßnahmen sind nicht erforderlich. Beim Patienten mit einem Leberkoma auf dem Boden eines chronischen Leberversagens entsprechen die prophylaktischen Maßnahmen denen der weiterführenden Therapie und müssen empirisch herausgefunden werden.

Prognose

Die Prognose des akuten Leberversagens bleibt trotz aller therapeutischen Maßnahmen mit einer Letalität von 80–90 % sehr schlecht. Todesursache ist selten die Leberinsuffizienz selbst. Die meisten Patienten sterben an den häufigen Komplikationen. So treten komplexe Veränderungen an den Lungen, den Nieren und dem Gehirn auf, und es kommt häufig zu einer Sepsis. Die Prognose der chronischen Leberinsuffizienz ist abhängig von der Schwere und insbesondere der Aktivität der Grunderkrankung. Die Leberinsuffizienz auf dem Boden einer fortgeschrittenen, jedoch inaktiven Leberzirrhose kann über viele Jahre beherrscht werden, während sie bei einer fortschreitenden Lebererkrankung oft nur wenige Monate überdauert. In der Regel sind nach 1 Jahr vom Zeitpunkt der Diagnosestellung einer chronischen Leberinsuffizienz jedoch nur noch 50 % der Patienten am Leben (7).

Literatur

1. Brunner, G., G. Windus, H. Lösgen: On the role of free phenols in hepatic encephalopathy. In Brunner G., F. W. Schmidt: Artificial Liver Support. Springer, Berlin 1981 25–31
2. Brunner, G., P. Scharff: Untersuchungen über den diagnostischen Wert der Bestimmung von Mercaptanen im Serum bei Lebererkrankungen. Dtsch. med. Wschr. 103 (1978) 1796–1800
3. Brunner, G., G. Windus, F. W. Schmidt: Intracranial pressure and brain oedema in experimental hyperammonia. In Kleinberger, G., P. Ferenci, P. Riederer, H. Thaler: Advances in Hepatic Encephalopathy and Urea Cycle Diseases. Karger, Basel 1984

4. Brunner, G.: Unveröffentlichte Ergebnisse.
5. Colombo, J. P. et al.: Liver enzymes in the Eck fistula rat. I. Urea cycle enzymes and transaminases. Enzyme, 14 (1973) 353–365
6. Conn, H. O., M. M. Lieberthal: The Hepatic Coma Syndromes and Lactulose. Williams & Wilkins, Baltimore 1979
7. Eisenburg, J.: Lebenserwartung von Patienten mit Leberzirrhose. Lebensversicherungsmedizin 8 (1984) 129–136
8. Fischer, J. E., R. J. Baldessarini: False neurotransmitters and hepatic failure. Lancet 1971/II, 75–80
9. Holloway, C. J., G. Brunner, E. Schmidt, F. W. Schmidt: A rapid photometric assay of total free phenols in serum for prognosis in liver failure and for monitoring effectiveness of haemoperfusion. In Sidemann, S.: Kidney and Liver Supports and Detoxification. Hemisphere, Washington 1980 (139)
10. Lauterburg, B. H. et al.: Hepatic functional deterioration after portocaval shunt in the rat. Effects on sulfobromophthalein transport-maximum, indocyanine green clearance and galactose elimination capacity. Gastroenterology 71 (1976) 221–227
11. McDermolf W. V., R. D. Adams: Eck Fistula – a cause of episodic stupor in humans. J. clin. Invest 33 (1954) 1
12. Windus-Podehl, G., C. Lyftogt, L. Zieve, G. Brunner: Encephalopathic effect of phenol in rats. J. Lab. clin. Med. 101 (1983) 586–592
13. Zieve, L., R. Olsen: Can hepatic coma be caused by a reduction of brain noradrenaline or dopamine? Gut 18 (1977) 688–691
14. Zieve, L., W. M. Doizaki, F. J. Zieve: Synergism between mercaptans and ammonia or fatty acids in the productions of coma: a possible role for mercaptans in the pathogenesis of hepatic coma. J. Lab. clin. Med. 83 (1974) 16

3 Komata bei Nierenerkrankungen

W. ZIDEK

Definition

Das urämische Koma stellt die Folge der Akkumulation toxischer harnpflichtiger Substanzen aufgrund einer fortgeschrittenen Niereninsuffizienz dar.

Ätiologie

Die Tab. 3.1 zeigt die Ursachen einer dialysepflichtigen Niereninsuffizienz nach den Statistiken der European Dialysis und Transplant Association.

Das Coma uraemicum tritt, wie oben angedeutet, im späten Stadium einer Niereninsuffizienz als Folge der Akkumulation toxischer Stoffwechselprodukte auf, die renal nicht mehr eliminiert werden können. Trotz dieser allgemeinen Definition bestehen über die Pathogenese des Coma uraemicum noch große Unklarheiten. Dies ist besonders darauf zurückzuführen, daß die Rolle der verschiedenen Stoffwechselprodukte, die bei der Niereninsuffizienz akkumulieren, bislang nicht sicher einzuordnen ist. Man kann allerdings davon ausgehen, daß anstelle eines einzelnen Urämiegiftes wohl eine Reihe von Substanzen für die urämischen Symptome verantwortlich sind. Die klinischen Beobachtungen, daß die urämischen Symptome (1) durch Dialyse und (2) durch Proteinrestriktion in der Nahrung zu bessern sind, lassen vermuten, daß es sich um Abbauprodukte aus dem Eiweißstoffwechsel handelt, deren Molekulargewicht unter 5000 Dalton liegt, welches etwa das maximale Molekulargewicht der durch Dialyse eliminierbaren Substanzen darstellt.

Übersicht über die derzeit als mögliche Urämiegifte anzusehenden Substanzen:

1. Peptide („Mittelmoleküle"),
2. niedermolekulare Metaboliten (Phenole, Amine, Guanidinderivate, Harnstoff, Kreatinin, Harnsäure, Myoinositol),
3. Enzyme (Lysozyme, Ribonuklease),
4. Hormone (Kalzitonin, STH, PTH, Glucagon).

Tabelle 3.1 Ursachen der dialysepflichtigen Niereninsuffizienz in Prozent (aus Robinson, B. H. B., J. B. Hawkins: Proc. EDTA, Pittman, Bath 1980)

Ursachen	1974	1979
unklar	2,4	11,1
Glomerulonephritis	45,2	30,7
interstitielle Pyelonephritis	19,6	21,2
toxisch/medikamentös	3,5	3,5
Zystennieren	9,0	9,2
familiäre Erkrankungen	3,5	2,5
Nierengefäßerkrankungen	5,3	7,6
Systemerkrankungen	5,0	10,8
sonstige	6,6	3,4

Guanidinderivate

Für die neurologischen Symptome der Urämie wurde u. a. das Methylguanidin verantwortlich gemacht. Bei experimenteller Gabe von Methylguanidin bei Hunden konnten neben gastrointestinalen und kardiovaskulären u. a. auch zentralnervöse Vergiftungssymptome hervorgerufen werden. Allerdings ist umstritten, inwieweit die Methylguanidinkonzentration im Blut bei Niereninsuffizienz tatsächlich erhöht ist.

Enzyminhibitoren

In zahlreichen Arbeiten wurde bei der Urämie ein herabgesetzter O_2-Verbrauch und Energieumsatz zerebraler Neurone nachgewiesen. Daneben wurde auch gezeigt, daß der Abbau zerebraler Transmittersubstanzen bei der Urämie herabgesetzt ist. Dieser Effekt konnte in vitro durch Harnstoff hervorgerufen werden. Ferner wurde nachgewiesen, daß aromatische Säuren, speziell solche mit ungesättigter Seitenkette, eine Hemmwirkung auf bestimmte Enzyme des Aminosäurestoffwechsels aufweisen.

Auch der Kohlehydrat- und der Energiestoffwechsel des Hirngewebes werden offenbar durch Urämietoxine gehemmt, wie aus Inkubationsversuchen mit Serum von urämischen Patienten hervorgeht. Es ist allerdings noch nicht sicher, um welche Substanzen es sich hierbei handelt.

Mittelmoleküle

Die sog. Mittelmoleküle umfassen eine Stoffklasse mit einem Molekulargewicht zwischen 300 und 1500 Dalton. Die Hinweise, daß solche Substanzen speziell neurologische Urämiesymptome hervorrufen können, sind bislang nur indirekter Natur. Es handelt sich u. a. um die klinische Beobachtung, daß Patienten, die mit der Peritonealdialyse behandelt werden, trotz höherer Harnstoff- und Kreatininkonzentrationen im Serum weniger zur Entwicklung einer urämischen Neuropathie neigen als Hämodialysepatienten. Ein weiterer indirekter Hinweis stammt aus der Beobachtung, daß die Ausprägung neuropathischer Symptome weniger mit den Serumkreatinin- und Harnstoffkonzentrationen als mit der Häufigkeit der Dialysen korreliert. Neben diesen mehr spekulativen Hinweisen auf eine Rolle der sog. Mittelmoleküle wurden auch spektroskopische Nachweise einer speziellen Mittelmolekülfraktion erbracht, deren Höhe mit der Intensität der neuropathischen Symptome korreliere. Insgesamt sind jedoch die Argumente für eine Rolle der Mittelmoleküle bei der Urämiesymptomatik noch weitgehend hypothetisch. Entsprechend wird die Mittelmolekülhypothese auch von einigen Autoren abgelehnt.

Hormone

Unter anderem aufgrund der tierexperimentellen Arbeiten von MASSRY u. Mitarb. wird auch eine Rolle des Parathormons in der Pathogenese der zentralen und peripheren neurologischen Störungen diskutiert. Die Funktionsstörungen der zentralen und peripheren Neurone sollen diesen Befunden zufolge mit einer Erhöhung des intrazellulären Calciums als Folge der gesteigerten Parathormonspiegel zusammenhängen.

Abschließend ist zu dem Problem der Urämietoxine zu bemerken, daß bislang für keinen der genannten Stoffe eine wirklich eindeutige Rolle als Urämietoxin nachgewiesen ist. Bislang müssen somit die oben ausgeführten Hypothesen noch als spekulativ angesehen werden.

Symptome

Das urämische Koma entwickelt sich in der Regel über einen längeren Zeitraum von zumindest einigen Tagen. Der Beginn der urämischen Symptome ist durch ein uncharakteristisches Nachlassen der Konzentrations- und Leistungsfähigkeit gekennzeichnet. Eine zunehmende Müdigkeit und Schwäche macht sich ebenfalls frühzeitig bemerkbar und läßt gleichfalls keine sichere ätiologische Einordnung zu. Agitierte Phasen gehören nicht zum typischen Bild der urämischen Enzephalopathie. Epileptiforme Krampfanfälle können gelegentlich im Rahmen einer Urämie auftreten, gehören aber ebenfalls nicht zum gewohnten klinischen Bild und wecken somit zumindest den Verdacht auf weitere zerebrale Komplikationen. Im Verlauf der urämischen Enzephalopathie treten Krampfanfälle meist erst in weit fortgeschrittenen Stadien auf. Dies mag u. a. ein Grund sein, warum in der älteren Literatur häufiger über das Auftreten von Krampfanfällen im Rahmen einer Urämie berichtet wurde. Weiterhin muß man davon ausgehen, daß bei Anwendung der heute zur Verfügung stehenden bildgebenden Verfahren neben der Urämie bestehende Erkrankungen des Zentralnervensystems häufiger als früher aufgedeckt werden können. Ein Teil der kasuistischen Mitteilungen über seltene fokale Syndrome im Rahmen der Urämie kann u. U. hierdurch erklärt werden.

Bei der körperlichen Untersuchung können die gelblich-blasse Hautfarbe des chronisch Nierenkranken sowie evtl. ein Foetor uraemicus die Diagnosestellung erleichtern. Ansonsten lassen sich keine spezifischen Symptome finden. Das Reflexverhalten ist uncharakteristisch. Zeichen fokaler neurologischer Prozesse müssen zumindest den Verdacht auf zusätzliche Erkrankungen des ZNS wecken.

Wie bei jedem komatösen Patienten ist auch im Falle eines urämischen Komas eine eingehende neurologische Untersuchung erforderlich. Dies gilt insbesondere deshalb, weil beim Patienten mit fortgeschrittener Niereninsuffizienz eine Reihe zerebraler Begleiterkrankungen und Komplikationen vorkommen kann. Diese Krankheitsbilder, die im folgenden z. T. dargestellt sind, rufen im allgemeinen die Zeichen fokaler neurologischer Prozesse oder andere zusätzliche Symptome wie Fieber und Nackensteifigkeit hervor. Falls die neurologische Untersuchung einen diesbezüglichen Verdacht ergibt, folgt die zerebrale Lokalisationsdiagnostik oder Lumbalpunktion. Diskrete fokalneurologische Zeichen sind allerdings auch beim Coma uraemicum gelegentlich beschrieben worden. Im Zweifelsfall führt manchmal erst die Einleitung der Dialysebehandlung zur Entscheidung, inwieweit zusätzliche zerebrale Prozesse vorliegen. Im Zusammenhang mit den weiterführenden neurologischen Untersuchungen ist ferner anzumerken, daß auch beim unkomplizierten urämischen Koma gelegentlich eine leichte Eiweiß- und Zellvermehrung im Liquor auftreten kann.

Die Untersuchung des Augenhintergrundes kann beim komatösen, niereninsuffizienten Patienten wertvolle zusätzliche diagnostische Informationen liefern:

1. Papillenödem bei hypertonischer Enzephalopathie,
2. Fundus hypertonicus,
3. diabetische Mikroangiopathie,
4. seltene Stoffwechselerkrankungen,
5. Blutungen.

Bei diagnostischen Unklarheiten und bei Verdacht auf zusätzliche Komplikationen neben der Urämie ist daher unbedingt eine Untersuchung des Augenhintergrundes durchzuführen.

Diagnose

Zur Diagnose ist zunächst die Bestimmung der harnpflichtigen Substanzen im Serum notwendig. Dabei ist zu beachten, daß bei der fortgeschrittenen Niereninsuffizienz keine strenge Korrelation zwischen Serumkreatinin und -harnstoff einerseits und der zerebralen Situation andererseits besteht. Dennoch kann man im allgemeinen davon ausgehen, daß ein urämisches Koma bei Kreatininwerten unter 8 mg/dl unwahrscheinlich ist. Der Serumharnstoff kann zusätzliche Informationen liefern. Bei Harnstoff-N-Werten über 100 mg/dl kann mit urämischen Symptomen von seiten des ZNS gerechnet werden.

Trotz der Bestimmung der harnpflichtigen Substanzen im Serum kann die Beurteilung der Situation speziell beim bewußtlosen Dialysepatienten schwierig sein. Die diagnostischen Probleme lassen sich wie folgt zusammenfassen:

1. differentialdiagnostische Abgrenzung von anderen Komaformen,
2. Abgrenzung von anderen typischen Ursachen einer Bewußtseinstrübung beim niereninsuffizienten Patienten.

Hinsichtlich des ersten Punktes sind die folgenden klinischen Symptome richtungweisend:

Foetor uraemicus

Der Foetor uraemicus ist bei fortgeschrittener Niereninsuffizienz in den meisten Fällen wahrnehmbar. Verständlicherweise ist bei schlechter Mundhygiene, z. B. infolge einer schon tagelang bestehenden Bewußtseinstrübung, der Fötor nicht mehr ausreichend zu beurteilen. Er stellt in Anbetracht der meist zur Verfügung stehenden labormedizinischen Möglichkeiten nur ein Symptom von untergeordneter Bedeutung dar.

Harnstoffkristalle im Bereich der Nase und des Mundes

Dieses Symptom ist heutzutage äußerst selten zu beobachten und kommt nur bei sehr weit fortgeschrittener Urämie vor. Die Harnstoffkristalle erinnern an Rauhreif oder an feine Salzkristalle. Wenn solche Kristalle auftreten, stellen sie allerdings ein relativ spezifisches Symptom der Urämie dar, da vergleichbare Kristallablagerungen an der Haut aus anderer Ursache praktisch nicht vorkommen.

Blaßgelbes Hautkolorit

Patienten mit fortgeschrittener Niereninsuffizienz weisen in der Regel ein charakteristisches Hautkolorit auf, das einerseits durch die renale Anämie und andererseits durch die Ablagerung von Urochromogenen in der Haut zustande kommt. Daneben sind gelegentlich Ödeme zu beobachten. Weitere seltene Hautzeichen sind die sog. Urämide, Hautefloreszenzen, die als Folge der Urämie gedeutet werden. Diese erinnern meist an Prurigo-Knötchen; ferner kommen Pigmentierungen sowie vesikulöse Effloreszenzen vor. Weiterhin beobachtet man bei fortgeschrittener Niereninsuffizienz gelegentlich Kratzeffekte sowie Zeichen einer leichtgradigen Blutungsneigung.

Diagnostisches Vorgehen

Bei Verdacht auf ein Coma uraemicum sollten folgende Laboruntersuchungen vorgenommen werden:

1. Serumkreatinin und -harnstoff,
2. Serum-Na$^+$-, K$^+$- und Ca^{++}-Konzentration,
3. arterieller pH, pO$_2$, pCO$_2$ und Base excess,
4. Blutbild,
5. Gesamteiweiß im Serum.

Ferner empfiehlt es sich, eine Röntgenuntersuchung des Thorax vorzunehmen. Eine urämische Perikarditis läßt sich in den meisten Fällen auskultatorisch feststellen. Es findet sich entweder ein typisches perikarditisches Reiben, besonders deutlich über dem Sternum zu auskultieren, oder bei ausgeprägtem Perikarderguß abgeschwächte Herztöne und ein fehlender Herzspitzenstoß. Gelegentlich kann der Verdacht nur durch eine echokardiographische Untersuchung erhärtet werden. Der Nachweis eines Perikardergusses reicht allerdings naturgemäß zur Diagnose einer urämischen Perikarditis nicht aus, da Perikardergüsse bei Niereninsuffizienz auch aus anderer Ursache (Eiweißmangel, Hypervolämie) nicht selten sind.

Laboruntersuchungen

Serumkreatinin und -harnstoff

Diese Werte zeigen das Vorliegen einer Niereninsuffizienz, genauer, einer verminderten glomerulären Filtration an, beweisen damit aber nicht das Vorliegen eines Coma uraemicum. Diese Einschränkung ist aufgrund der zahlreichen Komplikationen und Begleiterkrankungen wesentlich, die im Rahmen einer Niereninsuffizienz vorkommen können. Deswegen ist auch bei Vorliegen hoher Harnstoff- und Kreatininwerte eine eingehende Untersuchung zum Ausschluß zusätzlicher Ursachen einer Bewußtlosigkeit notwendig. Mit der Annahme eines urämischen Komas vereinbar sind Harnstoff-N-Werte über 100 mg/dl und Serumkreatininwerte über 8 mg/dl. Dies sind jedoch nur ungefähre Richtwerte. Der Harnstoff-N-Wert ist ein besserer Parameter für den Grad des Eiweißkatabolismus und damit für den Schweregrad der Stoffwechselentgleisung als das Serumkreatinin. Eine enge Korrelation zum Auftreten zentralnervöser Symptome kann aber auch hier nicht erwartet werden. Wie oben dargestellt, sind die Urämietoxine, die für die zentralnervösen Symptome verantwortlich sind, bislang nicht identifiziert.

Serumelektrolyte

Natrium

Meist liegt bei fortgeschrittener Niereninsuffizienz eine milde Hyponatriämie vor. Die Werte liegen vorwiegend über 120 mmol/l, so daß eine Hyponatriämie meist nicht zu zentralnervösen Symptomen führt. Gelegentlich kommt es aber bei inadäquat hoher Zufuhr von freiem Wasser, auch aus iatrogener Ursache, zu einer stärkeren Hyponatriämie. Bei einer fortgeschrittenen Niereninsuffizienz ist u. a. der tubuläre Verdünnungs- und Konzentrationsmechanismus soweit gestört, daß die Kompensation der Wasserzufuhr durch Produktion eines entsprechend verdünnten Urins nicht mehr erfolgt. Die iatrogene Hyponatriämie ist meist auf überhöhte Infusion von Kohlehydratlösungen ohne Kochsalzanteil zurückzuführen. Seltener kann es beim Niereninsuffizienten auch zu einer Hypernatriämie kommen. Dies beobachtet man meist bei intensivpflegebedürftigen Patienten, bei denen zu dem Nierenversagen auch zerebrale Osmoregulationsstörungen und eine intravenöse Zufuhr hyperosmolarer Lösungen zur Ernährung hinzukommen.

Kalium

Störungen des Serumkaliums rufen im allgemeinen keine zentralnervösen Symptome hervor. Eine potentiell lebensbedrohliche Hyperkaliämie kann jedoch ein urämisches Koma begleiten, so daß eine Bestimmung des Serumkaliums als unerläßlich gelten kann.

Calcium

Bei einer Reihe von Nierenerkrankungen tritt eine Hyperkalzämie auf. Daneben kann es selten durch übermäßige Zufuhr calciumhaltiger Medikamente (kaliumbindende Kunstharze, Mittel gegen Azidose) oder von Vitamin-D-Präparaten eine Hyperkalzämie ausgelöst werden. Bei den meisten Patienten mit fortgeschrittener Niereninsuffizienz besteht eine leichte Hypokalzämie oder ein Calciumspiegel an der unteren Normgrenze. Dies ist zum einen durch die begleitende Hyperphosphatämie und zum anderen durch eine verminderte enterale Calciumresorption bedingt. Diese milde Hypokalzämie führt in der Regel nicht zu Symptomen von seiten des Nervensystems.

Säure-Basen-Status

Ein weiterer für die fortgeschrittene Niereninsuffizienz typischer Befund ist die urämische Azidose. Bei entsprechendem Schweregrad (pH-Werte im arteriellen Blut um oder unter 7,2) kann die Azidose erheblich zu einer Bewußtseinstrübung beitragen. Nicht selten stellt sich bei bewußtseinsgetrübten Patienten mit Niereninsuffizienz heraus, daß fast ausschließlich eine urämische Azidose für die Symptome verantwortlich war. Die urämische Azidose kommt dadurch zustande, daß der normalerweise im Stoffwechsel produzierte Säureüberschuß nicht mehr ausreichend renal eliminiert werden kann. Es handelt sich dabei vorwiegend um organische Säuren aus dem Eiweißabbau. Somit ist wegen der Vermehrung der organischen Anionen im Serum bei der urämischen Azidose der sog. „anion gap" (Anionenlücke), d. h. die Differenz $(Na + K) - (Cl + HCO_3)$, normalerweise $8 - 12$ mmol/l, erhöht. Wenn zerebrale oder pulmonale Komplikationen fehlen, ist der arterielle pCO_2 in der Regel herabgesetzt, da die metabolische Azidose teilweise respiratorisch kompensiert wird.

Die Symptome der Azidose bestehen in einer allmählich zunehmenden Verlangsamung, Apathie, verwaschener Sprache und schließlich einer Einschränkung des Bewußtseins. Die Folgen einer Azidose können somit klinisch von denen einer

Urämie nicht eindeutig unterschieden werden. Lediglich eine Hyperventilation weist klinisch auf das Vorliegen einer Azidose hin.

Der arterielle pO_2 weist unterschiedliche Werte auf in Abhängigkeit von der pulmonalen Situation. Gelegentlich ist bei einer fortgeschrittenen Niereninsuffizienz durch eine Hypervolämie und pulmonale Stauung auch gleichzeitig eine arterielle Hypoxämie vorhanden, die u. U. zu einer Bewußtseinstrübung beitragen kann. Die Messung des pO_2 ist somit zur Erfassung zusätzlicher hypoxischer Schäden bzw. deren Prophylaxe und zur Indikationsstellung eines medikamentösen oder maschinellen Flüssigkeitsentzugs wesentlich.

Blutbild

Bei fortgeschrittener Niereninsuffizienz besteht im allgemeinen eine renale Anämie; Ausnahmen davon werden häufiger bei Zystennieren beobachtet. Die Ursachen für die renale Anämie liegen vor allem in einer herabgesetzten Produktion von Erythropoietin, daneben aber auch in einer Resistenz des Knochenmarkes gegenüber Erythropoietin sowie einer verkürzten Lebensdauer der Erythrozyten. Bei präterminaler Niereninsuffizienz liegen die Hämoglobinwerte im allgemei-

nen zwischen 6 und 8 g/dl. Die renale Anämie ist normochrom, sofern keine weiteren pathogenetischen Faktoren wie z. B. ein Eisenmangel oder ein chronischer Blutverlust durch die Hämodialyse oder ein zusätzlicher Folsäuremangel hinzukommen. Falls keine besondere Gefahr hypoxischer Schäden an Herz oder Gehirn besteht, ist die renale Anämie keine Indikation zur Transfusion.

Bei präterminaler Niereninsuffizienz besteht häufig eine milde Thrombopenie mit Werten über 100 000/mm^3, was gelegentlich zusammen mit einer urämisch bedingten Thrombozytenfunktionsstörung Grund für eine milde Blutungsneigung ist.

Gesamteiweiß

Speziell bei Vorliegen von Ödemen empfiehlt sich eine Gesamteiweißbestimmung. Gelegentlich ist auch bei einer fortgeschrittenen Niereninsuffizienz der Eiweißverlust durch ein nephrotisches Syndrom so hoch, daß es zu ausgeprägten onkotisch bedingten Ödemen kommt. Eine onkotisch bedingte Ödembildung ist im allgemeinen bei Serumalbuminspiegeln unter 2,5 g/dl zu erwarten.

Differentialdiagnose

Im folgenden sind diejenigen Erkrankungen aufgeführt, die speziell beim niereninsuffizienten Patienten häufiger vorkommen und zerebrale Symptome hervorrufen können, die dem urämischen Koma oder der urämischen Enzephalopathie ähnlich sind.

Dysäquilibriumsyndrom

Das Dysäquilibriumsyndrom ist ein akut einsetzender Zustand, der u. a. durch Kopfschmerzen, epileptiforme Krämpfe und Bewußtseinstrübung oder Bewußtlosigkeit gekennzeichnet ist und im weitesten Sinn mit den Stoffumverteilungen zusammenhängt, die bei rascher Elimination harn-

pflichtiger Substanzen aus dem Blut vorkommen können. Dementsprechend tritt dieses Syndrom häufiger während der ersten oder einer der ersten Dialysen auf. Typische Befunde sind weiterhin eine Tachykardie und Hypertonie. Da die Dialysetherapie bei den Patienten mit chronischer Niereninsuffizienz heute meist frühzeitig begonnen werden kann und infolge der gegenüber den früher verwendeten Dialysatoren meist geringeren Oberflächen kommt es heute nur noch sehr selten zum Dysäquilibriumsyndrom. Grundsätzlich ist das Auftreten eines Dysäquilibriumsyndroms um so wahrscheinlicher, je weiter fortgeschritten die Akkumulation harnpflichtiger Substanzen ist und je rascher die Elimination dieser Stoffe aus dem Blut erfolgt.

Die Genese des Dysäquilibriumsyndroms ist noch nicht in allen Einzelheiten geklärt. Die ursprüngliche Ansicht war, daß es infolge eines Wassereinstroms ins Gehirn zu einer Hirnschwellung komme. Den Grund für diesen Wassereinstrom sah man in der raschen Elimination von in hohen Konzentrationen im Blut vorhandenen harnpflichtigen Substanzen, die zu einer raschen Senkung des osmotischen Drucks im Plasma führt. Wenn man nun von der Voraussetzung ausgeht, daß die Bluthirnschranke ein Diffusionshindernis für die harnpflichtigen Substanzen darstellt, muß es zum Ausgleich des so entstandenen osmotischen Druckgradienten zwischen Blut und Hirngewebe zu einem Wassereinstrom ins Gehirn kommen.

Diese ursprüngliche Ansicht ist jedoch in den letzten Jahren modifiziert worden. Man geht nach wie vor von einem osmotischen Druckgradienten an der Blut-Hirn-Schranke aus. Die Ursache hierfür liegt jedoch neueren Untersuchungen zufolge in der Produktion „idiogener Osmole" durch den Hirnstoffwechsel. Das bedeutet, daß der osmotische Druck im Hirngewebe durch Produktion osmotisch wirksamer Substanzen im Hirnstoffwechsel weiter angehoben wird. Bei diesen Stoffen handelt es sich u. a. wohl um organische Säuren aus dem vermehrten Eiweißabbau. Ferner wurde auch eine vermehrte Sorbitproduktion des Hirngewebes unter den Bedingungen der Urämie beschrieben.

Hartwassersyndrom

Hartwassersyndrom ist die Bezeichnung für eine akut während der Dialyse auftretende Hyperkalzämie, die durch eine defekte Wasserenthärtung entsteht. Bei einem der Verfahren zur Aufbereitung von Dialysewasser wird bekanntlich das Rohwasser zunächst über einen Ionenaustauscher geleitet und dadurch entionisiert. Wenn die Ionenbindungskapazität des Ionenaustauschers erschöpft ist, gelangen Ca^{++}-Ionen in hoher Konzentration ins Dialysewasser und damit ins Blut des Patienten. Neben einer zunehmenden Somnolenz gehören zu den Symptomen des Hartwassersyndroms eine Hypertonie und, im Gegensatz zum Dysäquilibriumsyndrom, eine Bradykardie.

Neben dieser speziellen Form des Hyperkalzämiesyndroms, die nur selten vorkommt, treten beim terminal niereninsuffizienten Patienten auch Hyperkalzämien aus anderer Ursache gehäuft auf und sind daher bei Bewußtseinstrübung oder Koma differentialdiagnostisch zu erwägen. Folgende Ursachen der Hyperkalzämie sind beim Niereninsuffizienten besonders häufig:

1. *Überdosierung von Vitamin-D-Präparaten*

Bei Niereninsuffizienz ist eine Vitamin-D-Therapie mit dem besonderen Risiko einer Hyperkalzämie behaftet. Eine derartige Behandlung wird nicht selten bei renaler Osteopathie durchgeführt. Dabei werden entweder das Vitamin D_3 oder die stärker wirksamen Metaboliten wie das 25-Hydroxy-Vitamin D_3 und das 1,25-Dihydroxy-Vitamin-D_3 verwendet. Eine solche Therapie ist aufgrund der langen Halbwertszeit dieser Präparate sorgfältig zu überwachen.

2. *Grunderkrankungen*

Grunderkrankungen, die sowohl zur Niereninsuffizienz als auch zur Hyperkalzämie führen können, sind u. a. das Plasmozytom, der primäre Hyperparathyroidismus und relativ selten der Morbus Boeck und das Milch-Alkali-Syndrom.

Die speziellen Symptome und die Differentialdiagnostik der Hyperkalzämie sind im Kapitel „Elektrolytstörungen" eingehend behandelt.

Zerebrale Ischämie

Beim Patienten mit fortgeschrittener Niereninsuffizienz stehen die Folgeerkrankungen der Arteriosklerose zusammen mit den Infektionen an erster Stelle der Todesursachen. Dies erklärt sich aus der Tatsache, daß ein Patient mit chronischer dialysepflichtiger Niereninsuffizienz etwa das 4fache Arterioskleroserisiko trägt gemessen an der Gesamtbevölkerung. Hierfür sind mehrere Gründe verantwortlich. Die wesentlichsten Ursachen sind die renale Hypertonie und die Hyperlipidämie. Die Pathogenese der renal bedingten Hyperlipidämie (meist Typ 4 nach FREDERICKSON) sind noch nicht abschließend geklärt. Möglicherweise ist die Lipaseaktivität der Gefäßendothelien bei der fortgeschrittenen Niereninsuffizienz herabgesetzt. Die renale Hypertonie ist bekanntlich in der Mehrzahl der Fälle Folge einer Hypervolämie. Hierdurch kommt es bei initial erhöhtem Herzminutenvolumen aufgrund der Regulationsmechanismen, die eine bedarfsadaptierte Gewebeperfusion sicherstellen, zu einer reaktiven Vasokonstriktion.

Die zerebralen Insulte werden entsprechend der üblichen Einteilung als ischämische Insulte, transitorische ischämische Attacken und hypertonische Massenblutungen bezeichnet. Ischämische Insulte, die mit einer typischen Halbseitensymptomatik einhergehen, sowie die transitorischen ischämischen Attacken bereiten im allgemeinen keine differentialdiagnostischen Schwierigkeiten bei der Abgrenzung vom urämischen Koma. Bei einer Massenblutung oder bei Ischämien im Stammhirnbereich und nur diskreten fokalen Zeichen sowie tiefkomatösem Zustand kann die Abgrenzung allein aufgrund der klinischen Symptome schwierig sein, zumal wenn weitere anamnestische Angaben über die Dauer der Symptomentwicklung fehlen. In diesen Fällen sind weitere diagnostische Verfahren wie z. B. ein kraniales Computertomogramm erforderlich. Eine seltene Ursache zerebraler Ischämien sind zerebrale Embolien bei Endokarditis lenta. Der Zusammenhang zur Niereninsuffizienz ist entweder über eine Loehleinsche Herdnephritis gegeben oder durch eine Endokarditis, die im Rahmen einer urämiebedingten Abwehrschwäche erworben wurde. Bei Hämodialysepatienten sind bekanntlich auch Shuntinfektionen eine häufige Quelle septischer Erkrankungen. Eine Endokarditis, die im Rahmen einer anderen Grunderkrankung auftritt, wird erfahrungsgemäß häufig nicht erkannt. Auch bei der terminalen Niereninsuffizienz stellen zerebrale Embolien, speziell rezidivierende kleinere Emboli, eine häufig fehldiagnostizierte Erkrankung dar. Bei Vorliegen von unklarem Fieber, Herzgeräuschen, suspektem Lokalbefund im Bereich des Shunts und rezidivierenden zerebralen Symptomen unklarer Genese ist es daher zu empfehlen, eine bakterielle Endokarditis auszuschließen. Dies geschieht durch die Abnahme von mindestens fünf Blutkulturen während eines Fieberanstieges. Damit werden etwa 95 % der bakteriellen Endokarditiden erfaßt. Anschließend kann dann eine bakterielle Chemotherapie eingeleitet werden, ohne die Diagnostik zu gefährden. Ein in dieser Situation nicht selten begangener Fehler liegt darin, das nicht geklärte Fieber primär mit einem Antibiotikum zu behandeln und bei persistierendem Fieber dann Blutkulturen abzunehmen, ohne vorher das Antibiotikum abzusetzen. Da hierbei die diagnostische Ausbeute entscheidend geringer ist, resultiert in den meisten Fällen eine erhöhte Gefährdung des Patienten aus einem solchen Vorgehen. Schließlich kann als ein weiteres Hilfsmittel die Echokardiographie verwandt

werden, mit der vor allem im Bereich des linken Herzens ein Teil der Klappenvitien diagnostiziert werden kann. Ferner lassen sich u. U. Klappenvegetationen nachweisen. Der Wert dieses Verfahrens scheint bei den terminal niereninsuffizienten Patienten besonders hoch, da hier durch die renale Anämie sowie die häufige Aortensklerose einerseits und infolge einer relativen Mitralinsuffizienz aufgrund einer Herzdilatation verschiedener Genese (Hypertonie, Urämie, Koronarsklerose) andererseits die Interpretation von Herzgeräuschen erschwert sein kann. Auch die sonstigen klinischen Symptome der Endokarditis lenta wie Milztumor und Splitterblutungen sind bekanntlich im Rahmen des gewandelten Erregerspektrums und klinischen Bildes nur in einem Teil der Fälle vorhanden. Ihr Fehlen bedeutet in keinem Falle den Ausschluß einer bakteriellen Endokarditis.

Meningoenzephalitis

Da beim Patienten mit fortgeschrittener Niereninsuffizienz eine funktionelle Schwäche des Immunsystems besteht, treten auch Infektionen des Zentralnervensystems gehäuft auf. Eine Meningitis oder Enzephalitis ist naturgemäß vor allem dann zu vermuten, wenn eine Bewußtseinstrübung beim niereninsuffizienten Patienten mit Fieber einhergeht. Nach Prüfung der klinischen Zeichen (Nackensteifigkeit, Brudzinski-Reflex, Kernig-Zeichen, Lasègue-Zeichen) und des Augenhintergrundes (Stauungspapille) ist bei klinischem Verdacht eine Lumbalpunktion vorzunehmen. Im Zusammenhang mit der Lumbalpunktion ist zu erwähnen, daß auch im Rahmen der urämischen Enzephalopathie gelegentlich eine leichte Eiweiß- und Zellvermehrung (Lymphozyten) im Liquor vorkommt. Weiterhin ist bekanntlich eine sichere Diagnose einer Enzephalitis mittels Liquoruntersuchung nicht möglich.

Subdurales Hämatom

Beim Patienten mit fortgeschrittener Niereninsuffizienz kommen subdurale Hämatome gehäuft vor. Der Grund hierfür mag zum einen in der urämischen Gerinnungsstörung liegen, zum anderen in der intermittierenden Antikoagulation. Das chronisch verlaufende subdurale Hämatom führt bekanntlich mitunter zu sehr uncharakteristischen Symptomen, so daß ohne eine weiterführende Diagnostik die Verwechslung mit einem urämischen Koma bzw. einer urämischen Enzephalopathie durchaus möglich ist. Ein kraniales Computertomogramm erlaubt gelegentlich keinen sicheren Ausschluß eines subduralen Hämatoms. Bei Verdacht auf ein subdurales Hämatom sollte das weitere diagnostische und therapeutische Vorgehen in Zusammenarbeit mit einem Neurochirurgen erfolgen.

Dialyseenzephalopathie

Dieses Krankheitsbild wird in der Regel erst nach langjähriger Dialysebehandlung beobachtet, kann aber bei fortgeschrittener Niereninsuffizienz auch vor Beginn einer Dialysebehandlung auftreten. Wenn die in der Regel langsame Entwicklung des Krankheitsbildes überschaut wird, ist die klinische Verdachtsdiagnose leicht möglich. Der Beginn der Erkrankung ist gekennzeichnet durch Nachlassen der geistigen Leistungsfähigkeit sowie durch Sprach- und Koordinationsstörungen. Schließlich treten auch Krampfanfälle, häufig in Form von Myokloni, und die vielfältigen Zeichen des hirnorganischen Psychosyndroms auf. Weitere Symptome, die nicht selten gemeinsam mit der Dialyseenzephalopathie auftreten und ebenfalls als toxische Wirkungen des Aluminiums angesehen werden, sind eine mikrozytäre Anämie (im Gegensatz zur meist normozytären renalen Anämie), eine proximal betonte Myopathie und eine der Osteomalazie ähnliche Form der Osteopathie. Neben dem geschilderten Verlauf sind für die Diagnosestellung noch zwei weitere Verfahren hilfreich, das EEG und die Aluminiumbestimmung.

Elektroenzephalogramm

Im EEG sind neben Allgemeinveränderungen, wie sie bei vielen zerebralen Erkrankungen auftreten können, auch bei fehlender klinischer Krampfneigung paroxysmale Veränderungen zu beobachten, die relativ charakteristisch sind. Aus dem EEG allein ist die Diagnose in der Regel jedoch nicht mit Sicherheit zu stellen.

Aluminiumkonzentration im Serum und Knochen

Der Stellenwert dieser Untersuchungen hängt sehr eng mit der Rolle des Aluminiums in der Pathogenese der Dialyseenzephalopathie zusammen. Derzeit geht die Ansicht der meisten Untersucher dahin, daß dem Aluminium eine pathoge-

netische Rolle für die Entstehung des Krankheitsbildes zukommt. Man nimmt an, daß beim Hämodialysepatienten die Akkumulation von Aluminium über den Aluminiumgehalt des Dialysewassers zustande kommt, während beim Patienten mit fortgeschrittener Niereninsuffizienz vor Einleitung der Dialyse die Einnahme von aluminiumhaltigen Phosphatbindern verantwortlich gemacht wird. Beweise für die ursächliche Rolle des Aluminiums fehlen allerdings bislang, dürften aber auch schwer zu erbringen sein. Nähere Einzelheiten s. S. 141.

Pharmaka

Ein weiterer Grund für eine Bewußtseinstrübung bei niereninsuffizienten Patienten stellen Medikamentenüberdosierungen dar. Folgende Substanzen sind dabei aufgrund ihrer zentralnervösen Nebenwirkungen in Betracht zu ziehen:

Lithium

Die Elimination dieses Medikaments, das bekanntlich u. a. bei manisch-depressiven Psychosen langfristig verabreicht wird, erfolgt überwiegend renal. Aus diesem Grunde stellt eine Niereninsuffizienz im allgemeinen eine Kontraindikation für eine Lithiumbehandlung dar. Lithiumkonzentrationen im Plasma über 2 mmol/l sind in der Regel als toxisch anzusehen. Die Symptome der Lithiumintoxikation bestehen neben der Bewußtseinstrübung in Tremor und Hyperreflexie sowie epileptiformen Krampfanfällen. Somit ist im allgemeinen vor Beginn des komatösen Stadiums ein Bild der Exzitation gegeben. Lithium ruft bekanntlich auch renale Nebenwirkungen in Form eines renalen Diabetes insipidus und anderer Tubulopathien hervor und verursacht u. U. auch eine irreversible Niereninsuffizienz.

Magnesiumhaltige Präparate

Medikamente, die Magnesium enthalten, werden überwiegend als Antazida sowie gelegentlich als Kardiaka verwandt. Die Resorptionsquote liegt bei den Antazida so niedrig, daß ein Dialysepatient magnesiumhaltige Antazida in üblicher Dosierung im allgemeinen toleriert. Bei präterminaler Niereninsuffizienz und noch nicht eingeleiteter Dialysebehandlung kann jedoch eine chronische Einnahme von Antazida in hoher Dosierung durchaus toxische Symptome hervorrufen. Die Magnesiumintoxikation geht neben der Bewußtseinstrübung mit einem herabgesetzten Muskeltonus und Blutdruck einher. Die Muskelschwäche geht der Ausbildung zerebraler Symptome voraus. Neben der Einnahme magnesiumhaltiger Medikamente stellt daher die muskuläre Schwäche beim Nierenpatienten das hauptsächliche Leitsymptom dar, das zur Bestimmung des Magnesiumspiegels Anlaß geben sollte.

Isonikotinsäurehydrazid

Bei Überdosierung kann INH zerebrale Symptome hervorrufen. Am häufigsten treten Verwirrtheit und delirante Symptome auf. Bei Niereninsuffizienz kann es zur Kumulation von INH kommen, da es zu etwa 20% renal eliminiert wird.

Sedativa mit verlängerter Eliminationszeit

Verschiedene Sedativa weisen bei Niereninsuffizienz eine verlängerte Eliminationszeit auf. Bei längerer hochdosierter Einnahme von Psychopharmaka kann es daher zu Symptomen der Überdosierung kommen. Diese bestehen im allgemeinen in Müdigkeit und Apathie. Komatöse Zustände dürften auf diesem Wege nur selten hervorgerufen werden. Allerdings kann die Einnahme von Psychopharmaka den Verlauf und die Entwicklung einer urämischen Enzephalopathie beschleunigen.

Differentialdiagnose komatöser Zustände beim nierentransplantierten Patienten

Der nierentransplantierte Patient gehört in zunehmendem Maße zur Klientel des Internisten und Nephrologen. Zerebrale Symptome beim nierentransplantierten Patienten stellen keine Seltenheit dar. Bei diesen Patienten kommen einige spezielle Krankheitsbilder, die zu einem Koma führen können, besonders häufig vor und werden daher im folgenden kurz besprochen.

Zerebrale Lymphome

Beim Nierentransplantierten ist die Inzidenz von Malignomen etwa auf das 16fache im Vergleich zur Normalbevölkerung erhöht, was auf die Immunsuppression zurückzuführen ist, die in früheren Jahren meist mit Cortison und Imurek und in jüngster Zeit zunehmend mit Cyclosporin durchgeführt wird. Eine besonders für den Nieren-

transplantierten typische maligne Erkrankung ist das maligne Lymphom mit zerebralem Befall. Die Verdachtsdiagnose ist durch fokale Zeichen oder Hirndruckzeichen gegeben. Die weiterführende zerebrale Lokalisationsdiagnostik ist naturgemäß zur Diagnosestellung heranzuziehen. Bei einem Teil der Fälle kann eine extrazerebrale Manifestation die Diagnose sichern helfen.

Hyperkalzämie

Beim Nierentransplantierten kommen Hyperkalzämien aufgrund einer inadäquat hohen Parathormonsekretion nicht selten vor. Es handelt sich dabei in der Regel um eine persistierende Sekretion von Parathormon auf dem Boden eines sekundären Hyperparathyroidismus, der sich während der Phase der dialysepflichtigen Niereninsuffizienz entwickelt hat. Die Symptome der Hyperkalzämie sind im Kapitel „Elektrolytstörungen" dargestellt.

Meningitiden und Enzephalitiden

Ähnlich wie beim Niereninsuffizienten ist auch beim Patienten mit Nierentransplantation infolge der Immunsuppresion die Häufigkeit von Infektionen des Zentralnervensystems erhöht. In diesem Zusammenhang ist das diagnostische Augenmerk auch auf die sog. opportunistischen Keime wie Pilze, Zytomegalieviren, Listeriose und auch Tuberkulose zu richten.

Dialyseenzephalopathie

Auch beim Nierentransplantierten können, wenn auch selten, Symptome einer Dialyseenzephalopathie auftreten, wenn die Transplantation erst einige Monate zurückliegt und eine lange Periode der Akkumulation von Aluminium oder anderer neurotoxischer Stoffe vorangegangen ist.

Arteriosklerotische Komplikationen

Die arteriosklerotischen Gefäßschäden, die zur zerebralen Ischämie führen können, treten ebenso wie beim niereninsuffizienten Patienten auch beim Nierentransplantierten gehäuft auf. Auch beim Transplantierten sind arterielle Hypertonie und Hyperlipidämie (Typ II oder Typ IV nach FREDERICKSON) nicht selten. Ursache hierfür ist neben einer Niereninsuffizienz unterschiedlichen Schweregrades auch die Einnahme von Steroiden.

Hypertonische Enzephalopathie

Die hypertonische Enzephalopathie stellt eine Komplikation der arteriellen Hypertonie unabhängig von Ihrer Ursache dar. Somit ist auch im Rahmen einer renalen Hypertonie mit dem Auftreten einer hypertonischen Enzephalopathie zu rechnen. Sie kommt bevorzugt bei diastolischen Druckwerten über 130 mm Hg vor, wenngleich für das Auftreten von Symptomen keine feste Korrelation zum Blutdruck besteht. Dies ist u. a. aufgrund der unterschiedlichen Anpassung des Herzens und der Gefäße an den erhöhten Blutdruck zu erklären. Wenn es zu einem abrupten Blutdruckanstieg bei vorher bestehenden Normwerten kommt, ist die Wahrscheinlichkeit akuter Symptome von seiten des Zentralnervensystems wesentlich höher als bei einem allmählichen Anstieg. Bei einer hypertonen Krise, d. h. einem raschen, exzessiven Blutdruckanstieg, können folgende Symptome auftreten:

1. Kopfschmerzen und Erbrechen,
2. Sehstörungen,
3. Linksherzinsuffizienz mit Lungenstauung oder Lungenödem,
4. pektanginöse Beschwerden (selten mit Übergang in einem Myokardinfarkt),
5. Verschlechterung der Nierenfunktion.

Krisenhafte Blutdrucksteigerungen bei der renalen Hypertonie können einerseits zum spontanen Verlauf gehören; andererseits kommt es nicht selten vor, daß bei vorbestehendem Hypertonus durch eine beginnende Urämie mit gastrointestinalen Symptomen die Einnahme der Antihypertensiva beeinträchtigt wird. Dadurch kann es, speziell bei Einnahme von Clonidin, zu einem Reboundphänomen des Blutdrucks kommen. Auch eine exzessive Flüssigkeitszufuhr kann bei renaler Hypertonie zu Blutdruckkrisen führen. Neben der hypertonen Krise ist auch die Ausbildung einer malignen Hypertonie eine Ursache der hypertonischen Enzephalopathie. Die Diagnose einer hypertonischen Enzephalopathie wird durch die Anamnese, die Blutdruckwerte und den Nachweis eines Papillenödems unterstützt. Ferner zeigt im Zweifelsfall die therapeutische Blutdrucksenkung (Nifedipin sublingual, dann i. v. injizierbares Präparat), inwieweit eine hypertonische Enzephalopathie an einer zerebralen Symptomatik beteiligt war.

Gefäßaneurysmen bei Zystennieren

Bei hereditären Zystennieren kommen gehäuft Aneurysmen der basalen Hirnarterien vor. Gelegentlich stellt sich daher bei fortgeschrittener Niereninsuffizienz auf dem Boden von Zystennieren die Differentialdiagnose zwischen einer urämischen Enzephalopathie und einer Subarachnoidalblutung nach Ruptur eines solchen Aneurysmas. Zur Erhärtung eines klinischen Verdachts sind Computertomogramm, Lumbalpunktion und gegebenenfalls eine Angiographie heranzuziehen.

Weitere seltene Erkrankungen, die mit Niereninsuffizienz und zerebralen Symptomen einhergehen können

a. zerebrookulorenales Syndrom (Kindesalter),
b. Lesch-Nyhan-Syndrom (Kindesalter),
c. Laurence-Moon-Biedl-Syndrom (meist Kindesalter),
d. disseminierte Tuberkulose,
e. Lymphome,
f. Sepsis,
g. Kollagenosen: Lupus erythematodes, Periarteriitis nodosa, Morbus Wegener, Sklerodermie,
h. M. Fabry,
i. Leptospirosen,
j. Intoxikationen (Niereninsuffizienz durch Myolysen bei längerer Latenz bis zum Therapiebeginn).

Therapie

Im folgenden sollen kurz die Grundzüge der Therapie des urämischen Komas dargestellt werden. Wenn aufgrund der laborchemischen Daten, der klinischen Untersuchung und der Anamnese ein urämisches Koma angenommen wird, ergibt sich daraus die Indikation zur Dialyse. Im allgemeinen wird unter Akutbedingungen die Hämodialyse bevorzugt, wenn nicht spezielle Kontraindikationen bestehen oder die Schaffung eines Gefäßzuganges nicht möglich ist. Der Gefäßzugang erfolgt entweder über einen Brescia-Cimino-Shut oder, wenn ein solcher zum Zeitpunkt der Dialyseeinleitung nicht besteht, über die Vv. femoralis, jugularis interna oder subclavia. Wenn die V. femoralis als Zugang gewählt wird, ist in der Regel für jede Dialyse eine gesonderte Gefäßpunktion vorzunehmen, da ein Verweilen des Katheters in der V. femoralis über 24 Std. mit einem hohen Thrombose- und Infektionsrisiko verbunden ist. Nach BURRI u. KRISCHAK (zit. nach GOFFERJE) beträgt für Dauerkatheter in der V. femoralis das Infektionsrisiko 4,17 %, das Thromboserisiko 16,55 %, während für die V. jugularis interna 0,01 % bzw. 0 % angegeben werden. Katheter in der V. jugularis interna bzw. V. subclavia können daher mitunter Wochen und gelegentlich Monate ohne nennenswerte Komplikationen belassen werden. Sie bieten somit bei Patienten, bei denen infolge der notfallmäßigen Einleitung der Dialyse noch kein Ciminoshunt besteht, die Möglichkeit, die Dialyse in den 2–3 Wochen durchzuführen, während derer der Shunt noch nicht benutzbar ist. Die Punktion der V. jugularis interna ist im allgemeinen mit weniger Komplikationen verbunden als die der V. subclavia und sollte daher bei entsprechender Beherrschung der Technik vorgezogen werden. Meist kann aber die wiederholte Punktion der V. femoralis als das Verfahren der Wahl angesehen werden.

Zur Vermeidung eines Dysäquilibriumsyndroms hat sich der Beginn der Hämodialyse mit geringeren Dialysezeiten bewährt (z. B. 1. und 2. Tag 2 Std., am 4. Tag 3 Std.). Bei der Wahl der genannten Dialysezeiten und eines der neueren Dialysatoren mit einer Oberfläche um 1 m² ist das Auftreten eines Dysäquilibriumsyndroms ein sehr seltenes Ereignis. Die Dialysatzusammensetzung ist unter Berücksichtigung der Serumelektrolyte und der weiteren Begleiterkrankungen des Patienten zu wählen. Im allgemeinen wird ein Kaliumgehalt des Dialysats zwischen 0 und 4 mmol/l verwandt, wobei der Serumkaliumspiegel des Patienten zugrunde zu legen ist. Es empfiehlt sich, bei nicht lebensgefährlich erhöhtem Kalium und gleichzeitiger Digitalisierung eine allmähliche Senkung des Kaliumspiegels vorzunehmen, um eine relative Digitalisintoxikation zu vermeiden. Aus diesem Grunde sollte bei diesen Fällen das Dialysatkalium nicht zu niedrig gewählt werden. Ferner enthalten die gebräuchlichen Dialysate unterschiedliche Glukosemengen. Durch die Glukosezufuhr aus dem Dialysat können beim Diabetiker während und nach der Dialyse erhebliche Blutzuckerschwankungen auftreten. In diesen Fällen geht man auf ein glukosefreies Dialysat über.

Die alternativen Methoden der intermittierenden oder kontinuierlichen Peritonealdialyse dürften zur Behandlung eines Coma uraemicum nur im Ausnahmefall bei fehlenden technischen Möglichkeiten oder fehlendem Gefäßzugang in Betracht kommen.

Das Prinzip der Dialyse beruht bekanntlich darauf, daß durch eine semipermeable Membran, auf deren einer Seite das Blut und auf deren anderen Seite das Dialysat strömt, eine Elimination der bei Niereninsuffizienz im Blut akkumulierten Stoffe entsprechend dem Konzentrationsgradienten stattfindet. Zusätzlich wird durch eine hydrostatische Druckdifferenz Ultrafiltrat entzogen. Die für die Qualität der Dialysebehandlung wesentlichen und vom Arzt festzulegenden Parameter sind daher:

1. Blutfluß,
2. Dialysatfluß,
3. Transmembrandruck,
4. Oberfläche und Ultrafiltrationseigenschaften der Dialysemembran,
5. Dauer der Dialysebehandlung.

Zugleich mit der Indikationsstellung zur Dialyse sind die oben genannten Parameter festzulegen. Die näheren Einzelheiten und der Aufbau der verwendeten Geräte sind den Lehrbüchern der Nephrologie zu entnehmen.

Bei der Peritonealdialyse stellt das Peritoneum die semipermeable Membran dar, an der der Stoffaustausch erfolgt. Das Dialysat wird durch einen Verweilkatheter (z. B. einen sog. Tenckhoff-Katheter) in die Bauchhöhle instilliert und nach einer bestimmten Zeit wieder entfernt. Für niedermolekulare Stoffe ist die Clearance des Peritoneums geringer als die der üblichen Hämodialysemembranen; für die sog. Mittelmoleküle ist hingegen die peritoneale Clearance gleichwertig oder überlegen.

Als weitere Alternative kommt die Hämofiltration in Betracht, die lediglich nach dem Prinzip der Ultrafiltration arbeitet und ebenfalls besondere Vorteile bei der Elimination höhermolekularer Substanzen bietet. Als Erstmaßnahme bei der Therapie eines urämischen Komas dürfte sie jedoch nur selten von entscheidendem Vorteil gegenüber der Hämodialyse sein.

Neben der Dialysebehandlung kommt der konservativen Therapie des Elektrolythaushalts spezielle Bedeutung zu. Bei sofortiger Einleitung der Dialyse sind eine urämische Azidose oder eine Hyperkaliämie zufriedenstellend korrigierbar. Falls die Dialyse jedoch nicht sofort verfügbar ist, kann durch Korrektur der genannten Elektrolytstörungen sowie gelegentlich durch Auftransfusion bei massiver Anämie (Hb unter 6 g/dl) eine deutliche Besserung des Befindens erzielt werden. Eine Transfusion kann auch dann erwogen werden, wenn aus anderen Gründen ein signifikanter Einfluß der Anämie auf bestimmte Organfunktionen anzunehmen ist. Dies ist z. B. der Fall bei Herzklappenfehlern oder einer koronaren Herzkrankheit sowie bei zerebralen Durchblutungsstörungen. Zusätzliche Symptome, die häufig einer Therapie bedürfen, sind eine arterielle Hypertonie, die durch Dialyse nicht zufriedenstellend gebessert wird (selten), und eine urämische Perikarditis. Diese ist im allgemeinen hämorrhagisch. Durch rasche Zunahme des Ergusses oder zusätzliche Einblutung kommt es gelegentlich zu den Zeichen der Herztamponade (Einflußstauung, Hypotonie, pulsus paradoxus [nicht obligat!]). Falls keine Zeichen der Tamponade vorliegen, empfiehlt sich die Einleitung der Dialyse mit täglichen kurzen Dialysen und minimaler Antikoagulation oder anderen z. T. noch experimentellen Verfahren (Prostacyclin, Antithrombin III), deren Wert noch nicht abschließend beurteilt werden kann. Bei Vorliegen einer Tamponadesymptomatik ist die Entlastungspunktion vorzunehmen, ggf. mit anschließender Anlage einer Drainage. Weitere medikamentöse Maßnahmen sind in der Akutsituation nicht an-

gebracht; insbesondere ist von einer prophylaktischen Digitalisierung ohne Nachweis einer Herzinsuffizienz abzuraten.

Literatur

1. Castro, J. E.: The Treatment of Renal Failure. MTP Press, London 1982
2. Martinez-Maldonado, M.: Handbook of Renal Therapeutics. Plenum Press, New York 1983
3. Earley, L. E., C. W. Gottschalk: Strauss' und Welt's Diseases of the Kidney. Little, Brown & Co., Boston 1979
4. Franz, H. E.: Blutreinigungsverfahren. Thieme, Stuttgart 1981; 3. Aufl. 1985
5. Lowenthal, D. T., R. S. Pennock, W. Likoff, G. Onesti: Management of the Cardiac Patient with Renal Failure. Davis, Philadelphia 1981
6. Brenner, B. M., J. H. Stein: Chronic Renal Failure. Churchill-Livingstone, Edinburgh 1981
7. Anderson, R. J., R. W. Schrier: Clinical Use of Drugs in Patients with Kidney and Liver Disease. Saunders, Philadelphia 1981
8. Johnson, W. J., W. W. Haggue, R. O. Wagoner, R. P. Dinapolis, J. W. Rosenvear: Effects of urea loading in patients with far advanced renal failure. Mayo Clin. Proc. 47 (1972) 21
9. Leiter, L.: Observations on the relation of urea to uremia. Arch. int. Med. 28 (1921) 331
10. Giovanetti, S., M. Biagini, P. L. Valestri, R. Navalesi, P. Giagnoni, A. Dematteis, P. Ferro-Milone, C. Perfetti: Uremia-like syndrome in dogs chronically intoxicated with methylguanidine and creatinine. Clin. Sci. 36 (1969) 445
11. Bergstroem, J., C. Burton: Uremia. Churchill-Livingstone, Edinburgh 1972
12. Hicks, J. M., D. S. Young, I. D. P. Wooton: The effect of uremic blood constituents on certain cerebral enzymes. Clin. chim. Acta 9 (1964) 228
13. Giordano, C., J. Bloom, J. P. Merrill: Effect of urea on physiologic system studies on monoamino oxidase activity. J. Lab. clin. Med. 259 (1962) 396
14. Renner, D., R. Heintz: Oxygen consumption and utilization of carbohydrate and fat metabolites in kidney cortex slices and brain homogenate using sera of chronic uremic patients. Proc. Europ. Dial. Transplant Ass. 2 (1965) 18
15. Tenckhoff, H., F. K. Curtis: Experience with maintenance hemodialysis in the home. Trans. Amer. Soc. artif. int. Organs 16 (1970) 90
16. Jebson, R. H., H. Tenckhoff, J. C. Honet: Natural history of uremic polyneuropathy and the effects of dialysis. New Engl. J. Med. 277 (1967) 327
17. Babb, A. L., R. P. Popovich, T. G. Christopher, B. H. Scribner: The genesis of the square meter hypothesis. Trans. Amer. Soc. artif. Organs 17 (1971) 81
18. Cambi, V., P. Dall'aglio, G. Savazzi, L. Arisi, E. Rossi, L. Migone: Clinical assessment of hemodialysis patients with reduced small molecules removal. Proc. Europ. Dial. Transplant Ass. 9 (1972) 67
19. Kjellstrand, C. M., R. J. Petersen, R. L. Evans, J. R. Shideman, B. v. Hartizsch, T. J. Buselmeier: Considerations of the middle molecule hypothesis: Neuropathy of nephrectomized patients. Trans. Am. Soc. Art. Int. Org. 19 (1973) 325
20. Gofferje, H.: Leitfaden der Infusionstherapie. Schattauer, Stuttgart 1978

4 Komata bei Diabetes mellitus

JOACHIM KREBS und HELLMUT OTTO

Definitionen

Der *Diabetes mellitus* ist eine Stoffwechselstörung, die auf einem Mangel an wirksamem Insulin beruht. Insulin wirkt anabol und antikatabol. Es fördert insbesondere den Transport von Glukose, Aminosäuren und Kalium in die Zellen und hemmt Glykogenolyse, Proteolyse und Lipolyse. Seine Wirkung wird durch Insulinrezeptoren vermittelt, die in den Zellmembranen der Zielorgane lokalisiert sind. Die mangelnde Insulinwirkung, die den Diabetes mellitus charakterisiert, kann auf verschiedene Ursachen zurückgehen. Beim *Typ-I-Diabetes* steht eine mangelnde Insulinsynthese im Vordergrund. Er kommt besonders bei jüngeren Personen vor. Beim häufigeren und meist mit Übergewicht vergesellschafteten *Typ-II-Diabetes* liegt eine periphere Insulinresistenz vor. Zusätzlich verringert sich oft im weiteren Verlauf die Insulinsekretion. Dieser Diabetestyp betrifft bevorzugt ältere Personen (54, 55, 58, 93, 100, 103).

Der Diabetes mellitus ist eine chronische Stoffwechselstörung. Als akute Komplikationen können aus zwei gegensätzlichen Ursachen heraus *komatöse*, d. h. mit einer Bewußtseinsstörung verbundene Zustände auftreten. Sie kommen erstens zustande, wenn die Insulinwirkung akut unter ein kritisches Maß absinkt. Dies führt zur *diabetischen Stoffwechseldekompensation*. Mit ihr ist eine erhebliche *Hyperglykämie* verbunden. Je nach den gegebenen Bedingungen entwickelt sich dabei entweder eine ketoazidotische oder eine hyperosmolare Dekompensation. Zweitens ist im Rahmen des Diabetes das Bewußtsein beeinträchtigt, wenn die Insulinwirkung ein kritisches Maß akut überschreitet. Dies geht mit einer *Hypoglykämie* einher.

Die *diabetische Ketoazidose* ist die häufigere Form der diabetischen Stoffwechseldekompensation. Sie ist neben der Hyperglykämie durch metabolische Azidose, Ketose und Exsikkose gekennzeichnet. Das Bewußtsein ist häufig, jedoch nicht obligat beeinträchtigt. Bei Bewußtseinstrübung wird von einem *ketoazidotischen Präkoma* und bei Bewußtlosigkeit oder völliger Desorientiertheit von einem *ketoazidotischen Koma* gesprochen. Gelegentlich werden alle Zustände mit schwerer Ketoazidose, und zwar auch solche ohne Bewußtseinsstörung, als „Coma diabeticum" bezeichnet; dies halten wir nicht für sinnvoll. Die diabetische Ketoazidose ist für den Typ-I-Diabetes charakteristisch, kommt jedoch auch bei Typ-II-Diabetes vor.

Beim *hyperosmolaren nichtketoazidotischen Präkoma* liegt Bewußtseinstrübung und beim *hyperosmolaren nichtketoazidotischen Koma* Bewußtlosigkeit vor. Diese hyperosmolare Form der diabetischen Stoffwechseldekompensation ist seltener. Im Vergleich zur diabetischen Ketoazidose bestehen eine ausgeprägtere Hyperglykämie, stärkere Exsikkose, obligate Bewußtseinsbeeinträchtigung und schlechtere Prognose. Weiterhin ist eine erhebliche Hyperosmolarität nachweisbar. Hyperosmolares nicht ketoazidotisches Präkoma und Koma sind für den Typ-II-Diabetes charakteristisch. Beim Typ-I-Diabetes werden sie nur selten beobachtet (43).

Hypoglykämien treten beim Diabetes mellitus auf, wenn die Dosierung blutglukosesenkender Medikamente wie exogen zugeführten Insulins oder eines Sulfonylharnstoffs wesentlich über dem aktuellen Bedarf liegt. Die Blutglukose wird hierdurch in den Bereich unter 50 mg/dl gesenkt (74). Das Erscheinungsbild der Hypoglykämie wird einerseits bestimmt durch die Neuroglukopenie, also den Glukosemangel des zentralen Nervensystems. Hierdurch kommt es in verschiedenster Ausprägung zum Verlust von Hemmungen, Antrieben und Bewußtseinsfunktionen. Andererseits geht die Hypoglykämie meist mit Zeichen vegetativer, und zwar sympathischer Übererregung einher. Sie sind das Ergebnis einer adrenergen Gegenregulation. Die ausgeprägteste Form der Hypoglykämie ist der *hypoglykämische Schock.* Er ist die häufigste akute, mit einer Bewußtseinsstörung verbundene Komplikation des Diabetes mellitus. Dabei ist zur Nomenklatur anzumerken, daß im diabetologisch-klinischen Sprachgebrauch die Bezeichnung „Koma" den Zuständen mit Bewußtseinsstörung vorbehalten ist, die sich im Rahmen der hyperglykämischen Dekompensation ergeben (101).

Akute Komplikationen des Diabetes mellitus, die mit komatösen Zuständen einhergehen können:

I. diabetische Stoffwechseldekompensation
    A. diabetische Ketoazidose
        1. diabetische Ketoazidose ohne Bewußtseinsstörung
        2. ketoazidotisches Präkoma (Praecoma diabeticum)
        3. ketoazidotisches Koma (Coma diabeticum)
    B. hyperosmolare nichtketoazidotische Stoffwechseldekompensation (hyperosmolares hyperglykämisches Dehydratationssyndrom)
        1. hyperosmolares nichtketoazidotisches Präkoma (Praecoma diabeticum hyperosmolare)
        2. hyperosmolares nichtketoazidotisches Koma (Coma diabeticum hyperosmolare)
II. hypoglykämischer Schock (hypoglykämische Reaktion).

Nicht besprochen werden im vorliegenden Kapitel komatöse Zustände bei Diabetikern, die sich als Folge diabetischer vaskulärer Komplikationen ergeben. Dabei handelt es sich etwa um den apoplektischen Insult bei diabetischer Angiopathie oder die terminale Niereninsuffizienz bei diabetischer Nephropathie. Sie werden bei den Komata durch die Störungen der entsprechenden Organsysteme behandelt. Auch die Spontanhypoglykämien finden hier keine Berücksichtigung. Sie sind im Rahmen der endokrinen Komata zu besprechen. Im übrigen ist darauf hinzuweisen, daß keineswegs jede Bewußtseinsstörung bei einem Diabetiker durch den Diabetes bedingt ist. Komata jeglicher anderer Genese können selbstverständlich auch bei Diabetikern vorkommen. Eine besondere Rolle spielt hier die Laktazidose. Auf sie wird im Abschnitt zur Differentialdiagnose ausführlicher einzugehen sein.

Diabetische Stoffwechseldekompensation

Ätiologie

Diabetische Ketoazidose

Ätiologisch spielt bei der Entwicklung einer diabetischen Ketoazidose Insulinmangel eine beherrschende Rolle. Hierfür spricht, daß sich die Ketoazidose unter Insulintherapie zurückbildet. Weiterhin kommt es nach dem Entzug von Insulin beim insulinpflichtigen Diabetiker zur Ketoazidose (49). Allerdings ist festzustellen, daß die Insulinkonzentrationen im Plasma bei der diabetischen Ketoazidose meist nicht erniedrigt sind (97). Ebenso ist auffällig, daß beim sonst gesunden Typ-I-Diabetiker das Aussetzen der Insulintherapie oft erst nach mehreren Tagen zur Ketoazidose führt. Somit besteht bei der diabetischen Ketoazidose häufig kein absoluter, sondern lediglich ein relativer Insulinmangel. Er reicht in vielen Fällen allein nicht aus, eine Ketoazidose entstehen zu lassen. Um dies zu bewirken, ist meist die zusätzliche hormonelle Wirkung von Insulinantagonisten erforderlich. Hierbei handelt es sich um die „Streßhormone" Glukagon, Adrenalin, Noradrenalin, Cortisol und Wachstumshormon. Ihre Rolle ist erstens daraus zu ersehen, daß bei der diabetischen Ketoazidose stets zumindest eines der „Streßhormone" überhöhte Spiegel aufweist (97). Zweitens läßt sich klinisch-experimentell beim Insulinentzug die Entwicklung einer diabetischen Ketoazidose durch die pharmakologische Blockade der „Streßhormone" verzögern. Eine solche Blockade ist bei Glukagon und Wachstumshormon mit Somatostatin (49), bei den Katecholaminen mit Betarezeptorenblockern (10) und bei Cortisol mit Metyrapon möglich (98). Drittens führt der Insulinentzug beim hypophysektomierten, adrenalektomierten (12) oder pankreatektomierten (11) Diabetiker wesentlich langsamer zur Ketoazidose als bei nicht operierten Kontrollen. Viertens schließlich läßt sich durch die experimentelle Gabe von „Streßhormonen" bei Diabetikern eine Ketoazidose auslösen. Dabei wirken Glukagon und Katecholamine innerhalb weniger Minuten, Cortisol und Wachstumshormon innerhalb einiger Stunden (48, 91, 97). Zusammenfassend läßt sich also feststellen, daß zur Entwicklung einer diabetischen Ketoazidose sowohl ein relativer oder absoluter Insulinmangel als auch eine überschießende Wirkung von „Streßhormonen" beitragen.

Bei der Auslösung einer diabetischen Ketoazidose ist teils der Insulinmangel und teils die überschießende Wirkung von „Streßhormonen" vorrangig. Die Tab. 4.1 gibt einen Überblick über ätiologische Faktoren der diabetischen Stoffwechseldekompensation. Die diabetische Ketoazidose wird insbesondere durch Infekte, verspätete Diabetesdiagnose, unzureichende Insulinbehandlung, fehlerhafte Diät sowie gastrointestinale Störungen mit Appetitlosigkeit, Erbrechen und Durchfall ausgelöst.

Hyperosmolares nichtketoazidotisches Präkoma und Koma

Auch für das Zustandekommen des hyperosmolaren nichtketoazidotischen Präkomas und Komas sind ein relativer Insulinmangel und ein „Streßhormon"-Überschuß verantwortlich. Grundsätzlich finden sich die gleichen ätiologischen Faktoren wie bei der diabetischen Ketoazidose. Allerdings besteht eine auffällige Häufung von Fällen, bei denen iatrogene Maßnahmen bei der Entwicklung der Stoffwechseldekompensation eine Rolle spielen. Hierbei handelt es sich vor allem um zahlreiche Medikamente – wie in Tab. 4.1 aufgeführt –, welche die Kohlenhydrattoleranz herabsetzen und die endogene Insulinsekretion beeinträchtigen. Ebenso kann bei bestimmten Infusions- und Dialysebehandlungen eine Überladung des Organismus mit Glukose erfolgen.

Tabelle 4.1 Ätiologische Faktoren der diabetischen Stoffwechseldekompensation (Häufigkeitsangaben in Anlehnung an 59, 83, 86, 101)

	Häufigkeit (%)	Insulin-Mangel	„Streßhormon"-Überschuß
Infekte, besonders der Atem- und Harnwege	20–45	+	+ +
verspätete Diabetesdiagnose („Manifestationskoma")	12–45	+ +	+
unzureichende Insulinbehandlung	20	+ +	+
fehlerhafte Diät	6–25	+ +	+
gastrointestinale Erkrankungen, besonders mit Anorexie, Erbrechen und Diarrhö, Pankreatitis	6– 8	+	+ +
kardiovaskuläre Erkrankungen (Myokardinfarkt, Lungenembolie, Apoplexie)	2– 6	+	+ +
Traumen und Operationen	2	+	+ +
Gravidität, Abort	<1	+	+ +
Therapie mit Kortikosteroiden	<1	+	+ +
Therapie mit – Diuretika (Thiazide, Chlorthalidon, Furosemid, Etacrynsäure) – Diazoxid – Propranolol – Phenytoin – Chlorpromazin – Cimetidin – Zytostatika und Immunsuppressiva	jeweils <1	+ +	+
Peritonealdialyse oder Hämodialyse mit glukosereichen Spüllösungen	<1	+ +	+
intravenöse Hyperalimentation	<1	+ +	+

Pathogenese

Diabetische Ketoazidose

Die Stoffwechselstörungen, die bei der diabetischen Ketoazidose ablaufen, betreffen insbesondere einerseits den Glukosestoffwechsel und andererseits den Stoffwechsel der Ketonkörper.

Im *Glukosestoffwechsel* läuft eine Reihe von Vorgängen ab, die alle den Glukosegehalt des Blutes steigern. Einerseits wird von den peripheren Geweben durch Insulinmangel bzw. Insulinresistenz vermindert Glukose aus dem Blut aufgenommen. Hier kann Glukose nicht in die Zellen eingeschleust werden. Andererseits kommt es in der Leber zur vermehrten Glukosefreisetzung. Hier fördern mangelnde Insulinwirkung und gesteigerte Glukagonwirkung die Gluconeogenese. Weiterhin vermindern Glukagon und in geringerem Ausmaß auch Adrenalin den Gehalt der Leberzellen an Fruktose-2,6-biphosphat. Dieser Metabolit reguliert die Enzymaktivitäten, von denen es abhängt, ob glykolytische oder gluconeogenetische Prozesse überwiegen. Bei Verminderung von Fruktose-2,6-biphosphat wird die Gluconeogenese aktiviert. Die in der diabetischen Ketoazidose so auf mehreren Wegen hervorgerufene Blutglukoseerhöhung hat einen osmotischen Gradienten zur Folge, der zur Wasserverschiebung aus dem Intra- in den Extrazellularraum, d. h. zur intrazellulären Dehydratation führt. Diese kann im Gehirn Veränderungen auslösen, in deren Folge Bewußtseinsstörungen und neurologische Ausfälle auftreten (47). In den Nieren werden die überhöhten Glukosemengen aus dem Plasma glomerulär filtriert. Da die Rückresorptionskapazität der Tubuli für Glukose begrenzt ist, kommt es zum renalen Glukoseverlust. Dabei bedingt die Glukosurie eine osmotische Diurese, die zur vermehrten Wasserausscheidung führt. Die Störungen des Glukosestoffwechsels im Rahmen der diabetischen Ketoazidose bedingen somit Blutglukoseerhöhung, Glukosurie, Polyurie, Exsikkose bis hin zum hypovolämischen Schock und zentralnervöse Ausfälle (42).

Im *Stoffwechsel der Ketonkörper* erfolgt in der diabetischen Ketoazidose eine Umstellung. Dabei werden in der Leber vermehrt Ketonkörper gebildet. Sie können in der Peripherie nur begrenzt verstoffwechselt werden. Mangel an Insulin und ein Überwiegen lipolysestimulierender Katecholamine bedingen eine vermehrte Lipolyse. Hierdurch werden freie Fettsäuren aus dem Fettgewebe mobilisiert. Unter physiologischen Bedingungen werden freie Fettsäuren überwiegend in der Leber mit Glycerin unter Bildung von Triglyceriden verestert. Ist jedoch das Verhältnis von Insulin zu Glukagon zugunsten des Glukagons verschoben, erfolgt eine Oxydation der freien Fettsäuren unter Bildung von Ketonkörpern (Azeton, Azetazetat, Betahydroxy-Buttersäure). Dabei hat Glukagon zwei Angriffspunkte. Erstens vermehrt es den Gehalt der Leber an Carnitin. Durch Veresterung von Fettsäuren mit Carnitin wird ihr Transport aus dem Cytosol der Leberzellen in die Mitochondrien ermöglicht. Hier findet die Oxydation zu Ketonkörpern statt. Zweitens inhibiert Glukagon das Ferment Azetyl-CoA-Cocarboxylase, welches Azetyl-CoA zu Malonyl-CoA konvertiert. Malonyl-CoA unterhält die Synthese von Fettsäuren und unterdrückt ihre Oxydation. Sinken die Malonyl-CoA-Konzentrationen unter gesteigerter Glukagonwirkung, so wird die Lipogenese unterbrochen. Dafür werden die Fettsäureoxydation und damit die Ketogenese verstärkt. Dies führt zur Überschwemmung des Körpers mit sauren Ketonkörpern. Die Störungen im Stoffwechsel der Ketonkörper bedingen also im Rahmen der diabetischen Ketoazidose insbesondere die Ketose und die metabolische Azidose (42,75).

Hyperosmolares nichtketoazidotisches Präkoma und Koma

Beim hyperosmolaren nichtketoazidotischen Präkoma und Koma ist der Glukosestoffwechsel in gleicher Weise und meist ausgeprägterem Maße als bei der diabetischen Ketoazidose gestört. Dagegen fehlt eine stärkere Ketonkörperbildung. Das noch wirksame Insulin ist also zwar nicht mehr in der Lage, die periphere Glukoseutilisation ausreichend zu bewerkstelligen und die hepatische Gluconeogenese zu drosseln. Es reicht jedoch aus, die Lipolyse im peripheren Fettgewebe zu hemmen, durch die das Substrat für die hepatische Ketogenese bereitgestellt wird. Möglicherweise spielt dabei eine Rolle, daß bei der hyperosmolaren nichtketoazidotischen Stoffwechselentgleisung Cortisol und Wachstumshormon niedrigere Plasmaspiegel aufweisen als bei der diabetischen Ketoazidose. Cortisol und Wachstumshormon sind lipolytisch wirksame Hormone (50). Weiterhin könnte die Mobilisation freier Fettsäuren aus dem Fettgewebe durch die Dehydratation gehemmt werden. Allerdings gibt es auch Patienten mit hyperosmolarem nichtketoazidotischen Präkoma oder Koma mit hohen Plasmaspiegeln freier Fettsäuren. Bei ihnen ist also nicht die Lipolyse im peripheren Fettgewebe, sondern die Ketogenese in der Leber inhibiert (89). Letzlich ist bisher die Dissoziation der Störungen des Glukose- und des Fettstoffwechsels beim hyperosmolaren nichtketoazidotischen Präkoma und Koma nicht abschließend geklärt.

Symptome

Diabetische Ketoazidose (6, 59, 75)

Anamnestische Befunde

Die Anamnese ist nicht selten nur als Fremdanamnese zu erheben. Bei etwa 80% der Patienten ist ein Diabetes mellitus bekannt. Keineswegs regelmäßig lassen sich Infekte, gastrointestinale Störungen, Behandlungsfehler oder andere Ereignisse sogleich ermitteln, die an der Auslösung der diabetischen Ketoazidose beteiligt sind (vgl. Tab. 4.1). Die Zeitdauer, innerhalb derer sie sich ausbildet, ist unterschiedlich. Meist entwickelt sich das Krankheitsbild im Laufe mehrerer Tage. Bei jungen Patienten kann sich die Ketoazidose aber auch innerhalb weniger Stunden ausbilden. Dies gilt vor allem für Patienten mit labilem Diabetes, die überwiegend mit Normalinsulin behandelt werden (84). Typische Symptome sind vermehrter Durst, gesteigerte Harnmenge, Inappetenz und zunehmende Leistungsschwäche. Nicht selten kommt es zu Übelkeit, Erbrechen und Leibschmerzen. Weiterhin können sich Benommenheit, Verwirrtheit und schließlich Bewußtlosigkeit ausbilden.

Klinische Befunde

Das Alter der Patienten mit diabetischer Ketoazidose liegt meist unter 60 Jahren. Im Gesamteindruck erscheinen sie schwer krank. Als Zeichen der metabolischen Azidose ist die Atmung beschleunigt und vertieft (Kußmaulsche Atmung). Die Azetonämie führt zum Azetongeruch der Ausatmungsluft (Geruch wie Nagellackentferner). Folge der Dehydratation sind trockene Haut und Schleimhäute. Die Haut zeigt einen herabgesetzten Turgor. Sie läßt sich in zunächst stehenbleibenden und nur langsam wieder verschwindenden Falten abheben. Die Augäpfel sind eingesunken und beim Betasten weich. Lippen und Zunge sind trocken, die Zunge oft bräunlich belegt. Die Haut erscheint kühl und mit Ausnahme des oft rosigen Gesichtes blaß. Der Puls ist beschleunigt und der Blutdruck er-

niedrigt. Gelegentlich besteht eine Anurie. Die Bewußtseinslage kann volle Klarheit, leichte Benommenheit, Schläfrigkeit, tiefe Bewußtlosigkeit und alle Übergänge zeigen. Die Sehnenreflexe sind häufig abgeschwächt oder sogar aufgehoben. Der Muskeltonus ist herabgesetzt. Das Abdomen erweist sich oft als gespannt und druckempfindlich. Darmgeräusche können fehlen. In ausgeprägten Fällen liegt das Bild einer sog. Pseudoperitonitis diabetica vor. Sie tritt insbesondere bei Jugendlichen mit rasch sich entwickelnder Ketoazidose auf. Ihr Schweregrad korreliert mit der Azidose und nicht mit Hyperglykämie oder Dehydratation (6). Häufig liegt eine Magenatonie vor. Sie bedingt eine Retention großer Flüssigkeitsmengen im Magen. Bei ihrem Erbrechen besteht die Gefahr der Aspiration.

Laborbefunde

Bei den Blutuntersuchungen liefert die Blutglukosebestimmung Werte, die meist im Bereich zwischen 400 und 800 mg/dl liegen. Die Blutgasanalyse zeigt die Konstellation der dekompensierten metabolischen Azidose. Das pH ist dabei oft auf Werte zwischen 7,0 und 7,2 und im voll ausgebildeten diabetischen Koma meist unter 7,0 erniedrigt. Das Bikarbonat ist in den Bereich von 5–10 mval/l abgesunken. Für die Osmolalität ergeben sich meist mäßig erhöhte Werte zwischen 310 und 330 mOsmol/l. Ihre Ermittlung kann, wenn ein Osmometer nicht verfügbar ist, hinlänglich genau nach der Formel

$$\text{Osmolalität (mOsmol/l)} = 2\,(Na + K) + \frac{\text{Glukose mg/dl}}{18} + \frac{\text{Harnstoff-N}}{2,8}$$

erfolgen. Ketonkörper (Azeton, Azetazetat, Betahydroxy-Buttersäure) sind vermehrt. Harnstoff-N und Kreatinin sind häufig leicht, gelegentlich aber auch deutlich erhöht. Der Befund der Serumelektrolyte Natrium und Kalium ist uneinheitlich. Natrium liegt teils im Normbereich, ist teilweise jedoch auch erniedrigt. Kalium kann im Rahmen der metabolischen Azidose erhöhte Werte aufweisen. Ebenso ist in der Folge der vorausgegangenen Polyurie mit gesteigerter Kaliurese eine Hypokaliämie möglich. Heben diese beiden gegenläufigen Einflüsse einander auf, ist ein normales Kalium zu beobachten. Das Blutbild zeigt in der Regel eine Leukozytose mit Werten zwischen 10 und 20/nl. Amylase (65) und Harnsäure (115) können erhöht sein. Urinuntersuchungen weisen, soweit sie nicht wegen Anurie undurchführbar sind, eine Glukosurie und Azetonurie auf.

Hyperosmolares nichtketoazidotisches Präkoma und Koma (6, 59, 89)

Anamnestische Befunde

Wegen der meist stärkeren Beeinträchtigung der Bewußtseinslage ist öfter als bei der diabetischen Ketoazidose nur eine Fremdanamnese verfügbar. Häufiger als bei der Ketoazidose handelt es sich um Patienten, bei denen der Diabetes bis dahin nicht bekannt ist. Ein vorbekannter Diabetes ist meist lediglich mit Diät allein oder zusätzlich mit einem Sulfonylharnstoff behandelt worden. In typischen Fällen läßt sich eine vorangegangene längere, teils sogar über Wochen erstreckende Phase von Polyurie und vermehrtem Durst erfragen. Nicht selten hat der Patient Medikamente eingenommen, die der Auslösung der Stoffwechselentgleisung Vorschub leisten (vgl. Tab. 4.1).

Klinische Befunde

Die Patienten sind meist über 60 Jahre alt. Frauen sind häufiger betroffen als Männer. Im Vordergrund des klinischen Bildes stehen die Zeichen der schweren Dehydratation. Die Exsikkose ist meist noch ausgeprägter als bei der diabetischen Ketoazidose. Sie geht etwa bei der Hälfte der Fälle mit einem hypovolämischen Schock einher. Diese Patienten sind anurisch. Neben der präkomatösen oder komatösen Bewußtseinslage finden sich häufig neurologische Symptome. Sie bestehen beispielsweise in fokalen oder generalisierten Krampfanfällen, Hemiparesen, Pyramidenbahnzeichen, Aphasie, Tremor, Muskelwogen, Hyperthermie, Hemianopsie, Nystagmus oder optischen Halluzinationen. Es bestehen kein Azetongeruch der ausgeatmeten Luft und keine Kußmaulsche Atmung.

Laborbefunde

Die Laboruntersuchungen zeigen eine exzessive Hyperglykämie. Dabei liegen nicht selten Blutglukosewerte über 1000 mg/dl vor. Die Osmolalität (s. S. 52) übersteigt regelmäßig 330 mOsmol/l, vielfach 400 mOsmol/l und gelegentlich sogar 450 mOsmol/l. Von den Serumelektrolyten ist das Natrium meist erhöht oder normal, das Kalium normal oder erniedrigt. Die Blutgasanalyse zeigt normale Verhältnisse oder die Konstellation einer kompensierten metabolischen Azidose mit normwertigem pH und mäßig erniedrigtem Bikarbonat. Ketonkörper sind nicht oder allenfalls gering vermehrt. Ist eine Harnuntersuchung möglich, so ergibt sie eine hochgradige Glukosurie bei fehlender oder nur angedeuteter Azetonurie.

Diagnostik

Anamnestische und klinische Befunde lenken den Verdacht auf das Vorliegen einer diabetischen Stoffwechseldekompensation. Allerdings ist der Anteil nicht sofort erkannter diabetischer Komata verhältnismäßig hoch. So traf in der Serie von BERGER (17) bei 70 mit diabetischem Präkoma und Koma stationär aufgenommenen Patienten die Einweisungsdiagnose nur in 38 Fällen zu. Bei bis dahin unbekanntem Diabetes war die Quote der Fehldiagnosen (16 von 23) höher als bei vorbekanntem Diabetes (16 von 47). Die Sicherung der Diagnose muß mit Laborbefunden erfolgen. Insgesamt ist ein diagnostisches Stufenprogramm erforderlich. Es umfaßt ein Vorprogramm, ein Hauptprogramm und ein Kontrollprogramm (59).

Das *diagnostische Vorprogramm* ist noch im Rahmen der ambulanten Betreuung des Patienten erforderlich. Es besteht in der Anwendung von Teststreifen. Mit ihrer Hilfe werden Hyperglykämie, Glukosurie und Azetonurie unmittelbar am Krankenbett festgestellt. Die *Hyperglykämie* kann nach Gewinnung eines Tropfens Blut aus Fingerbeere oder Ohrläppchen z. B. mit den Teststreifen Haemo-Glukotest 20–800, Dextrostix oder Visidex II nachgewiesen werden. Das Verfallsdatum der Teststreifen muß beachtet werden. Das Blutglukoseniveau kann auch mit Hilfe von Harnzuckerteststreifen aus der Tränenflüssigkeit abgeschätzt werden (14, 15). Der Nachweis der *Glukosurie* erfolgt z. B. mittels Glukotest, Diabur Test 5000, Dia-Merckognost oder Clinistix. Die *Azetonurie* läßt sich z. B. mit Ketur-Test, Keto-Merckognost oder Ketostix ermitteln.

Das *diagnostische Hauptprogramm* wird nach Ankunft des Patienten in der Klinik durchgeführt. Es umfaßt die enzymatische Bestimmung der Blutglukose sowie die Untersuchung von Kalium, Natrium, Kreatinin, Harnstoff-N, Blutgasen und Blutbild sowie nach Möglichkeit auch von Chlor, Phosphor und Osmolalität. Die Osmolalität wird andernfalls rechnerisch ermittelt (s. S. 52). Zum Nachweis oder Ausschluß einer Ketose genügt im allgemeinen die Untersuchung des Harns auf Azeton. Gelegentlich kann, vor allem bei anurischen Patienten, der semiquantitative Ketonkörpertest im Serum nützlich sein (15). Eine quantitative Bestimmung der Ketonkörper wird von den meisten Kliniklaboratorien nicht angeboten. Die semiquantitative Bestimmung der Harnglukoseausscheidung erfolgt mit Teststreifen. Weitere diagnostische Maßnahmen umfassen Urinstatus, BSG, Elektrokardiogramm und Röntgenuntersuchung der Thoraxorgane. Bei allen mit Präkoma und insbesondere Koma verbundenen Stoffwechseldekompensationen ist die Messung des zentralen Venendrucks (ZVD) angezeigt. Beim Verdacht auf eine bakteriell-entzündliche Auslösung empfiehlt sich die Materialentnahme (Harn, Blut) für bakteriologische Untersuchungen.

Mit dem *diagnostischen Kontrollprogramm* werden die Auswirkungen der Therapie überprüft. Dauer und Dichte der Kontrollen richten sich nach der Schwere der Stoffwechselentgleisung. Im allgemeinen erstreckt sich die Akutbehandlung der Dekompensation über einen Zeitraum von 1–2 Tagen. Klinische Beobachtungen, Meßgrößen und therapeutische Maßnahmen werden in einem möglichst übersichtlichen Protokoll aufgezeichnet. Bei den *klinischen Parametern* erfolgt die Messung von Blutdruck und Herzfrequenz bis zur Kreislaufstabilisierung halbstündlich. Danach reichen Kontrollen alle 1–2 Std. aus. Die Diurese wird bei bewußtseinsgestörten Patienten über einen Dauerkatheter überwacht. Ihre Registrierung erfolgt anfangs stündlich, im weiteren Verlauf 6–12stündlich. Der zentrale Venendruck wird je nach Schwere des Zustandes zunächst stündlich oder zweistündlich und später in größeren Intervallen gemessen. Von den *Laborparametern* wird die Blutglukose besonders häufig kontrolliert. Sie muß anfangs stündlich bestimmt werden. Sinken die Werte unter der Therapie in befriedigender Weise ab, genügen Kontrollen in zweistündlichem Abstand. Größere Intervalle zwischen den Blutglukosebestimmungen sind erst akzeptabel, wenn sich – entsprechend den Therapierichtlinien (s. S. 59 u. 60) – die Werte im mäßig hyperglykämischen Bereich stabilisiert haben. Fortlaufende Kontrollen des Serumkaliums sind anfangs in stündlichen und später in 3–4stündlichen Intervallen erforderlich. Die Blutgase werden bei der diabetischen Ketoazidose anfangs in etwa vierstündlichem Abstand überprüft. Bei Ausgangswerten des pH unter 7,0 sind anfangs häufigere Kontrollen angezeigt. Natrium und Phosphor werden in etwa vierstündlichem Abstand bestimmt. Gleiche Intervalle gelten für die Bestimmung der Osmolalität bei der hyperosmolaren Dekompensation.

Differentialdiagnose

Ketoazidotische und hyperosmolare Stoffwechseldekompensation

Wenn die Diagnose eines diabetischen Präkomas oder Komas gestellt ist, bleibt zu klären, ob es sich um die häufigere ketoazidotische oder um die seltenere hyperosmolare Verlaufsform handelt. Die Unterschiede sind vorangehend im wesentlichen besprochen. Die Tab. 4.2 gibt einen Überblick. Die Bewußtseinstrübung von Patien-

Tabelle 4.2 Differentialdiagnose der ketoazidotischen und hyperosmolaren diabetischen Stoffwechseldekompensation

	Diabetische Ketoazidose	Hyperosmolares nichtketoazidotisches Präkoma und Koma
betroffener Personenkreis		
Alter	meist unter 60 Jahre	meist über 60 Jahre
Diabetesanamnese	Diabetes häufig bereits bekannt und insulinpflichtig	Diabetes häufig nicht oder in milder Form bekannt
klinische Befunde		
Atmung	Kußmaulsche Atmung mit Azetongeruch der Atemluft	keine Kußmaulsche Atmung, kein Azetongeruch der Atemluft
Bewußtsein	Bewußtseinsstörung häufig, aber nicht obligat	Bewußtseinsstörung obligat
Dehydratation	starke Exsikkose	hochgradige Exsikkose
Laborbefunde		
Blutglukose	oft unter 800 mg/dl	oft über 800 mg/dl
Osmolalität	mäßiggradige Hyperosmolalität	ausgeprägte Hyperosmolalität
Harnazeton	Azetonurie	fehlende oder nur geringe Azetonurie
Blutgase	meist deutliche metabolische Azidose	keine oder nur geringe metabolische Azidose

ten mit diabetischer Ketoazidose geht in charakteristischer Weise mit Kußmaulscher Atmung und Azetongeruch der Atemluft einher. Die Laborbefunde bestätigen lediglich die bereits klinisch zu stellende Diagnose. Demgegenüber fehlen der Bewußtseinsstörung bei hyperosmolarer Dekompensation, von der Exsikkose abgesehen, typische klinische Symptome. Dieses Krankheitsbild imponiert häufig als „zerebralsklerotischer Verwirrtheitszustand". Hier ist die Diagnose ohne Laborbefunde nicht zu stellen.

Diabetische Stoffwechseldekompensation und primär zerebrale Komata

Das Spektrum der primär zerebralen Komata ist im entsprechenden Kapitel dieses Buches eingehend besprochen (s. S. 1 ff). Bei der Differentialdiagnose ist zu berücksichtigen, daß primär zerebrale Komata und diabetische Stoffwechseldekompensation nebeneinander bestehen und sich auch wechselseitig bedingen können. So kann eine zerebrale Erkrankung (z. B. Insult) zur Dekompensation eines Diabetes führen. Umgekehrt löst die diabetische Stoffwechseldekompensation gelegentlich eine zusätzliche zerebrale Schädigung aus (z. B. Schädel-Hirn-Trauma nach Sturz, Apoplexie nach Blutdruckabfall). Die hyperosmolare nichtketoazidotische Form der diabetischen Dekompensation kann neben dem Verwirrtheitszustand neurologische Symptome wie Krampfanfälle, Halbseitenlähmung und Pyramidenbahnzeichen aufweisen (s. S. 53). Es ist also notwendig, bei Symptomen eines primär zerebralen Komas auch die Blutglukose zu überprüfung. Dabei ist zu berücksichtigen, daß traumatische, infektiöse oder vaskuläre zentralnervöse Störungen mit einer passageren Hyperglykämie einhergehen können. Ebenso muß bei nachgewiesener diabetischer Stoffwechseldekompensation mit Koma nach Hinweisen auf eine zusätzliche zerebrale Schädigung gesucht werden.

Diabetische Stoffwechseldekompensation und hepatogene sowie endokrine Komata

Die Abgrenzung der diabetischen Stoffwechseldekompensation vom hepatogenen Koma mit Ikterus ist wenig schwierig. Im Zweifelsfall muß zur Unterscheidung eine Blutglukosebestimmung herangezogen werden. Dabei werden beim hepatogenen Koma eher hypoglykämische Werte angetroffen.

Bei der differentialdiagnostischen Unterscheidung der diabetischen Stoffwechseldekompensation von anderen endokrinen Komata ist zu berücksichtigen, daß auch das Phäochromozytom mit einer Hyperglykämie einhergehen kann. Die Blutglukosesteigerung ist dabei jedoch weit weniger ausgeprägt als bei der diabetischen Dekompensation. Die übrigen endokrinen Komata bieten in der Differentialdiagnose gegenüber der diabetischen Stoffwechseldekompensation im allgemeinen keine Schwierigkeiten.

Spezielle Differentialdiagnose der diabetischen Ketoazidose

Bei der diabetischen Ketoazidose sind einige Zustände differentialdiagnostisch zu berücksichtigen, die gleichfalls mit Koma, metabolischer Azidose und Kußmaulscher Atmung verbunden sind. Es handelt sich dabei um die biguanidinduzierte Laktazidose, die alkoholische Ketoazidose, die Urämie, die Kohlenoxydintoxikation sowie die Salizylatintoxikation.

Diabetische Ketoazidose und biguanidinduzierte Laktazidose (3, 5, 6, 16, 41, 52, 66)

Bei der Laktazidose sind eine erhebliche Hyperlaktatämie und eine schwere metabolische Azidose miteinander vergesellschaftet. Es handelt sich um eine lebensbedrohliche Störung, die – auch trotz Therapie – mit hoher Mortalität verknüpft ist. Trotz der wenigen Typ-II-Diabetiker, die derzeit noch mit Biguaniden behandelt werden, ist bei der Differentialdiagnose komatöser Zustände immer auch an eine biguanidinduzierte Laktazidose zu denken.

Milchsäure (Laktat) ist ein Stoffwechselprodukt, das von nahezu allen Geweben gebildet werden kann. Am meisten sind Haut, Darm, Blutzellen, Skelettmuskulatur und Gehirn an ihrer Synthese beteiligt. Die Verstoffwechselung der Milchsäure erfolgt überwiegend in der Leber und in den Nieren. Hier kann sie entweder der Synthese von Glukose, d. h. als Substrat der Glukogenese dienen. Ebenso ist eine Verbrennung über Azetylkoenzym A im Zitronensäurezyklus zu Kohlendioxyd und Wasser möglich. Der Gehalt des Körpers an Milchsäure ist abhängig von ihrer Bildung und ihrer Verwertung. Entsprechend entstehen Milchsäureanhäufungen bei vermehrter Bildung und/oder gestörter Verwertung.

Die Milchsäure ist im Stoffwechsel eng mit der Brenztraubensäure (Pyruvat) verknüpft. Brenztraubensäure entsteht aus dem Abbau von Glukose. Unter aeroben Bedingungen wird nur ein geringer Anteil der Brenztraubensäure zur Milchsäure reduziert. Der Hauptanteil wird unter dem Einfluß der Pyruvatdehydrogenase in Azetylkoenzym A überführt und danach im Zitronensäurezyklus verbrannt. Unter anaeroben Bedingungen entstehen dagegen aus Brenztraubensäure größere Mengen Milchsäure. Diese ist bei Sauerstoffmangel das Endprodukt der Glykolyse. Eine weitere Verstoffwechselung ist nur möglich, wenn wieder die oxydierte Form von Nikotinsäure-Adenin-Dinukleotid (NAD) verfügbar ist. Dessen Regeneration findet in den Mitochondrien unter Mitwirkung der Atmungskette statt. Sie ist von der Anwesenheit von Sauerstoff sowie einer ungestörten Mitochondrienfunktion abhängig.

Hyperlaktatämien ohne begleitende metabolische Azidose kommen bei schwerster Muskelarbeit vor. Daneben werden sie bei angeborenen Fermentdefekten sowie unter Infusion von Fruktose, Sorbit oder Xylit beobachtet.

Hyperlaktatämien mit begleitender metabolischer Azidose, also Laktazidosen, werden am häufigsten bei Gewebehypoxien jeglicher Genese angetroffen. Sie sind insbesondere beim Kreislaufschock, aber auch bei schwerer respiratorischer Insuffizienz, hochgradier Anämie, Kohlenoxyd- oder Zyanidvergiftung nachzuweisen. Daneben gibt es zahlreiche weitere Zustände, die mit einer Laktazidose einhergehen. Die biguanidinduzierte Laktazidose beruht auf einem gestörten Stofftransport durch die Mitochondrienmembranen. Biguanidinduzierte Laktazidosen sind früher vor allem unter der Diabetestherapie mit Phenformin und Buformin aufgetreten (71, 114). Diese Substanzen wurden deshalb in der Bundesrepublik Deutschland aus dem Handel gezogen. Auch unter Metformin (Glucophage retard), dem noch verfügbaren Biguanid, gelangten vereinzelt Laktazidosen zur Beobachtung (4, 78, 79). Es bestehen darum für dieses Medikament strenge Anwendungsbeschränkungen. Insbesondere ist es bei eingeschränkter Nierenfunktion und schwerer Leberfunktionsstörung wegen der hier beeinträchtigten Laktatverwertung sowie bei schweren kardiovaskulären Erkrankungen wegen der dabei vermehrten Laktatbildung kontraindiziert (16, 105).

Differentialdiagnostisch ist von gewisser Bedeutung, daß die biguanidinduzierte Laktazidose häufig im Anfangsstadium mit Durchfall, Muskelschwäche und Muskelschmerzen einhergeht. Bei der manifesten Laktazidose besteht eine dekompensierte metabolische Azidose mit Kußmaulscher Atmung, aber keine Ketose und daher kein Azetongeruch der Ausatmungsluft. Auch eine Exsikkose wird vermißt. Von den Laborbefunden ist die Berechnung der Anionenlücke von Bedeutung. Sie wird nach der Formel

$$(Na + K) - (Cl + HCO_3)$$

ermittelt, beträgt bei gesunden Personen 13 ± 2 mval/l und ist bei Laktazidose auf Werte über 30 mval/l erhöht (6). Letztlich wird die Diagnose gesichert durch den Nachweis einer Erhöhung von Laktat und Laktat-Pyruvat-Quotient (normal 10:1, bei Laktazidose 30:1 bis 60:1) (79).

Diabetische Ketoazidose und alkoholische Ketoazidose (6, 30, 36, 46)

Die alkoholische Ketoazidose ist durch eine hochgradige Vermehrung der freien Fettsäuren und Ketonkörper sowie durch eine metabolische Azidose gekennzeichnet. Sie kommt bei Alkoholikern vor, die wegen Übelkeit und Erbrechen zunächst ihre Nahrungs- und schließlich auch ihre Alkoholaufnahme unterbrechen.

Differentialdiagnostisch ist wichtig, daß der alkoholischen Ketoazidose zunächst ein exzessives Erbrechen vorangeht. Hierdurch kommt es schließlich zur Unterbrechung der gewohnheitsmäßigen Alkoholzufuhr. Etwa 12–36 Std. danach setzen Bewußtseinstrübung und Zeichen der Ketoazidose ein. Ein Diabetes mellitus ist meist nicht bekannt und nach Behebung der Störung nicht nachweisbar. Die Blutglukose liegt im normoglykämischen, hypoglykämischen oder nur mäßig hyperglykämischen Bereich bis etwa 300 mg/dl. Freie Fettsäuren und Ketonkörper sind erheblich vermehrt. Nicht selten sind die Patienten durch die Alkoholkrankheit verwahrlost. Das klinische Bild kann durch Delirium tremens, Zeichen eines alkoholischen Leberschadens und einer Pankreatitis kompliziert sein.

Diabetische Ketoazidose und Urämie

Die differentialdiagnostische Abgrenzung der diabetischen Ketoazidose von der Urämie bereitet meist keine Schwierigkeiten. Bei der klinischen Untersuchung ist der Geruch der Atmungsluft bei der diabetischen Ketoazidose azetonartig und bei der Urämie urinös. Zudem sind bei der Urämie häufig im Gegensatz zur diabetischen Ketoazidose pulmonale Stauung, Pleuraerguß, Ödeme und Hypertonie anzutreffen, darüberhinaus gelegentlich Perikarditis, Ablagerungen von weißlichen Harnstoffkristallen auf der Haut, Reflexsteigerungen, Muskelzuckungen sowie Krämpfe. Die Bestimmung der harnpflichtigen Substanzen und der Blutglukose ermöglicht eine sichere Abgrenzung.

Diabetische Ketoazidose und Kohlenoxydvergiftung (60, 80)

Bei der Kohlenoxydvergiftung ist ein Initialstadium von einem Lähmungsstadium zu unterscheiden. Im Lähmungsstadium zeigt ein Teil der Fälle eine hellrote Gesichtsfarbe, die mit der Gesichtsröte komatöser Diabetiker verwechselt werden kann. Zudem geht die Kohlenoxydvergiftung gelegentlich mit hyperglykämischen Blutglukosewerten um 400 mg/dl, Glukosurie und Azetonurie einher. Zur Unterscheidung von der diabetischen Ketoazidose kann anamnestisch oder klinisch herangezogen werden, daß im Initialstadium zunächst ein Erregungszustand, später Trismus, Muskelzuckungen am Stamm, tetanische Krämpfe und Pyramidenbahnzeichen vorliegen. Erst im Lähmungsstadium kommt es wie bei der diabetischen Ketoazidose zur Hypo- oder Areflexie. Die Sicherung der Diagnose einer Kohlenoxydvergiftung erfolgt durch den qualitativen CO-Nachweis (Kunkelsche Tanninprobe, Formalinprobe, Hoppe-Seylersche-Probe etc.).

Diabetische Ketoazidose und Salizylatvergiftung (44, 80)

Bei der Salizylatvergiftung werden wie bei der diabetischen Ketoazidose Übelkeit, Erbrechen, Kußmaulsche Atmung, Exsikkose, Bewußtseinsstörung und fakultativ Gesichtsrötung angetroffen. Dagegen ist die Blutglukose normal oder sogar erniedrigt, und es besteht starkes Schwitzen.

Diabetische Stoffwechseldekompensation und hypoglykämischer Schock

Die Differentialdiagnose von diabetischer Stoffwechseldekompensation und hypoglykämischem Schock wird im Abschnitt über den hypoglykämischen Schock behandelt (s. S. 66).

Therapie

Diabetische Ketoazidose

Akutmaßnahmen

Wird die Diagnose einer diabetischen Ketoazidose vermutet oder gesichert, so ergibt sich daraus die Notwendigkeit, den Patienten umgehend zur stationären Krankenhausbehandlung einzuweisen. Die Therapie sollte aber bereits vor Beginn des Transports begonnen werden. Sie besteht in der Anlage einer Infusion von physiologischer Kochsalzlösung. Die Infusionsgeschwindigkeit ist so zu bemessen, daß innerhalb 1 Std. 1000 ml verabreicht werden. Die Einleitung einer Insulintherapie noch im ambulanten Bereich ist entbehrlich.

Weiterführende Therapie
Allgemeine Maßnahmen (6, 59)

Im Krankenhaus sollte die Therapie der schweren Formen von diabetischer Ketoazidose mit Beeinträchtigung des Bewußtseins sowie stärkerer Exsikkose, Hyperglykämie und Azidose soweit verfügbar auf der Intensivstation durchgeführt werden. Hier sind folgende Maßnahmen angezeigt:

– Schaffung eines venösen Zugangs; bei Verdacht auf Herzinsuffizienz oder bei ausgeprägter Exsikkose ist ein zentralvenöser Zugang erforderlich, über den die Kontrolle des zentralen Venendrucks möglich ist.

– Einlage eines Harnblasenkatheters zur exakten Erfassung der Harnausscheidung.

– Einlage einer Magensonde bei bewußtseinsgestörten Patienten; hierdurch werden aus dem oft atonischen Magen erhebliche Flüssigkeitsmengen gefördert, die beim Erbrechen die Gefahr einer Aspiration nach sich ziehen.

– Anschluß an einen Monitor zur Überwachung der Herzschlagfolge bei älteren Patienten, die infolge von Elektrolytverschiebungen durch Herzrhythmusstörungen gefährdet sind.

– Applikation einer Sauerstoff-Nasensonde bei Sauerstoff-Partialdrücken unter 80 mm Hg mit Gabe von 3–4 l O_2/min, soweit keine chronische respiratorische Insuffizienz besteht.

– Optimale Lagerung, Dekubitusprophylaxe, Schutz vor Unterkühlung.

Flüssigkeitstherapie

Die möglichst bereits vor dem Transport ins Krankenhaus eingeleitete parenterale Flüssigkeitstherapie wird hier fortgeführt.

Art der Infusionslösung

Anfangs erfolgt die Infusionsbehandlung mit *isotoner Elektrolytlösung* (physiologische Kochsalzlösung, Ringer-Lösung). Für die Verwendung isotoner anstelle der früher empfohlenen hypotonen Lösungen (z. B. 39, 45, 76) sprechen folgende Gründe: Schon durch die Flüssigkeitsbehandlung allein sinkt bei der diabetischen Ketoazidose die Blutglukose im allgemeinen ab (64, 111). Diese Tendenz wird durch die zusätzliche Insulintherapie verstärkt und ist grundsätzlich selbstverständlich beabsichtigt. Allerdings wird mit dem Sinken der Blutglukose auch die Osmolalität des Blutserums vermindert. Dies zieht eine Flüssigkeitsverschiebung vom Extra- in den Intrazellularraum nach sich. Bei einer Flüssigkeitstherapie mit hypotonen Lösungen wird diese Tendenz verstärkt. Hierdurch nimmt die Hypovolämie zu. Darüberhinaus vergrößert sich die Gefahr, daß sich ein Hirnödem ausbildet. Dies beruht darauf, daß sich die anfänglich bestehende Hyperosmolalität im Gehirn und im Liquor langsamer als in den übrigen Organen zurückbildet. Wird die Serumosmolalität durch hypotone Infusionslösungen rasch gesenkt, kann sich ein gefährlicher osmotischer Gradient zwischen Gehirn und Liquor einerseits und Serum andererseits ausbilden. Er vermag in einzelnen Fällen einen solchen Flüssigkeitseinstrom in das Gehirn zu bewirken, daß es zum Hirnödem kommt. Dies wird insbesondere bei Kindern und Jugendlichen beobachtet (24, 99). Kreislaufstabilisierung und Hirnödemprophylaxe lassen sich also mit isotonen Lösungen besser als mit hypotonen Lösungen erreichen (18, 28).

Die zusätzliche Gabe von *Plasma* oder *Plasmaexpandern* ist angezeigt, wenn es durch die Verabreichung von 2–3 l isotoner Elektrolytlösung nicht gelingt, den systemischen Blutdruck und zentralen Venendruck befriedigend anzuheben (27).

Ein Übergang auf *Elektrolytlösung mit Glukosezusatz* (Halbelektrolytlösung, Eindrittelelektrolytlösung) oder reine 5%ige *Glukoselösung* erfolgt dann, wenn die Blutglukose in den Bereich von 250–300 mg/dl abgesunken ist (28). Uns hat sich eine Eindrittelelektrolytlösung nach Art des Sterofundin B (53,7 mmol/l Na, 24,2 mmol/l K, 2,5 mmol/l Mg, 50,6 mmol/l Cl, 25 mmol/l Laktat, 7,3 mmol/l Phosphat und 50 g/l Glukose) bewährt. Die Zufuhr von Glukose verringert die Gefahr der Hypoglykämie. Außerdem wird Substrat für den Glukosestoffwechsel geliefert, der durch die Insulintherapie wieder normalisiert wird. Eine orale Kohlenhydratzufuhr ist zu diesem Zeitpunkt bei den schwerkranken Patienten noch nicht möglich. Die elektrolytfreie Glukoselösung bleibt den Fällen vorbehalten, bei denen sich im Verlauf der Therapie eine Hypernatriämie über 150 mval/l ausgebildet oder nicht zurückgebildet hat (1, 6, 28).

Infusionsmenge

Das Flüssigkeitsdefizit, das sich im Verlauf einer diabetischen Ketoazidose ausbildet, beträgt oft 10–15% des Körpergewichtes. Es müssen somit 5–12 l ersetzt werden (6, 75). Dabei ist einerseits zu berücksichtigen, daß sich die verabreichte

Flüssigkeit im Intravasalraum, Interzellularraum und Intrazellularraum verteilt. Damit werden zahlreiche Konzentrationen, Gradienten und Gleichgewichte geändert, die zunächst häufig aneinander angepaßt sind. Es ist darum wenig sinnvoll, bestimmte Meßwerte möglichst zügig normalisieren zu wollen. Die Menge der verabreichten Flüssigkeit sollte in den ersten 12 Std. der Behandlung 3–5 l nicht überschreiten. Andererseits muß das Ausmaß der Flüssigkeitssubstitution von der kardialen Leistungsfähigkeit abhängen. Dabei liefert der zentrale Venendruck (ZVD) ein Maß, mit dessen Hilfe die Infusionsgeschwindigkeit der kardialen Situation angepaßt wird. Im Mittel empfehlen sich folgende Infusionsraten (6, 92, 110):

ZVD (cm H$_2$O)	Infusionsrate (ml/Std.)
< 0	1500
0–3	1000
4–8	500
9–12	250
> 12	100

Ist die Blutglukose auf Werte um 250–300 mg/dl gesenkt, so daß von isotoner Elektrolytlösung auf glukosehaltige Infusionslösung übergegangen wird (s. oben), kann die Infusionsgeschwindigkeit im allgemeinen gedrosselt werden. Es genügt dann meist die Gabe von 1 l pro 4–6 Std. Die Infusionsbehandlung wird beendet, wenn der Patient wieder bei vollem Bewußtsein ist, keine Übelkeit mehr verspürt, mit Appetit zu essen vermag und reichlich trinken kann.

Insulintherapie

Bei der Insulintherapie der diabetischen Ketoazidose war viele Jahre die Gabe hoher intravenöser Insulindosen als Boli üblich (39, 45, 76, 77). Dieses Vorgehen ist weitgehend von der kontinuierlichen intravenösen Applikation niedriger Insulindosen abgelöst worden. Hiermit werden, wie vergleichende Untersuchungen gezeigt haben, permanent und nicht nur zeitweilig wirksame Insulinkonzentrationen erzielt. Die Insulinbehandlung ist dadurch nicht nur effektiver, sondern auch besser steuerbar. Zugleich wird die Gefahr von Hypokaliämie und Hypoglykämie geringer (18, 25, 26, 72, 73). Eine Alternative zur kontinuierlichen niedrig dosierten intravenösen Insulingabe stellt die im deutschsprachigen Raum wenig übliche intramuskuläre Verabreichung niedriger Insulindosen dar (2, 8, 21, 40, 81, 82, 94). Die intravenöse Insulintherapie erfolgt mit schnellwirkenden Normalinsulinpräparationen (Insulin Hoechst, Insulin Novo Actrapid, Insulin Velasulin Nordisk). Bei kindlichen und jugendlichen Diabetikern sowie bei Patienten, deren Diabetes voraussichtlich nicht dauernd insulinbedürftig sein wird, empfiehlt sich die Anwendung von Humaninsulin (H-Insulin Hoechst, Insulin Actrapid HM Novo, Insulin Velasulin Human Nordisk, Huminsulin Normal Lilly). Bei der intravenösen kontinuierlichen Insulintherapie werden 6–12 IE Insulin pro Stunde verabreicht. Sie erfolgt über eine Infusionspumpe (Perfusor etc.) oder durch Zusatz des Insulins zur Infusionslösung. Die Verdünnung des Insulins in Albuminlösung, wodurch seine Absorption an Spritze und Infusionssystem verhindert werden soll, ist auch nach unserer Erfahrung entbehrlich (37, 62, 88, 94). Manche Autoren empfehlen, die intravenöse Insulintherapie mit einem einmaligen Bolus von 8–20 IE einzuleiten (6, 13, 95). Wir geben initial 10 IE Insulin als Bolus und verabreichen anschließend 6–10 IE Insulin/Std. über Perfusor. Üblicherweise ist unter dieser Therapie eine Blutglukosesenkung um 60 bis 100 mg/Std. zu beobachten. Kommt es ausnahmsweise nicht zur deutlichen Blutglukosesenkung, verdoppeln wir die stündliche Insulindosis. Die Insulindosierung wird gedrosselt, wenn ein Blutglukoseniveau von 250–300 mg/dl erreicht ist. Bei den dann verabreichten glukosehaltigen Infusionslösungen genügt im allgemeinen eine Insulinzufuhr von 2–4–6 IE/Std. Hierdurch kann die Blutglukose für 12–24 Std. in der Größenordnung von 200–250 mg/dl gehalten werden. Mit Beendigung der Infusionstherapie wird zunächst viermal täglich (vor dem Frühstück, vor dem Mittagessen, vor dem Abendbrot, in der Mitte der Nacht) Insulin subkutan verabreicht. Im weiteren Verlauf erfolgt, sofern keine Begleiterkrankungen vorliegen, die Einstellung der Dauertherapie in üblicher Weise.

Kaliumsubstitution

Mit dem Abklingen der Azidose wandern Kaliumionen im Austausch gegen Wasserstoffionen aus dem Extra- in den Intrazellularraum zurück. Dadurch und infolge renaler Kaliumverluste kommt es im Verlauf der Therapie der diabetischen Ketoazidose regelmäßig zum Absinken des Serumkaliums. Deshalb ist eine adäquate Substitutionsbehandlung notwendig. Ihr Beginn ist von der initialen Höhe des Serumkaliums und vom Ausmaß der Diurese abhängig. Bei Werten über 6 mval/l wird zunächst abgewartet. Bei Ka-

liumwerten unter 6,0 mval/l wird die Substitution eingeleitet, sofern eine gute Diurese besteht. Bei Oligo- und Anurie wird mit der Substitutionstherapie erst bei Kaliumwerten unter 5 mval/l begonnen. Die erforderliche Dosis beträgt bei hyper- bis normokaliämischen Ausgangswerten zunächst 10–20 mmol/Std., bei bereits initialer Hypokaliämie 20–30 mmol/Std. Je nach dem Ergebnis weiterer Kontrollen wird die Kaliumdosis variiert. Die Gesamtmenge der im Verlauf der Ketoazidosetherapie zu substituierenden Kaliummenge liegt in der Größenordnung von 100–700 mmol (18). Die Substitution erfolgt üblicherweise durch Gabe von Kaliumchloridkonzentrat (7,45 %, 1 ml = 1 mmol) zur Infusionslösung.

Azidosekorrektur

Die metabolische Azidose wird vor allem durch die Insulintherapie korrigiert. Eine zusätzliche Therapie mit Natriumbikarbonat verstärkt die Tendenz zur Hypokaliämie, da die Anhebung des pH um 0,1 einen Abfall des Serumkaliums um etwa 0,6 mval/l bewirkt (6). Außerdem kann Natriumbikarbonat zu zerebralen Störungen führen. Allgemein wird daher eine symptomatische Therapie mit Natriumbikarbonat nur bei schwerer dekompensierter Azidose mit pH-Werten unter 7,1–7,2 vorgenommen. Wir setzen Natriumbikarbonat nur bei vital bedrohlichen Azidosen mit einem pH unter 7,0 ein. Die innerhalb von 2–4 Std. zu infundierende Menge (in mmol) errechnet sich nach der Formel Base-excess × 0,1 × kg Körpergewicht. Die Bikarbonatgabe wird beendet, wenn ein pH von 7,2 erreicht ist (18).

Phosphatsubstitution

Unter der Insulintherapie der diabetischen Ketoazidose kommt es zur Hypophosphatämie. Eine Reihe theoretischer Gründe (z. B. 6, 18) spricht dafür, daß dieser Zustand korrekturbedürftig ist, wenn auch vergleichende klinische Studien einen Vorteil der Phosphatsubstitution bislang nicht sichern konnten. Dennoch dürfte es ratsam sein, bei Abfall des Serumphosphors unter 1,0 mg/dl eine Phosphatsubstitution einzuleiten. Sie erfolgt mit einer Dosierung von 4–10 mmol/Std. bis zu einer Gesamtmenge von 30–80 mmol. Die Phosphatsubstitution ist mit der Gefahr von Hypokalzämie und Hyperphosphatämie verbunden. Die entsprechenden Werte müssen daher kontrolliert werden. Unter Umständen wird eine zusätzliche Kalziumgabe erforderlich. Bei der Verwendung von Kaliumphosphat ist dessen Kaliumgehalt zu berücksichtigen. Da das Kaliumdefizit im allgemeinen deutlich größer als das Phosphatdefizit ist, sollte die Substitution dieser Elektrolyte im Ansatz unabhängig voneinander erfolgen (18). Wird eine Eindrittelelektrolytlösung nach Art des Sterofundin B (s. S. 58) infundiert, so muß deren Phosphatgehalt in Rechnung gestellt werden.

Antibiotikatherapie

Besteht ein Hinweis darauf, daß die diabetische Ketoazidose durch eine bakterielle Infektion ausgelöst worden ist, so ergibt sich die Indikation zum Einsatz eines Breitbandantibiotikums (28). Eine Leukozytose rechtfertigt allerdings beim Fehlen anderer Zeichen keine antibiotische Therapie, da sie durch die Ketoazidose selbst bedingt sein kann.

Heparintherapie

Bei der häufig bestehenden Kreislaufdepression und im Hinblick auf eine Thromboseprophylaxe ist insbesondere bei älteren Patienten eine Low-dose-Heparintherapie (600–1000 IE/Std.) angezeigt. Wegen der unsicheren Resorptionsverhältnisse aus dem subkutanen Gewebe zu Beginn der Therapie sollte sie zumindest anfangs auf intravenösem Wege erfolgen (6, 18, 28).

Prophylaxe

Eine Prophylaxe der diabetischen Ketoazidose ist bei vorbekanntem Diabetes innerhalb gewisser Grenzen möglich. Sie läßt sich erreichen, wenn der Diabetiker durch entsprechende Schulung darüber unterrichtet wird, wie Fehler der Diät- und Insulintherapie vermieden werden können. Insbesondere müssen ihm Kenntnisse darüber vermittelt werden, wie er sich bei interkurrenten Infekten und bei Erbrechen zu verhalten hat. Hier darf bei mangelnder Kohlenhydrataufnahme die Insulintherapie nicht aus Furcht vor einer Hypoglykämie unterbrochen werden (95). Regelmäßige Selbstkontrolle zumindest der Glukosurie kann den geschulten Patienten frühzeitig auf die Entwicklung einer diabetischen Ketoazidose hinweisen.

Hyperosmolares nichtketoazidotisches Präkoma oder Koma

Für das hyperosmolare nichtketoazidotische Präkoma oder Koma gelten die gleichen Behandlungsgrundsätze wie für die Therapie der diabetischen Ketoazidose (s. S. 57 f). Allerdings ist es erforderlich, verschiedene Dosierungen zu variieren.

Besonderheiten der Flüssigkeitstherapie

Bei der Flüssigkeitstherapie ist zu berücksichtigen, daß häufig ein stärkeres Flüssigkeitsdefizit als bei der diabetischen Ketoazidose besteht und daß deshalb größere Infusionsmengen verabreicht werden müssen. Die gesamte im Verlauf der Therapie zu substituierende Flüssigkeitsmenge liegt bei 6–18, im Mittel bei 9 l (89). Die Diskussion, ob hypotone (68, 89), isotone (6) oder hypertone (57) Infusionslösungen bei der Therapie des hyperosmolaren nichtketoazidotischen Präkomas und Komas verwendet werden sollten, ist noch nicht abgeschlossen. Wir verabfolgen physiologische Kochsalzlösung.

Besonderheiten der Insulintherapie

Bei der Therapie des hyperosmolaren nichtketoazidotischen Präkomas oder Komas darf die Blutglukose nicht zu rasch gesenkt werden, da sonst in besonderem Maße die Gefahr von Hypovolämie und Hirnödem besteht. Anzustreben ist eine Senkung der Blutglukose von 50 bis maximal 100 mg/dl pro Stunde. Die Serumosmolalität sollte nicht schneller als 10 mOsmol/l pro Stunde abfallen (13). Dies wird durch eine niedrigere Dosierung der kontinuierlichen intravenösen Insulintherapie erreicht. Meist sind Insulindosen zwischen 2 und 6 IE/Std. erforderlich. Die Blutglukose sollte zunächst nur bis etwa 300 mg/dl gesenkt werden. Es ist zweckmäßig, dieses Niveau für 12–24 Std. aufrechtzuerhalten. Erst danach erfolgt die vorsichtige Dauereinstellung in üblicher Weise (6, 68).

Besonderheiten der Kaliumsubstitution

Als Folge der vorausgegangenen exzessiven osmotischen Diurese mit entsprechendem Kaliumverlust sind die Patienten im hyperosmolaren nichtketoazidotischen Präkoma oder Koma bereits initial häufig hypokaliämisch. Es sind deshalb oft schon frühzeitig – je nach Kaliumwert – relativ hohe Kaliumdosen von 20–30 mmol/Std. erforderlich. Die weitere Steuerung der Kaliumsubstitution richtet sich nach dem Serumkalium. Der Gesamtbedarf an Kalium innerhalb der ersten 36 Std. der Therapie liegt bei 200–300 mmol, gelegentlich noch darüber (89).

Prognose

Diabetische Ketoazidose

Die diabetische Ketoazidose ist auch heute noch eine Notfallsituation, die überaus ernst genommen werden muß. Angaben zur Letalität variieren aufgrund unterschiedlicher Definitionen stark. Sie liegen im Mittel bei 5–20%. In einer Literaturübersicht (28) wurde für die Zeit von 1930–1959 eine Letalität der diabetischen Ketoazidose von 38% und für den Zeitabschnitt von 1960–1978 von 9% gefunden. In Basel wurde während einer Periode der Therapie mit hohen Insulindosen von 1968–1973 eine Letalität von 24% beobachtet. Sie betrug in der anschließenden Periode der Behandlung mit niedrigen Dosen von 1973–1978 14% (18). Die Letalität nimmt mit Alter, Blutglukosehöhe, Grad der Bewußtseinsstörung und Schwere der Kreislaufinsuffizienz zu (86). Zum Ausmaß der Ketoazidose bestehen dagegen keine Beziehungen.

Häufigste Todesursachen sind Kreislaufschock, arterielle Thrombose und Infektion (6, 28).

Hyperosmolares nichtketoazidotisches Präkoma und Koma

Die Letalität des hyperosmolaren nichtketoazidotischen Präkomas und Komas ist mit 20–50% etwa doppelt so hoch wie die der diabetischen Ketoazidose (18, 83, 86). Hierfür sind vor allem fortgeschrittenes Alter und schwere Begleiterkrankungen der betroffenen Patienten verantwortlich. Die Prognose ist um so schlechter, je höher Alter, Blutglukose, Osmolarität und Harnstoff sind (6).

Hypoglykämischer Schock

Ätiologie

Die Höhe des Blutglukosespiegels wird von mehreren Faktoren beeinflußt. Einerseits führen Kohlenhydrataufnahme und „Streßhormone" zur Erhöhung, andererseits Insulin und Muskelarbeit zur Senkung der Blutglukose. Dabei kann das Insulin beim Diabetiker entweder exogen zugeführt oder unter dem Einfluß eines Sulfonylharnstoffs endogen freigesetzt sein. Eine Hypoglykämie kommt dadurch zustande, daß blutglukoseerhöhende Faktoren vermindert oder blutglukosesenkende Faktoren verstärkt werden. Verschiedentlich wirken beide Mechanismen zusammen. Die folgende Aufstellung zeigt, daß ätiologisch sehr vielfältige Faktoren eine Hypoglykämie auslösen können.

Ätiologie der Hypoglykämie beim Diabetiker. Erläuterungen im Text (20, 56, 70, 106):

I. Verminderung blutglukoseerhöhender Faktoren bei gleichzeitiger Therapie mit Sulfonylharnstoff oder Insulin.

  A. Mangelnde Kohlenhydrataufnahme:
    1. Auslassen einer Mahlzeit,
    2. falsche Kohlenhydratverteilung in der Diät.

  B. Hemmung der Glukoneogenese (z. B. durch erheblichen Alkoholkonsum).

  C. Mangelnde Wirkung gegenregulatorischer „Streßhormone":

    1. gestörte Gegenregulation vorwiegend bei mangelnder Adrenalinwirkung:
      a) autonome diabetische Neuropathie,
      b) Betarezeptorenblockade,
      c) „Boden-Effekt" (22),
    2. Zustand nach Pankreatektomie: Glukagonmangel (31),
    3. Unterfunktion der Hypophyse: Cortisol- und Wachstumshormonmangel (87),
    4. Unterfunktion der Nebennierenrinde: Cortisolmangel (87).

  D. Wegfall kontrainsulinär wirkender Plazentarhomone bei Beendigung einer Schwangerschaft.

II. Vermehrung blutglukosesenkender Faktoren.

  A. Vermehrte Muskeltätigkeit bei gleichzeitiger Therapie mit Sulfonylharnstoff oder Insulin.

  B. Vermehrte Insulinwirkung:

    1. endogenes, durch Sulfonylharnstoff freigesetztes Insulin:
      a) Überdosierung des Sulfonylharnstoffs
      – Fehlbeurteilung der Stoffwechsellage, besonders in der Initialphase der Therapie und bei Gewichtsabnahme
      – Versehen
      – Suizid,

b) Wirkungsverstärkung einzelner Sulfonylharnstoffe (z. B. Tolbutamid) durch Interferenz mit anderen Stoffen
  - Verdrängung des Sulfonylharnstoffs aus der Serumeiweißbindung mit Zunahme des freien stoffwechselaktiven Anteils (Salizylate, Phenylbutazon, Sulfonamide)
  - Hemmung des Abbaus in der Leber (z. B. Sulfaphenazol, Phenylbutazon, Chloramphenicol, Doxycyclin, Dicumarol, Alkohol)
  - Hemmung der Ausscheidung über die Niere (Salizylate, Phenylbutazon, Probenecid)
  - synergistische Wirkung, z. B. Hemmung der insulinantagonistischen Wirkung der Katecholamine (Propranolol), Verbesserung der peripheren Glukoseutilisation (Salizylate),
c) Wirkungsverstärkung von Sulfonylharnstoffen durch Abbaustörungen in der Leber bei schweren Hepatopathien (Tolbutamid, Chlorpropamid, Glibenclamid, Glymidin),
d) Wirkungsverstärkung von Sulfonylharnstoffen durch verminderte renale Ausscheidung bei Niereninsuffizienz (Tolbutamid),
2. exogen zugeführtes Insulin:
  a) Überdosierung von Insulin
    - Fehlbeurteilung der Stoffwechsellage durch Arzt (falsche Anordnung) oder Patient (falsche Dosisanpassung)
    - Versehen
    - Absicht (Hypoglycaemia factitia, Suizid),
  b) geänderte Resorptionskinetik des injizierten Insulins
    - Lipodystrophie an der Injektionsstelle
    - versehentliche intramuskuläre Injektion,
  c) Wirkungsverstärkung des Insulins durch synergistische Wirkung anderer Stoffe, z. B. Hemmung der in-

sulinantagonistischen Wirkung der Katecholamine (Propranolol), Verbesserung der peripheren Glukoseutilisation (Salizylate),
  d) Veränderung der Insulinhalbwertszeit bei Niereninsuffizienz.

Zur *Häufigkeit* der einzelnen Punkte dieser Übersicht ist anzumerken, daß das Auslassen einer Mahlzeit (Punkt I.A.1.) sowie vermehrte Muskelarbeit (Punkt II.A.) bei jeweils gleichzeitiger Therapie mit einem Sulfonylharnstoff oder mit Insulin verhältnismäßig oft Anlaß zur Hypoglykämie geben. Auch die Überdosierung von Insulin (Punkt II.B.2.a.) – meist aufgrund einer Fehlbeurteilung der Stoffwechsellage durch Arzt oder Patient – spielt praktisch eine wichtige Rolle. Diese drei Faktoren machen etwa 90 % der Ursachen von Hypoglykämien aus (51). Die intensivierte Diabetestherapie mit 3–5 über den Tag verteilten Insulingaben oder tragbaren Insulinpumpen ist bei einem Teil der Patienten mit einer vermehrten Gefährdung durch Hypoglykämien verbunden (69, 108, 113). Weiterhin ist die Überdosierung von Sulfonylharnstoffen (Punkt II.B.1.a.) nicht ganz selten. Dies gilt insbesondere für die Therapie mit Glibenclamid (z. B. Euglucon) (9, 87) bei neu manifestiertem Diabetes.

Sinkt die Blutglukose in den hypoglykämischen Bereich ab, so werden physiologischerweise gegenregulatorisch „Streßhormone" freigesetzt. Sie heben das Blutglukoseniveau wieder an. An dieser *Gegenregulation* sind insbesondere Glukagon und Adrenalin beteiligt. Nur nachgeordnet lösen auch Cortisol, Noradrenalin und Wachstumshormon eine Gegenregulation aus (32, 33, 102). Ein besonders enger Regelkreis besteht zwischen Insulin und Glukagon. Dabei stimuliert Glukagon die insulinproduzierenden B-Zellen, während Insulin die glukagonproduzierenden A-Zellen inhibiert. Wird ein Diabetiker mit exogenem Insulin behandelt, so drosselt dies chronisch die Glukagonsekretion (23, 38, 109). Damit wird die Gegenregulation beim insulinbehandelten Diabetiker im wesentlichen von der Adrenalinreaktion abhängig. Diese kann bei autonomer diabetischer Neuropathie oder unter der Therapie mit einem Betarezeptorenblocker (63) beeinträchtigt werden. Weiterhin gibt es Diabetiker, bei denen eine Adrenalinausschüttung zwar durch körperliche Belastung, nicht jedoch durch den Reiz der Hypoglykämie auslösbar ist („Boden-Effekt", 22). Die Gegenregulation ist somit auf verschiedenen Wegen störbar. Die hiervon betroffenen

Patienten sind in besonderer Weise durch Hypoglykämien gefährdet. Über die Störung der Gegenregulation hinaus scheint es im übrigen noch weitere komplexe und bisher nicht definierbare Mechanismen zu geben, welche die Entstehung einer Hyperglykämie begünstigen (67, 90).

Pathogenese

Der hypoglykämische Schock ist die klinisch ausgeprägteste Form der Hypoglykämie. Ihre Symptome gehen auf zwei Pathomechanismen zurück.

Erstens wird die Symptomatik der Hypoglykämie durch die gegenregulatorisch aktivierte Adrenalinwirkung bestimmt. Dabei führt die Hypoglykämie zunächst zur Stimulation von Glukoserezeptoren im Hypothalamus. Diese bewirken durch nervale Vermittlung die Freisetzung von Adrenalin aus dem Nebennierenmark. Adrenalin fördert in der Leber die Glykogenolyse, stimuliert in den A-Zellen des Pankreas die Glukagonsekretion und hemmt, soweit beim Diabetiker möglich, in den B-Zellen die Insulinausschüttung. Klinische Zeichen der Adrenalinwirkung sind Tachykardie, Hautblässe, gesteigerte Schweißproduktion, Tremor, Unruhe und Hungergefühl (6, 106).

Zweitens beruhen die Symptome der Hypoglykämie auf der Glukoseverarmung des Gehirns. Glukose stellt das Substrat dar, von dem der Stoffwechsel des Gehirns weitgehend abhängig ist. Typische klinische Zeichen der Neuroglukopenie sind Kopfschmerzen sowie Störungen von Konzentration, Gedächtnis, Verhalten und Bewußtsein. Auch die gelegentlich auftretenden Krämpfe und Lähmungen sind hier einzuordnen. Bei schwerer und lang anhaltender Hypoglykämie kann es zum Untergang von Hirnzellen kommen. Hieraus können sich bleibende neurologische und psychische Ausfälle ergeben (6, 20).

Symptome

Verlaufsformen

Die Hypoglykämie verläuft häufig akut, gelegentlich jedoch auch protrahiert. Dabei entwikkelt sich die *akute Hypoglykämie* meist innerhalb von Viertelstunden, gelegentlich aber auch wesentlich schneller. Ihre initialen Symptome sind von der gegenregulatorisch aktivierten Adrenalinwirkung bestimmt. Später treten Symptome

des zerebralen Glukosemangels hinzu. Die *protrahierte Hypoglykämie* setzt schleichend ein und erstreckt sich über Stunden. Die Symptomatik wird primär vom zerebralen Glukosemangel geprägt. Liegt der protrahierten Hypoglykämie die Überdosierung eines langwirkenden Sulfonylharnstoffs wie z. B. Glibenclamid zugrunde, so besteht auch nach ihrer anfänglichen Behebung noch für die folgenden Tage Rezidivgefahr (53).

Schweregrade

Die Hypoglykämie kann in leichter, mittelschwerer und schwerer Form auftreten (19). Die schwere Hypoglykämie entspricht dem hypoglykämischen Schock. Bei seiner Entwicklung werden häufig zunächst Symptome der leichten und dann der mittelschweren Hypoglykämie durchlaufen. Bei leichteren Hypoglykämien überwiegen adrenalininduzierte vegetative Symptome. Schwerere Hypoglykämien sind vom zerebralen Glukosemangel gekennzeichnet. Insgesamt ist in der Hypoglykämie eine große Vielzahl von Symptomen möglich, die im Einzelfall sehr unterschiedlich ausgeprägt sind. Die Schwere der Hypoglykämie wird nicht nur vom Ausmaß, sondern auch von Geschwindigkeit und Dauer der Blutglukosesenkung bestimmt. Eine strenge Korrelation zwischen den verschiedenen Schweregraden der Hypoglykämie und bestimmten Blutglukosebereichen läßt sich nicht herstellen.

Anamnestische Befunde

Bei der *leichten Hypoglykämie* können die Patienten über unbestimmtes Unwohlsein, Unruhe, Hungergefühl, Übelkeit, Kopfschmerzen, Müdigkeit, Kraftlosigkeit, Steifheitsgefühl in den Gliedern, Akroparästhesien, herabgesetzte Sehschärfe mit Doppelbildern sowie über Koordinationsstörungen, Zittern in den Händen und verwaschene Sprache klagen (6, 19). In psychischer Hinsicht bestehen Entschlußlosigkeit, Vergeßlichkeit, Antriebsmangel und fehlende Initiative. Die Stimmung ist meist dysphorisch-reizbar, ängstlich-depressiv, bedrückt und labil. Der Zustand läßt sich als Durchgangssyndrom mit neurasthenisch anmutender Leistungsschwäche und abnormer Verstimmbarkeit charakterisieren. Das Verhalten ist noch einer Selbstreflexion zugänglich (85). Tritt die Hypoglykämie während des Schlafs auf, so berichten die Patienten über unruhige Träume, Wadenkrämpfe, nächtliches Schwitzen und morgendliche Kopfschmerzen.

Auch bei der *mittelschweren Hypoglykämie* werden Seh- und Sprachstörungen angegeben. Bei vorbestehender Koronarsklerose können Angina-pectoris-Anfälle auftreten. Klagen über Symptome der vegetativen Übererregbarkeit treten in den Hintergrund (6, 19, 20). Dagegen kommt es im psychischen Bereich zu ausgeprägten Störungen des Antriebs und der Affektivität. Der Patient erlebt sich nicht mehr als Initiator seiner Antriebe. Diese verselbständigen sich vielmehr und übermächtigen ihn. Es kann zu impulsiven Handlungen, rauschhaften Enthemmungszuständen, sexuellen Entgleisungen und aggressiven Erregungen, hochgradiger Ängstlichkeit, depressiven und manischen Verstimmungen, euphorischem Distanzverlust, gesteigertem und dabei unzusammenhängendem Rededrang wie auch zu hochgradiger Verlangsamung, Perseverationstendenz und affektiver Abstumpfung kommen. Orientierung und Gedächtnis sind deutlich beeinträchtigt (85). Verwirrtheitszustände mit Halluzinationen führen gelegentlich zur Aufnahme in eine psychiatrische Abteilung. Verstöße gegen die Straßenverkehrsordnung und kriminelle Delikte kommen unter dem Einfluß solcher Hypoglykämien vor.

Bei der *schweren Hypoglykämie* stehen Störungen der Orientierung, des Gedächtnisses und des Bewußtseins im Vordergrund. Sie leiten in Somnolenz und tiefe Bewußtlosigkeit über. Häufig sind nur fremdanamnestische Angaben zu erhalten. Gelegentlich ergibt sich aus einem Diabetikerausweis, daß ein Bewußtloser unter der Therapie mit blutglukosesenkenden Medikamenten steht.

Klinische Befunde (6, 19, 20)

Bei der *leichten Hypoglykämie* können kühle und blasse Haut, vermehrte Absonderung von Schweiß, Speichel und Tränenflüssigkeit, Tremor und allgemeine Ursache beobachtet werden. Die Herzaktion ist tachykard.

Die *mittelschwere Hypoglykämie* kann zusätzlich mit stotternder und dysarthrischer Sprache, starrer Mimik und Koordinationsstörungen einhergehen.

In der *schweren Hypoglykämie* liegen Bewußtseinsstörungen unterschiedlichen Grades bis hin zur tiefen Bewußtlosigkeit vor. Der Muskeltonus ist anfangs rigide, zuletzt schlaff. Die Sehnenreflexe können zunächst gesteigert und später abgeschwächt sein. Pyramidenbahnzeichen und unwillkürlicher Abgang von Urin oder Stuhl kommen vor. Gelegentlich besteht eine Hypothermie. Weiterhin werden tonisch-klonische Krämpfe, Monoplegien und Hemiparesen beob-

achtet. Gelegentlich tritt ein Hyperventilationssyndrom auf. Der Blutdruck ist normal oder erhöht.

Laborbefunde

Diagnostisch entscheidender Befund ist der Nachweis einer Blutglukoseerniedrigung unter 50 mg/dl (74). Die Testung auf Harnglukose fällt in der Regel negativ aus. Allerdings kann ein positiver Harnglukosebefund erhalten werden, wenn in der Hypoglykämie eine Harnprobe entleert wird, die infolge vorangegangener Hyperglykämie noch Glukose enthält. Gelegentlich ist bei Hypoglykämie Azeton im Harn infolge glukopenisch und gegenregulatorisch induzierter Ketogenese nachweisbar.

Diagnostik

Die Diagnose des hypoglykämischen Schocks ergibt sich in Verbindung mit dem klinischen Befund aus dem Nachweis einer Blutglukoseerniedrigung unter 50 mg/dl. Hierfür wird zunächst die Blutglukosebestimmung mit einem Teststreifen (s. S. 53) herangezogen. Damit ist innerhalb weniger Minuten eine ausreichend genaue Information über das Blutglukoseniveau zu gewinnen. Erfolgt die Untersuchung in der Praxis oder Klinik, sollte zugleich auch Blut für eine enzymatische Blutglukosebestimmung abgenommen werden. Hierdurch steht nachträglich noch ein genauer Wert zur Verfügung. Die Therapie des hypoglykämischen Schocks muß unmittelbar nach Stellung der Diagnose beginnen. Häufig lassen sich die hypoglykämischen Symptome innerhalb weniger Minuten beheben. Danach sollten mehrere Blutglukosekontrollen – mit Teststreifen und enzymatischer Bestimmung – vorgenommen werden. Mit ihrer Hilfe wird überprüft, ob sich die Blutglukose oberhalb des hypoglykämischen Bereichs stabilisiert. Bei verzögerter Rückbildung der Bewußtseinsstörung hängt die Art der weiteren Behandlung vom Ergebnis fortlaufender Blutglukosekontrollen ab. Entsprechende Kontrollen im Abstand von wenigen Stunden sind auch nach einer Hypoglykämie durch prolongiert hypoglykämisierende Antidiabetika (z. B. Glibenclamid) erforderlich. Dies gilt vor allem nach der Einnahme größerer Glibenclamiddosen in suizidaler Absicht. In gleicher Weise muß auch nach suizidaler Applikation hoher Dosen Insulin – insbesondere Verzögerungsinsulin – verfahren werden.

Differentialdiagnose

Hypoglykämie und neurologische Störungen

In der Hypoglykämie werden Bewußtseinsstörungen beobachtet, die mit Monoplegien, Hemiparesen und Pyramidenbahnzeichen verbunden sind. Die sichere Zuordnung solcher Symptome zur Hypoglykämie ist nur dann möglich, wenn sie bei hypoglykämischen Blutglukosewerten auftreten und nach deren Behebung verschwinden. Im übrigen ist eine differentialdiagnostische Abgrenzung insbesondere von der *transitorischen ischämischen Attacke*, vom *prolongierten reversiblen Insult* sowie auch *intrakraniellen raumfordernden Prozessen* und *Blutungen* erforderlich. Weiterhin können in der Hypoglykämie Bewußtseinsstörungen auftreten, die mit fokalen oder generalisierten Krampfanfällen sowie unwillkürlichem Abgang von Urin und/oder Stuhl einhergehen. Auch hier ergibt sich die hypoglykämische Genese durch die aktuelle Blutglukosebestimmung. Gelegentlich wird die differentialdiagnostische Abgrenzung gegenüber der *genuinen* oder anderen *symptomatischen Epilepsien* dadurch erschwert, daß bei vorbestehendem Krampfleiden unter hypoglykämischen Blutglukosewerten offenbar eine verstärkte Krampfbereitschaft besteht. Darüber hinaus können Krampfanfälle als Folge persistierender Hirnschädigungen auftreten, die auf dem Boden schwerer Hypoglykämien entstanden sind.

Hypoglykämie und psychische Störungen

Nicht ganz selten werden psychisch induzierte Symptome als Ausdruck einer Hypoglykämie fehlgedeutet. Solche *psychogenen Störungen* bestehen bei einzelnen Diabetikern unter Therapie mit Insulin oder Sulfonylharnstoffen, die über Zustände von Unwohlsein und innerer Unruhe klagen. Diese Beschwerden bilden sich nach der Einnahme von Zucker oder anderen Kohlenhydraten zurück. Wird während solcher Zustände die Blutglukose überprüft, so läßt sich keine Hypoglykämie objektivieren. Offenbar beeinflußt hier die Kohlenhydrataufnahme suggestiv eine psychogene Störung (95). Umgekehrt geben die Verhaltensstörungen, die insbesondere bei mittelschweren Hypoglykämien auftreten (s. S. 64), Anlaß zu Fehldeutungen als hysterische oder psychotische Reaktionen. So können die manisch agitierten oder depressiv abgestumpften Verhaltensweisen hypoglykämischer Diabetiker als Ausdruck einer *Zyklothymie*, die Verwirrtheitszustände mit Halluzinationen als Hinweis auf eine *Schizophrenie* oder *organische Psychose* verkannt werden. Auch hier führt die Blutglukosebestimmung zur differentialdiagnostischen Abklärung.

Hypoglykämie und exogene Intoxikationen

Differentialdiagnostisch sind gelegentlich auch bestimmte exogene Intoxikationen in Betracht zu ziehen. Diesen Intoxikationen ist gemeinsam, daß sie zu Bewußtseinsstörungen führen, die mit Unruhezuständen verbunden sind.

Nicht selten wird eine Intoxikation mit *Alkohol* unterstellt, wenn tatsächlich eine Hypoglykämie vorliegt. Bei solchen vermeintlich Betrunkenen fehlt der Foetor alcoholicus. Differentialdiagnostisch schwieriger ist die Situation dann, wenn die Hypoglykämie durch übermäßige Alkoholaufnahme ausgelöst worden ist (112). Es ist deshalb empfehlenswert, im Zweifelsfall bei alkoholisierten Diabetikern die Blutglukose zu kontrollieren.

Gelegentlich ist die Abgrenzung der Wirkung von *Haschisch* und *Halluzinogenen* (LSD, Meskalin u. a.) von einer Hypoglykämie erforderlich. Hier wie bei der Intoxikation mit *Cocain* oder *Atropin* liefert die Blutglukosebestimmung den richtunggebenden Befund. Selten werden Unruhe und Bewußtseinsstörungen nach dem Verzehr von *Panther-* oder *Fliegenpilzen* (Pantherinasyndrom, 80) differentialdiagnostische Schwierigkeiten gegenüber der Hypoglykämie bereiten.

Hypoglykämie und kardiovaskuläre Störungen

Synkopen, wie sie im Rahmen von *Adams-Stokes-Anfällen* auftreten, führen gelegentlich zu differentialdiagnostischen Problemen gegenüber therapieinduzierten Hypoglykämien. Wenngleich schlagartig einsetzende Bewußtlosigkeit bei Hypoglykämie selten ist, können doch zur weiteren Abklärung Langzeit-Elektrokardiogramm sowie engmaschige Blutglukosekontrollen, u. U. über mehrere Tage, erforderlich sein.

Orthostasereaktionen, die etwa durch eine diabetische Neuropathie oder eine Therapie mit Antihypertensiva bedingt sind, werden gelegentlich als Hypoglykämien fehlgedeutet (95). Hier können Blutdruckmessungen im Stehen zur Klärung beitragen.

Hypoglykämie und endokrine Störungen

Nicht ganz selten bereiten *klimakterische Beschwerden* oder eine *Hyperthyreose* bei Diabetikern differentialdiagnostische Schwierigkeiten gegenüber Hypoglykämien. Dabei können die bei diesen Störungen bestehenden adrenergen Symptome wie Unruhe, Schwitzen oder Tachykardie zu Fehldeutungen führen. Hier wird sich die Situation in der Regel durch Blutglukosebestimmungen klären lassen. Anders ist dies in den seltenen Fällen, bei denen ein Diabetes mit einer *Nebennierenrindeninsuffizienz* oder einer *Hypophysenvorderlappeninsuffizienz* kombiniert ist. Diese endokrinen Störungen können ihrerseits mit Hypoglykämien einhergehen (87). Bezüglich der Einzelheiten der Diagnostik ist hier auf das Kapitel der endokrin bedingten Komata zu verweisen (s. S. 112ff).

Hypoglykämie und hyperglykämische Stoffwechseldekompensation

Die Differentialdiagnose zwischen Hypoglykämie und hyperglykämischer Stoffwechseldekompensation ist in der Tab 4.3 zusammengefaßt. Den differentialdiagnostisch entscheidenden Befund liefert die Blutglukosebestimmung. Sie ist wegen der Dringlichkeit therapeutischer Konsequenzen mit einem Schnelltest (s. S. 53) vorzunehmen. Die Unterscheidung des hypoglykämischen Schocks vom ausgeprägten ketoazidotischen Präkoma oder Koma bereitet meist keine größeren Schwierigkeiten. Dagegen weist der hypoglykämische Schock einige Gemeinsamkeiten mit der hyperosmolaren nichtketoazidotischen Stoffwechseldekompensation auf, die zu Verwechslungen führen können. So werden bei beiden Krampfanfälle, Hemiparesen oder Pyramidenbahnzeichen beobachtet. Auch fehlen bei beiden die Kußmaulsche Atmung, der Azetongeruch der Atmungsluft sowie eine stärkere Azetonurie.

Therapie

Akute Maßnahmen (6, 13, 95)

Mit der Akuttherapie der Hypoglykämie wird meist bereits das definitive Behandlungsziel erreicht. Es besteht in der Anhebung der Blutglukose in den normoglykämischen Bereich. Hierdurch werden in der Regel auch die adrenergen und neuroglukopenischen Symptome beseitigt.

Tabelle 4.3 Differentialdiagnose von Hypoglykämie und hyperglykämischer diabetischer Stoffwechseldekompensation (59, 101)

	Hypoglykämie	Hyperglykäm. Stoffwechseldekompens.
Anamnese		
Diabetesanamnese	Diabetes bekannt, mit Insulin oder Sulfonylharnstoff behandelt	Diabetes häufig bekannt, teils jedoch unbekannt
vorangehende Ereignisse	ungenügende Nahrungsaufnahme, ungewöhnliche körperliche Betätigung, zuviel Insulin	Infekte, andere begleitende Krankheiten, ungenügende Insulintherapie, schwere Diätfehler
Beginn	schnell oder abrupt, innerhalb von Minuten	allmählich, innerhalb von Stunden
Beschwerden	Hunger, Schwitzen, Angst, Kopfschmerzen, Unruhe, psychotische Reaktionen	Durst, Polyurie, Inappetenz, Übelkeit, Brechreiz, Erbrechen, abdominale Schmerzen, Schwäche, Benommenheit
klinische Befunde		
Gesicht	blaß oder Wechsel von Blässe und Rötung	gerötet
Haut, Mundhöhle	feucht	trocken
Atmung	normal	Kußmaul-Atmung (ketoazidotisch) oder normal (hyperosmolar)
Blutdruck	normal oder hoch	niedrig
Puls	voll	weich
Muskeltonus	rigide	schlaff
Reflexe	gesteigert	abgeschwächt
Bulbi	hart	weich
Laborbefunde (Teststreifen)		
Blutglukose	niedrig	hoch

Tab. 4.3 Fortsetzung

	Hypoglykämie	Hyperglykäm. Stoffwechselde- kompens.
Harnglukose	negativ, selten positiv	positiv
Harnazeton	negativ, selten positiv	positiv (ketoazidotisch) oder negativ (hyperosmolar)

Die Intensität der Therapie richtet sich nach dem Schweregrad der Hypoglykämie. Die Behandlung kann sich an folgendem Stufenplan orientieren:

angedeutete Hypoglykämie:	zeitliches Vorziehen zumindest eines Teiles der im Diätplan vorgesehenen nächsten Mahlzeit
geringe Hypoglykämie:	zusätzlicher Verzehr kohlenhydrathaltiger Nahrungsmittel, z. B. Brot oder Obst
mäßiggradige Hypoglykämie:	Einnahme von Traubenzucker (Glukose), Haushaltszucker (Saccharose) oder zuckerhaltigen Getränken (z. B. Limonde, Cola)
schwere Hypoglykämie mit Bewußtseinstrü- bung:	Einflößen von zuckerhaltigen Getränken durch Hilfspersonen, Einlegen von Traubenzucker zwischen Wangenschleimhaut und Zahnreihe
schwere Hypoglykämie mit Bewußtlosigkeit (hypoglykämischer Schock):	intravenöse Gabe von hochprozentiger Glukoselösung; subkutane oder intramuskuläre Gabe von Glukagon.

Bei der Therapie des hypoglykämischen Schocks werden 20–60 ml einer 40%igen Glukoselösung intravenös injiziert. Nicht selten gewinnt der Patient bereits unter der Injektion das Bewußtsein zurück. Allerdings gibt es auch Verläufe, bei denen die völlige Bewußtseinsklarheit erst nach Stunden wiedergewonnen wird. Ist der Patient im hypoglykämischen Schock so unruhig oder aggressiv, daß die intravenöse Injektion von Glukose auf Schwierigkeiten stößt, läßt sich oft ohne weitere Hilfspersonen eine subkutane oder intramuskuläre Injektion von 1 mg Glukagon durch-

führen. Angehörige von schockgefährdeten Diabetikern sollten in der Technik der subkutanen Glukagoninjektion geschult werden, um notfalls von ärztlicher Hilfe unabhängig zu sein.

Weiterführende Therapie

Die Klärung der Frage, wodurch die Hypoglykämie ausgelöst worden ist, ist bei Hypoglykämien jeden Schweregrades erforderlich. Hieraus ergeben sich Ansätze für eine künftige Vermeidung derartiger Zwischenfälle.

Nach schweren, mit Bewußtlosigkeit verbundenen Hypoglykämien ist nicht selten eine stationäre Behandlung ratsam. Hierbei ist zunächst darauf zu achten, daß die Hypoglykämie nicht kurzfristig rezidiviert. Weiterhin ist bei persistierenden neurologischen Symptomen eine entsprechende Pflege erforderlich. Oft ist auch durch die Maßnahmen zur Behebung der Hypoglykämie die Diabeteseinstellung nachhaltig gestört, so daß eine Neueinstellung unter stationären Bedingungen geraten erscheint. Dabei ist besonders darauf zu achten, daß eine Gefährdung durch neuerliche Hypoglykämien möglichst gering gehalten wird.

Hypoglykämien nach oralen Antidiabetika (z. B. Glibenclamid) und nach Suizidversuchen mit hohen Dosen eines Verzögerungsinsulins verlaufen häufig erheblich prolongiert. Hier kann eine Glukoseinfusion über 24–72 Std. erforderlich werden. Wenn der Patient nach Glukagoninjektion aus dem hypoglykämischen Schock erwacht, ist anschließend eine orale Kohlenhydratzufuhr erforderlich (6).

Prophylaxe

Die überwiegende Mehrzahl der Hypoglykämien wird durch fehlerhaftes Verhalten des Patienten verursacht. Es ist deshalb notwendig, Diabetiker über Zustandekommen, Vermeidung und Behandlung von Hypoglykämien eingehend zu schulen. Insbesondere muß der Patient wissen, daß unter einer Therapie mit Insulin wie auch Sulfonylharnstoff keine Mahlzeit ausgelassen werden darf. Ebenso muß ihm geläufig sein, daß vor ungewöhnlichen körperlichen Aktivitäten zusätzliche Kohlenhydrate zu essen sind und/oder die Insulindosis zu reduzieren ist. Manche Hypoglykämien beruhen auf einer korrekturbedürftigen ärztlichen Diät- oder Insulinverordnung. Dies ist insbesondere der Fall, wenn Hypoglykämien häufig zu gleichen Tageszeiten auftreten. Die Behandlung besteht dann in der Konzentration von Kohlenhydraten auf den hypoglykämiegefährdeten Zeitraum oder in einer Änderung der Insulintherapie.

Prognose

Leichte und mittelschwere Hypoglykämien sind harmlos. Auch der akute kurzfristige hypoglykämische Schock hat im allgemeinen eine gute Prognose. Allerdings sind bestimmte Patientengruppen mit vaskulärer Vorschädigung durch Komplikationen gefährdet. So kann es bei Diabetikern mit sog. präproliferativer Retinopathie im hypoglykämischen Schock zu intraokulären Blutungen kommen. Weiterhin ist bei entsprechend vorbelasteten Patienten im hypoglykämischen Schock das Auftreten von Myokardinfarkten, Herzrhythmusstörungen und zerebralen Insulten beschrieben worden. Nach protrahierten, über Stunden anhaltenden schweren Hypoglykämien können bleibende zerebrale Schäden oder sogar Todesfälle beobachtet werden. In einer britischen Untersuchung über die Todesursache von 535 Diabetikern, die vor Erreichen des 50. Lebensjahres starben, führte bei 19 (= 3,5%) eine Hypoglykämie zum Tode (107). Eine dänische Studie über das Schicksal von 307 Patienten, deren Diabetes vor dem 31. Lebensjahr auftrat, ergab, daß innerhalb von 40 Jahren nach der Diagnosestellung 173 Patienten gestorben waren, davon 9 (= 5%) infolge Hypoglykämie. In diesem Patientenkollektiv starben vergleichsweise lediglich 2% im diabetischen Koma (34).

Literatur

1. Adrogué, H. J., H. Wilson, A. E. Boyd, W. N. Suki, G. Eknoyan: Plasma acid-base patterns in diabetic ketoacidosis. New Engl. J. Med. 307 (1982) 1603–1610
2. Alberti, K. G. M. M., T. D. R. Hockaday, R. C. Turner: Small doses of intramuscular insulin in the treatment of diabetic „coma". Lancet 1973/II, 515–522
3. Alberti, K. G. M. M., M. Nattrass: Lactic acidosis. Lancet 1977/II, 25–29
4. Alexander, W. D., J. Marples: Biguanides and lactic acidosis. Lancet 1977/I, 191–192
5. Althoff, P.-H., W. Fassbinder, M. Neubauer, K.-M. Koch, K. Schöffling: Hämodialyse bei der Behandlung der biguanid-indizierten Lactacidose. Dtsch. med. Wschr. 103 (1978) 61–68
6. Althoff, P.-H., H. Mehnert, K. Schöffling: Akute Komplikationen (Hypoglykämie, Koma, Laktazidose, alkoholische Ketoazidose). In Mehnert, H., K. Schöffling: Diabetologie in Klinik und Praxis, 2. Aufl. Thieme, Stuttgart 1984 (S. 336–404)
7. Arieff, A. I., H. J. Carroll: Cerebral edema and depression of sensorium in nonketotic hyperosmolar coma. Diabetes 23 (1974) 525–531
8. Asplin, C. M., M. Hartog: Serumfree insulin concentrations during the treatment of diabetic coma and precoma with low dose intramuscular insulin. Diabetologia 13 (1977) 475–480
9. Asplund, K., B.-E. Wiholm, F. Lithner: Glibenclamide-associated hypoglycaemia: A report on 57 cases. Diabetologia 24 (1983) 412–417
10. Baker, L., A. Barcai, R. Kaye: Beta-adrenergic blockade and juvenile diabetes: Acute studies and long-term therapeutic trial. J. Pediat. 75 (1969) 19–29
11. Barnes, A. J., S. R. Bloom, K. G. M. M. Alberti, P. Smythe, F. P. Alford, D. J. Chisholm: Ketoacidosis in pancreatectomized man. New Engl. J. Med. 296 (1977) 1250–1253
12. Barnes, A. J., E. M. Kohner, S. R. Bloom: Importance of pituitary hormones in aetiology of diabetic ketoacidosis. Lancet 1978/I, 1171–1174
13. Berger, M., V. Jörgens: Praxis der Insulintherapie. Springer, Berlin 1983
14. Berger, W.: Einfache semiquantitative Bestimmung der Glukose in der Tränenflüssigkeit zur raschen Erfassung starker Hyperglykämie. Diabetologia 2 (1966) 139
15. Berger, W.: Behandlung der diabetischen Ketoazidose und Hyperosmolarität. Klinikarzt 7 (1978) 24–34
16. Berger, W.: Laktazidose. In Riecker, G.: Therapie innerer Krankheiten, 5. Aufl., Springer, Berlin 1983 (S. 371–374)
17. Berger, W., U. Keller, J. Guncaga, R. Ritz: Coma diabeticum. Therapiewoche 23 (1974) 2657
18. Berger, W., U. Keller, D. Vorster: Verlauf und Therapie des Coma diabeticum. Internist 22 (1981) 219–228
19. Beyer, J., E. F. Pfeiffer: Die spontanen Hypoglykämien. In Pfeiffer, E. F.: Handbuch des Diabetes mellitus, Bd. II. Lehmann, München 1971 (S. 171–237)
20. Beyer, J., E. Standl: Der hypoglykämische Schock. In Mehnert, H., K. Schöffling: Diabetologie in Klinik und Praxis. Thieme, Stuttgart 1974 (S. 583–593)
21. Bibergeil, H.: Diabetes mellitus, 2. Aufl. VEB Fischer, Jena 1978
22. Boden, G., G. A. Reichard, R. D. Hoeldtke, I. Rezvani, O. E. Owen: Severe insulin-induced hypoglycemia associated with deficiencies in the release of counterregulatory hormones. New Engl. J. Med. 305 (1981) 1200–1205
23. Bolli, G., G. Calabrese, P. DeFeo, P. Compagnucci, G. Zega, G. Angeletti, M. G. Cartechini, F. Santeusanio, P. Brunetti: Lack of glucagon response in glucose counterregulation in type 1 (insulin-dependent) diabetics: Absence of recovery after prolonged optimal insulin therapy. Diabetologia 22 (1982) 100–105
24. Burger, W., B. Weber: Behandlung der diabetischen Ketoazidose bei Kindern und Jugendlichen. Mschr. Kinderheilk. 131 (1983) 694–701
25. Burghen, G. A., J. N. Etteldorf, J. N. Fisher, A. E. Kitabchi: Comparison of high-dose and low-dose insulin by continuous intravenous infusion in the treatment of diabetic ketoacidosis in children. Diabetes Care 3 (1980) 15–20
26. Carroll, P., R: Matz: Uncontrolled diabetes mellitus in adults: Experience in treating diabetic ketoacidosis and hyperosmolar nonketotic coma with low-dose insulin and an uniform treatment regimen. Diabetes Care 6 (1983) 579–589
27. Chantelau, E., G. E. Sonnenberg, M. Berger: Kreislaufinsuffizienz bei Coma diabeticum. Dtsch. med. Wschr. 107 (1982) 203–204
28. Clements, R. S., B. Vourganti: Fatal diabetic ketoacidosis: Major causes and approaches to their prevention. Diabetes Care 1 (1978) 314–325

29. Cohen, R. D., H. F. Woods: Clinical and biochemical aspects of lactic acidosis. Blackwell, Oxford 1976
30. Cooperman, M. T., F. Davidoff, R. Spark, J. Pallotta: Clinical studies of alcoholic ketoacidosis. Diabetes 23 (1974) 433–439
31. Creutzfeld, W.: Der Diabetes des pankreaslosen Menschen. In Pfeiffer, E. F.: Handbuch des Diabetes mellitus, Bd. II. Lehmann, München 1971 (S. 239–257)
32. Cryer, P. E.: Glucose counterregulation in man. Diabetes 30 (1981) 261–264
33. Cryer, P. E., J. E. Gerich: Relevance of glucose counterregulatory systems to patients with diabetes: Critical roles of glucagon and epinephrine. Diabetes Care 6 (1983) 95–99
34. Deckert, T., J. E. Poulsen, M. Larsen: Prognosis of diabetics with diabetes onset before the age of thirty-one. I. Survival, causes of death, and complications. Diabetologia 14 (1978) 363–370
35. Dennin, D.-E.: Neue Entwicklungen in der Insulintherapie des diabetischen Koma. Münch. med. Wschr. 117 (1975) 1667–1670
36. Dillon, E. S., W. W. Dyer, L. S. Smelo: Ketone acidosis in nondiabetic adults. Med. Clin. North Amer. 24 (1940) 1813–1822
37. Eckel, U., J. Krebs: Therapie der diabetischen Ketoazidose bei Kindern. Pädiat. Prax. 22 (1979/80) 585–588
38. Ensinck, J. W., R. A. Kanter: Glucagon responses to hypoglycemia in type I diabetic men after 24-hour glucoregulation by glucose-controlled insulin infusion. Diabetes Care 3 (1980) 285–289
39. Felig, P.: Diabetic ketoacidosis. New Engl. J. Med. 290 (1974) 1360–1363
40. Fisher, J. N., M. N. Shahshahani, A. E. Kitabchi: Diabetic ketoacidosis: Low-dose insulin therapy by various routes. New Engl. J. Med. 297 (1977) 238–241
41. Foster, D. W.: Lactic acidosis. In Harrison's Principles of Internal Medicine, 9th ed. McGraw-Hill, New York 1980 (pp. 1755–1758)
42. Foster, D. W., J. D. McGarry: The metabolic derangements and treatment of diabetic ketoacidosis. New Engl. J. Med 309 (1983) 159–169
43. Frank, M., H. Hörnchen, R. Joosten: Diabetische Ketoazidose und Coma diabeticum hyperosmolare im Kindesalter. Behandlung mit kontinuierlicher Infusion kleiner Insulindosen. Klin. Pädiat. 191 (1979) 271–279
44. Friedman, P. A.: Common poisons. In Harrison's Principles of Internal Medicine, 9th ed. McGraw-Hill, New York 1980 (pp. 953–965)
45. Froesch, E. R., A. Bühlmann, P. H. Rossier: Das Coma diabeticum in heutiger Sicht. Verh. dtsch. Ges. inn. Med. 72 (1967) 199–220
46. Fulop, M., H. D. Hoberman: Alcoholic ketosis. Diabetes 24 (1975) 785–790
47. Fulop, M., A. Rosenblatt, S. M. Kreitzer, B. Gerstenhaber: Hyperosmolar nature of diabetic coma. Diabetes 24 (1975) 594–599
48. Gerich, J. E.: Role of growth hormone in diabetes mellitus. New Engl. J. Med. 310 (1984) 848–850
49. Gerich, J. E., M. Lorenzi, D. M. Bier, V. Schneider, E. Tsalikian, J. H. Karam, P. H. Forsham: Prevention of human diabetic ketoacidosis by somatostatin. Evidence for an essential role of glucagon. New Engl. J. Med. 292 (1975) 985–989
50. Gerich, J. E., M. M. Martin, L. Recant: Clinical and metabolic characteristics of hyperosmolar nonketotic coma. Diabetes 20 (1971) 228–238
51. Goldgewicht, C., G. Slama, L. Papoz, G. Tchobroutsky:

Hypoglycaemic reactions in 172 Type 1 (insulin-dependent) diabetic patients. Diabetologia 24 (1983) 95–99
52. Grünert, A.: Lactacidose. Dtsch. med. Wschr. 104 (1979) 1827–1829
53. Haslbeck, M.: Notfallsituationen bei Diabetes mellitus. Med. Welt 34 (1983) 144–148
54. Hepp, K. D.: Zur Pathogenese des Diabetes mellitus. Internist 22 (1981) 183–186
55. Hepp, K. D.: Einführung in die Biochemie und Pathophysiologie des Stoffwechsels. In Mehnert, H., K. Schöffling: Diabetologie in Klinik und Praxis, 2. Aufl. Thieme, Stuttgart 1984 (S. 1–32)
56. Irmscher, K.: Diabetes und Nieren. In Schwiegk, H.: Handbuch der inneren Medizin, Bd. VII/2B, 5. Aufl. Springer, Berlin 1977 (S. 245–361)
57. Irsigler, K., L. Kaspar, H. Bruneder, H. Lageder: Kein freies Wasser bei der Therapie des „Coma diabeticum hyperosmolare"! Dtsch. med. Wschr. 102 (1977) 1655–1661
58. Irvine, W. J.: Classification of idiopathic diabetes. Lancet 1977/I, 638–642
59. Jahnke, K.: Coma diabeticum. In Schwiegk, H.: Handbuch der inneren Medizin, Bd. VII/2B, 5. Aufl. Springer, Berlin 1977 (S. 605–708)
60. Junge-Hülsing, G.: Interne Notfallmedizin, 2. Aufl. Springer, Berlin 1977
61. Kerner, W., W. Beischer, Gy. Tamás jr., S. Raptis, E. F. Pfeiffer: Die Insulinbehandlung des entgleisten Diabetes mellitus mit einem künstlichen endokrinen Pankreas. Dtsch. med. Wschr. 102 (1977) 1500–1505
62. Kitabchi, A. E., R. Matteri, M. B. Murphy: Optimal insulin delivery in diabetic ketoacidosis (DKA) and hyperglycemic, hyperosmolar nonketotic coma (HHNC). Diabetes Care 5, Suppl. 1 (1982) 78–87
63. Kleinbaum, J., H. Shamoon: Effect of propranolol on delayed glucose recovery after insulin-induced hypoglycemia in normal and diabetic subjects. Diabetes Care 7 (1984) 155–162
64. Kleinberger, G., W. Waldhäusl, A. Korn, R. Dudczak, H. Pall, M. Pichler, A. Gassner: Das diabetische Koma. Intensivmedizin 15 (1978) 175–180
65. Koop, H.: Serum levels of pancreatic enzymes and their clinical significance. Clin. Gastroenterol. 13 (1984) 739–761
66. Kreisberg, R. A.: Lactate homeostasis and lactic acidosis. In Rifkin, H., P. Raskin: Diabetes mellitus, vol. V. Brady, Bowie 1981 (pp. 203–211)
67. Lager, I., H. v. Schenck, U. Smith: Improved but not normalized glucose counter-regulation during glucagoninfusion in type 1 (insulin-dependent) diabetes. Diabetologia 26 (1984) 337–342
68. Landgraf, R., M. M. C. Landgraf-Leurs: Spezielle Gesichtspunkte bei der Behandlung des nicht-ketoacidotischen hyperosmolaren Coma diabeticum. Dtsch. med. Wschr. 103 (1978) 1030–1032
69. Lock, D. R., L. A. Rigg: Hypoglycemic coma associated with subcutaneous insulin infusion by portable pump. Diabetes Care 4 (1981) 389–391
70. Luft, D., M. Eggstein: Koma bei Kohlenhydratstoffwechselstörungen. Krankenhausarzt 51 (1978) 7–15
71. Luft, D., R. M. Schmülling, M. Eggstein: Lactic acidosis in biguanide-treated diabetics. A review of 330 cases. Diabetologia 14 (1978) 75–87
72. Luft, D., W. R. Schubert, H. E. Reichenmiller: Erfahrungen mit einer niedrig dosierten Insulin-Infusionstherapie bei Coma und Praecoma diabeticum. Dtsch. med. Wschr. 101 (1976) 1760–1765
73. Lutterman, J. A., A. A. J. Adriaansen, A. van't Laar: Tre-

atment of severe diabetic ketoacidosis. Diabetologia 17 (1979) 17–21

74. Marks, V.: The measurement of blood glucose and the definition of hypoglycemia. Horm. Metab. Res., Suppl. 6 (1976) 1–6

75. McGarry, J. D., D. F. Foster: Diabetic ketoacidosis. In Rifkin, H., P. Raskin: Diabetes mellitus, vol. V. Brady, Bowie 1981 (pp. 185–193)

76. Mehnert, H.: Therapie des Coma diabeticum. Dtsch. med. Wschr. 103 (1978) 592–594

77. Mehnert, H.: Hohe oder niedrige Insulindosen bei der Behandlung des Coma diabeticum? Dtsch. med. Wschr. 103 (1978) 1581–1583

78. Mehnert, H.: Lactacidose nach Metformin? Dtsch. med. Wschr. 109 (1984) 236

79. Mehnert, H.: Behandlung mit Biguaniden. In Mehnert, H., K. Schöffling: Diabetologie in Klinik und Praxis, 2. Aufl. Thieme, Stuttgart 1984 (S. 239–250)

80. Moeschlin, S.: Klinik und Therapie der Vergiftungen, 6. Aufl. Thieme, Stuttgart 1980

81. Mohnike, G., E. Wappler, H. Bibergeil: Die Insulintherapie: Die Behandlung des Coma diabeticum. In Pfeiffer, E. F.: Handbuch des Diabetes mellitus, Bd. II. Lehmann, München 1971 (S. 1121–1140)

82. Morris, L. R., A. E. Kitabchi: Efficacy of low-dose insulin therapy for severely obtundet patients in diabetic ketoacidosis. Diabetes Care 3 (1980) 53–56

83. Panzram, G., G. Pense: Prospektive Studie über die Häufigkeit und Sterblichkeit des Coma diabeticum im Bezirk Erfurt. Z. inn. Med. 27 (1972) 871–875

84. Peden, N. R., J. T. Braaten, J. B. R. McKendry: Diabetic ketoacidosis during long-term treatment with continuous subcutaneous insulin infusion. Diabetes Care 7 (1984) 1–5

85. Petrilowitsch, N., R. Baer: Psychiatrische Syndrome durch Hypoglykämie. Verh. dtsch. Ges. inn. Med. 75 (1969) 870–872

86. Petzold, R.: Diabetes mellitus – natürlicher Verlauf. Prospektive und retrospektive Studien über Beginn, Verlauf, Komplikationen und Überlebenszeit. Urban & Schwarzenberg, München 1978

87. Pfeiffer, E. F., C. Thum, S. Raptis, W. Beischer, R. Ziegler: Hypoglycemia in diabetics. Horm. Metab. Res., Suppl 6 (1976) 112–126

88. Piters, K. M., D. Kumar, E. Pei, A. N. Bessman: Comparison of continuous and intermittent intravenous insulin therapies for diabetic ketoacidosis. Diabetologia 13 (1977) 317–321

89. Podolsky, S.: Hyperosmolar nonketotic coma. In Rifkin, H., P. Raskin: Diabetes mellitus, vol. V. Brady, Bowie 1981 (pp. 195–201)

90. Polonsky, K., R. Bergenstal, G. Pons, M. Schneider, J. Jaspan, A. Rubenstein: Relation of counterregulatory responses to hypoglycemia in type I diabetics. New Engl. J. Med. 307 (1982) 1106–1112

91. Press, M., W. V. Tamborlane, R. S. Sherwin: Importance of raised growth hormone levels in mediating the metabolic derangements of diabetes. New Engl. J. Med. 310 (1984) 810–815

92. Renner, R.: Therapie des ketoazidotischen Coma diabeticum in der Klinik. In Sauer, H.: Diabetes-Therapie. Springer, Berlin 1984

93. Rüdiger, H. W.: Insulinrezeptoren und Diabetes mellitus. Dtsch. med. Wschr. 107 (1982) 1812–1814

94. Sacks, H. S., M. N. Shahshahani, A. E. Kitabchi, J. N. Fisher, R. T. Young: Similar responsiveness of diabetic ketoacidosis to low-dose insulin by intramuscular injection and albumin-free infusion. Ann. int. Med. 90 (1979) 36–42

95. Sauer, H.: Diabetestherapie. Springer, Berlin 1984

96. Schade, D. S., R. P. Eaton: The controversy concerning counterregulatory hormone secretion. A hypothesis for the prevention of diabetic ketoacidosis? Diabetes 26 (1977) 596–601

97. Schade, D. S., R. P. Eaton: Pathogenesis of diabetic ketoacidosis: A reappraisal. Diabetes Care 2 (1979) 296–306

98. Schade, D. S., R. P. Eaton, J. Standefer: Modulation of basal ketone body concentration by cortisol in diabetic man. J. clin. Endocr. 47 (1978) 519–528

99. Schimmer, M.: Hirnödem beim diabetischen Koma im Kindesalter. Neue Überlegungen zur Therapie. Dtsch. med. Wschr. 107 (1982) 1111–1113

100. Schöffling, K.: Klassifikation, Ätiologie, Pathogenese, Epidemiologie, Verlauf und Prognose. In Mehnert, H., K. Schöffling: Diabetologie in Klinik und Praxis, 2. Aufl. Thieme, Stuttgart 1984 (S. 33–65)

101. Schöffling, K., R. Petzold, H. Mehnert: Coma diabeticum. In Mehnert, H., K. Schöffling: Diabetologie in Klinik und Praxis, Thieme, Stuttgart 1974 (S. 553–582)

102. Skyler, J. S.: Counterregulatory hormones, rebound hyperglycemia, and diabetic control. Diabetes Care 2 (1979) 526–528

103. Söling, H. D.: Zum Mechanismus der akuten Insulinwirkung. Münch. med. Wschr. 117 (1975) 1635–1638

104. Soler, N. G., M. G. FritzGerald, A. D. Wright, J. M. Malins: Comparative study of different insulin regimens in management of diabetic ketoacidosis. Lancet 1975/II, 1221–1224

105. Standl, E., H. Mehnert: Indikationen und Kontraindikationen der Therapie mit Metformin. In Mehnert, H., E. Standl: Metformintherapie 1980. Schattauer, Stuttgart 1980

106. Steinke, J., J. Beyer: Spontanhypoglykämien. In Schwiegk, H.: Handbuch der inneren Medizin, Bd. VII/2B, 5. Aufl. Springer, Berlin 1977 (S. 709–747)

107. Turnbridge, W. M. G.: Factors contributing to death of diabetics under fifty years of age. Lancet 1981/II, 569–572

108. Unger, R. H.: Meticulous control of diabetes: Benefits, risks, and precautions. Diabetes 31 (1982) 479–483

109. Unger, R. H., L. Orci: Glucagon and the A-cell. New Engl. J. Med. 304 (1981) 1518–1524, 1575–1580

110. Waldhäusl, W. K., G. Kleinberger: Die Therapie des ketoazidotischen und hyperosmolaren Coma diabeticum. Pharmakotherapie 3 (1980) 129–138

111. Waldhäusl, W., G. Kleinberger, A. Korn, R. Dudczak, P. Bratusch-Marrain, P. Nowotny: Severe hyperglycemia: Effects of rehydration on endocrine derangements and blood glucose concentration. Diabetes 28 (1979) 577–584

112. Walsh, C. H., D. J. O'Sullivan: Effect of moderate alcohol intake on control of diabetes. Diabetes 23 (1974) 440–442

113. White, N. H., D. A. Skor, P. E. Cryer, L. A. Levandoski, D. M. Bier, J. V. Santiago: Identification of type I diabetic patients at increased risk for hypoglycemia during intensive therapy. New Engl. J. Med 308 (1983) 485–491

114. Wittmann, P., M. Haslbeck, W. Bachmann, H. Mehnert: Lactacidosen bei Diabetikern unter Biguanidbehandlung. Dtsch. med. Wschr. 102 (1977) 5–10

115. Wolfram, G.: Hyperurikämie bei diabetischem Koma. Dtsch. med. Wschr. 105 (1980) 1241

5 Komata bei kardiovaskulären Erkrankungen

R. Buchwalsky und P. Tanczos

Ätiologie

In die differentialdiagnostischen Erwägungen komatöser Zustände müssen grundsätzlich auch kardiovaskuläre Ursachen einbezogen werden, wenn anhaltende komatöse Zustände bei diesen Erkrankungen auch selten sind. Häufiger führen kardiovaskuläre Erkrankungen zu kurzanhaltender Bewußtlosigkeit (Synkope), aus der der Patient schon nach wenigen Sekunden oder Minuten mit klarem Sensorium aufwacht, ohne daß diesen Zuständen Vorboten vorangehen. Während der kurzfristigen Bewußtlosigkeit sind der Blutdruck und der Puls kaum meßbar; oftmals kommt es zur Blässe, zum Schweißausbruch, zur beschleunigten flachen Atmung oder auch Apnoe mit Zyanose. Nur bei länger anhaltenden Zuständen treten Erbrechen und Krampfanfälle auf (2, 9, 31, 37, 85, 102, 121, 123, 126, 138).

Die kardiovaskulären Synkopen treten häufig bei plötzlichem Lagewechsel oder starken körperlichen Belastungen, bei starken seelischen Reizen oder ungewöhnlich starkem Pressen (69) durch Trompeten (39), Husten (90, 120), Lachen, Gewichtheben (22), Defäkation, Miktion (141), häufig aber auch ohne jeden erkennbaren Anlaß auf. Grundsätzlich ist ein plötzlicher Bewußtseinsverlust, der mit dem Verlust sämtlicher Reaktionen und des Stehvermögens einhergeht und von dem sich der Patient spontan erholt, nach Angaben in der Literatur (135) zu 15–40 % der Fälle kardiovaskulär bedingt. Differentialdiagnostisch müssen die kardiovaskulären Synkopen von neurogenen (epileptischen) Krampfanfällen abgegrenzt werden: Die Patienten, die einen kardiovaskulären Bewußtseinsverlust spüren, entwickeln im allgemeinen keine Vorboten, keine generalisierten Krämpfe mit Zungenbiß, Einnässen und Einkoten und sind nach wenigen Sekunden sofort wieder bei klarem Bewußtsein – ohne retrograde Amnesie. Beim epileptischen Krampfanfall dagegen geht oft eine Aura voraus,

der Patient erwacht aus dem Anfall mit Schläfrigkeit. Er hat während des Anfalls normale Pulsfrequenz- und Blutdruckwerte (s. folgende Aufstellung).

Für eine kardiovaskuläre Synkope spricht ein Eintritt:

1. ohne Aura,
2. ohne Verletzung durch das Fallen,
3. ohne Krämpfe, ohne Zungenbiß,
   ohne Urin- oder Stuhlinkontinenz,
4. nur kurz, mit rascher Rückkehr des Bewußtseins,
   keine anschließende Amnesie, wird nicht gefolgt von Benommenheit.

Differentialdiagnostisch ist abzugrenzen:

1. Epilepsie:
a) mit Aura,
b) mit Verletzung,
c) mit Krämpfen, Zungenbiß, Urinabgang,
d) mit Augen nach oben gerichtet,
e) mit anschließender Benommenheit;

2. zerebrale Ischämie:
a) neurologisches Defizit (reproduzierbar),
b) Sehstörung, Hemiparese, Hemianästhesie, verwaschene Sprache, Benommenheit;

3. Hysterie:
a) mit demonstrativem Hinfallen,
b) ohne Verletzung,
c) mit Hyperventilation,
d) mit fehlenden Herzfrequenzveränderungen;

4. Hypoglykämie:
a) mit allmählicher Benommenheit und Verwirrtheit,
b) mit Sinustachykardie,
c) mit Zittern,
d) mit Schweißausbruch, Blässe,
e) mit vorangehendem Heißhunger.

Die Hirndurchblutung bleibt im allgemeinen über einen weiten Blutdruckbereich konstant durch autoregulatorische Vorgänge (42), wobei der Kohlensäuregehalt des Blutes eine entscheidende Rolle spielt. Ein Anstieg der Kohlensäure führt zu einer zerebralen Gefäßerweiterung und Zunahme der regionalen Hirndurchblutung, ein Abfall des Kohlensäuregehaltes, z. B. bei Hyperventilation, zur zerebralen Ischämie mit Bewußtseinsverlust und tetaniformen Krämpfen. Es genügt ein mittlerer arterieller Blutdruck von nur 25–35 mm Hg, um eine ausreichende zerebrale Durchblutung auch in aufrechter Körperposition noch zu gewährleisten. Auf der anderen Seite reagiert insbesondere die für das Bewußtsein verantwortliche Formatio reticularis früher als andere Hirnzentren auf die Unterbrechung der Blutversorgung, wobei das Bewußtsein schon nach 5–10 Sek. erlischt, wenn die Gehirndurchblutung von durchschnittlich 50 auf unter 30 ml/100 g Gehirngewebe pro Minute abfällt. Nach weiteren 30–40 Sek. registriert man im Elektroenzephalogramm keine elektrische Aktivität mehr. Es folgen die Erweiterung und Reaktionslosigkeit der Pupillen, Stillstand der Atmung und schließlich tonisch-klonische Krämpfe. Nach

5–9 Min. ist die ischämische Hirnschädigung irreversibel (92).

Bewußtseinsstörungen auf dem Boden einer zerebralen Minderdurchblutung können bei ausreichendem arteriellem Systemdruck auch auftreten, wenn durch stenosierende und obturierende Hirnarterienveränderungen ·das vertebrobasiläre System nicht ausreichend perfundiert wird bzw. wenn ihm durch „Anzapfphänomene" Blut entzogen wird. So führen Stenosen oder Verschlüsse im Bereich der Vertebralarterien zur Minderdurchblutung der für das Bewußtsein wichtigen Formatio reticularis. Aber auch Verschlüsse im Bereich der Karotis- und Subklaviaarterien können zu Bewußtseinsstörungen führen, wenn dem eigentlich normal versorgten vertebrobasilären System Blut „gestohlen" wird, um die durchblutungsgestörten Areale, z. B. der Großhirnrinde bei A.-carotis-Verschluß oder des Armes bei A.-subclavia-Verschluß, besser zu versorgen durch eine Umkehr der Blutströmung in der A. basilaris bzw. A. vertebralis (96, 97).

Die verschiedenen Entstehungsmöglichkeiten kardiovaskulärer Komata/Synkopen lassen sich nach pathophysiologischen Gesichtspunkten aufteilen (31, 37, 142).

Pathophysiologie

Gestörte diastolische Füllung des Herzens

Die diastolische Ventrikelfüllung ist abhängig vom venösen Blutvolumen, das dem Herzen zufließt, und damit auch vom Venentonus und der peripheren Muskelpumpe. Außerdem kommt der Vorhofkontraktion am Ende der Diastole eine Bedeutung zu. Eine Verminderung der Ventrikelerschlaffbarkeit (Compliance) und Druckerhöhung in der Perikardhöhle durch Erguß führen zur Verminderung bzw. *Erschwerung der diastolischen Ventrikelfüllung*, ebenso wie plötzliche Druckerhöhung im Brustkorb durch Valsalva-Preßatmung (Gewichtheben, Husten- und Lachsalven, Pressen bei der Defäkation oder Miktion), wobei intrathorakal Drücke bis zu 200–300 mg Hg auftreten können.

Pumpversagen des Herzens

Trotz eines ausreichenden diastolischen Blutangebotes kann das Herz bei verschiedenen Erkrankungen des Myokards und des Herzrhythmus (Erregungsbildungs- und -leitungsstörungen) *kein ausreichendes Herzminutenvolumen* fördern, so daß bei normalem oder regulatorisch nicht ausreichend angehobenem peripherem Gefäßwiderstand der Blutdruck abfällt und eine Synkope oder ein länger anhaltendes Koma auftreten kann.

Primär peripher-vaskuläre Ursachen

Durch verschiedene medikamentöse und psychische Einflüsse kann es zu einem plötzlichen *Abfall des peripheren Gefäßwiderstandes* kommen, der nicht schnell genug durch eine Steigerung des Herzminutenvolumens kompensiert wird, so daß Blutdruckabfall und Synkopen resultieren. Eine plötzliche Verminderung des sympathischen Antriebs und das Überwiegen des Vagotonus im Sinne eines „Totstellreflexes" führen bei starker psychischer Erregung, Schreckerlebnissen und Schmerzen zu einem plötzlichen Abfall des peripheren Gefäßwiderstandes und der Herzfrequenz (vagovasale Reaktion). Bei entsprechend disponierten Personen können solche Reaktionen auch beim längeren Stehen auftreten, insbesondere wenn der periphere Gefäßwiderstand durch Vasodilatantien, Diuretika oder toxische Einflüsse bereits herabgesetzt ist.

Primär zerebrovaskuläre Ursachen

Bei normalem Herzminutenvolumen und peripherem Gefäßwiderstand kann es zu Synkopen kommen, wenn der Blutfluß zum Gehirn durch *Stenosen oder Verschlüsse extrakranieller Hirnarterien* behindert wird. In erster Linie ist an stenosierende oder obliterierende Veränderungen im Bereich der Vertebralarterie zu denken.

Gestörte systolische Entleerung des Herzens

Kommt es bei körperlicher Arbeit zu einem Abfall des peripheren Gefäßwiderstandes, so muß dies kompensiert werden durch einen Anstieg des Herzminutenvolumens, damit der Blutdruck konstant bleibt. Bei einer Behinderung der Entleerung des Herzens durch eine *Obstruktion der Ausflußbahn* des linken oder rechten Ventrikels ist diese Kompensation oftmals nicht schnell genug möglich, so daß es zu einem vorübergehenden Blutdruckabfall und zur Synkope während oder unmittelbar nach einer Belastung kommen kann. Synkopen im Zusammenhang mit körperlicher Belastung werden deshalb bei hochgradigen valvulären Aortenklappenstenosen beobachtet, aber auch bei der obstruktiven hypertrophen Kardiomyopathie und Pulmonalklappenstenose.

Auch bei einer *Behinderung des Lungendurchflusses* durch eine Erhöhung des Lungengefäßwiderstandes bei akuter oder chronischer pulmonaler Hypertonie kann der rechte Ventrikel nicht ausreichend Blut durch die Lunge zum linken Ventrikel pumpen, so daß bei körperlichen Belastung das Herzminutenvolumen abfallen kann.

Diagnostische Maßnahmen

Bei Verdacht auf kardiovaskulär bedingte Bewußtseinsstörungen sollten bestimmte, nichtinvasive diagnostische Maßnahmen obligatorisch sein, invasive Untersuchungen (Herzkatheter, Angiographien) dagegen wegen des Untersuchungsrisikos und des Aufwandes nur gezielt eingesetzt werden (64).

Die gründliche *Erhebung der Anamnese* umfaßt nicht nur die Befragung des Patienten, sondern auch der Personen, die die Situation, die zur Bewußtlosigkeit führte, mitbeobachtet haben. Neben Häufigkeit und Dauer interessieren die Begleitumstände, unter denen der Bewußtseinsverlust auftrat, da hieraus Rückschlüsse (Tab. 5.1) auf die Ursache kardiovaskulärer Synkopen bzw. Komata zu ziehen sind. Auch die beobachteten Begleiterscheinungen wie Gesichtsblässe, Schweißausbruch, Zyanose, Pulsfrequenz- und

Blutdruckverhalten ermöglichen eine Zuordnung (Tab. 5.2) (2).

Gründliche *Inspektion, Auskultation und Palpation* sind wichtig. Eine blasse Gesichtsfarbe nach Belastung ist verdächtig auf Synkopen durch Aortenklappenfehler, eine Zyanose dagegen auf Bewußtseinsverlust durch eine pulmonale Hypertonie oder Shuntumkehr. Kaltschweißige Haut weist auf einen Schockzustand hin, z. B. durch Herzinfarkt oder Volumenmangel. Der hochrote Kopf folgt dagegen der tachykarden Herzrhythmusstörung. Die warmschweißige, blasse Haut bei Zeichen einer venösen Schwäche (Varicosis) ist dagegen verdächtig auf einen orthostatischen Kollaps. Ein vermehrtes Hervortreten von Halsvenen weist auf eine Einflußstauung hin, z. B. durch Perikardtamponade.

Tabelle 5.1 Differentialdiagnose der anamnestischen Angaben

Begleitumstände	Ursache
bei Lagewechsel und langem Stehen, Schwindel, Schwarzwerden vor Augen, Gähnzwang	orthostatische Synkope (Vasomotorenkollaps)
auf Schreck, Schmerz, Angst, mit Blässe, Schweißausbruch	vagovasale Synkope
beim Husten, Lachen, Gewichtheben und Miktion, Defäkation mit Zyanose	vasopressorische Synkope (Valsalva)
bei Kopfdrehung und Strecken des Halses mit Schwindel, Übelkeit, Ohrensausen, rotem Gesicht	Karotissinussyndrom, vertebrobasiläres Syndrom
bei einseitiger Armbelastung mit Armschmerz, Schwindel	Subclavian-Steal-Syndrom
bei oder nach körperlicher Belastung mit Schwindel, Leistungsmangel, evtl. Zyanose	Aortenstenose, hypertrophe-obstruktive Kardiomyopathie, Pulmonalstenose, Fallotscher Fehler, pulmonale Hypertonie
nach retrosternalem Schmerz mit Atemnot, Schweißausbruch, Blässe, Erbrechen	kardiogener Schock
beim plötzlichen Lagewechsel mit Dyspnoe, Blässe	Vorhoftumor
nach Brustkorbprellung, Brustkorbstichverletzung mit Halsvenenstauung	Perikardtamponade
oft unvermittelt, ohne Vorankündigung, aus klarem Bewußtsein, anschließend mit Blässe, übergehend in Zyanose	Adams-Stokes-Anfälle, AV-Blockierung, Kammerflimmern
bei Blutvolumenverlust (nach außen oder innen) – mit Schweißausbruch, Blässe	Volumenmangel-schock

Tabelle 5.1 Fortsetzung

Begleitumstände	Ursache
mit Prodromi (Aura), Krämpfen und anschließender Benommenheit	epileptische Synkope
mit demonstrativen Gebärden, Hyperventilation, Parästhesien	hysterischer Anfall, Hyperventilationstetanie

Tabelle 5.2 Differentialdiagnose von Symptomen, die häufig bei kardiovaskulären Synkopen/Komata auftreten

Symptome	Ursache
Schwindel Schwebegefühl Schwarzwerden vor Augen Übelkeit, Erbrechen Schweißausbruch Speichelfluß Gähnzwang	orthostatisch bedingte, kardiovaskuläre Synkopen mit reflektorischen, sympathikotonen Begleiterscheinungen oder Blutvolumenverlust, Herztamponade
Kribbeln tetaniforme Krämpfe Hyperventilation	Hyperventilationstetanie
retrosternaler Schmerz Atembeklemmung Todesangst	kardiogener Schock (Herzinfarkt) Aortenklappenfehler
Atemschmerz Hämoptoe Atemnot Zyanose	pulmonale Hypertonie (Lungenembolie)
Herzstolpern Herzaussetzer Herzrasen Harndrang roter Kopf	tachykarde oder bradykarde Herzrhythmusstörungen
Schwindel, Ataxie Sehstörung Sprachstörung kurzfristige, halbseitige Lähmungen	extrakranielle Gefäßveränderungen
Schreck, Angst Schmerz Blässe Schweißausbruch	vagovasale Reaktion

Durch die *Palpation der Gefäßpulse* an Hals, Schläfen und Armen wird man auf die Diagnose einer zerebrovaskulären Synkope oder evtl. Kreislaufstörung gelenkt. Ein flacher und weicher Arteria-radialis-Puls spricht für eine Blutdruckerniedrigung, eine deutliche Pulsabschwächung durch tiefe Inspiration für eine Herzbeuteltamponade, eine Irregularität des Pulses für eine Herzrhythmusstörung.

Bei der *Palpation des Herzens* sprechen ein hebender und verlagerter Herzspitzenstoß und Schwirren über dem Herzen für hochgradige Klappenstenosen oder Ventrikelseptumdefekte. Dieser Verdacht wird durch die Auskultation eines systolischen Preßstrahlgeräusches erhärtet.

Hämodynamisch bedeutende Arterienstenosen im Bereich des Schultergürtels und des Halses verursachen systolische Strömungsgeräusche an der Stelle der Stenosierung.

Zur Abklärung kardiovaskulärer Bewußtseinsstörungen gehört die auskultatorische *Blutdruckmessung* an beiden Armen im Liegen und im Stehen in Verbindung mit einem Schellongschen Stehversuch, um orthostatische Blutdruckreaktionen zu prüfen.

Blutchemische *Laboruntersuchungen* sind zur Abklärung eines akuten kardiovaskulären Bewußtseinsverlustes kaum hilfreich, da Enzymerhöhungen erst 4–6 Std. nach einem akuten Infarkt auftreten und sich die Hämoglobin- und Hämatokritwerte erst einige Stunden nach akutem Volumenverlust verändern.

Unentbehrlich ist das *Elektrokardiogramm* zur Aufdeckung eines akuten Infarktgeschehens und zur Einschätzung der hämodynamischen Wirksamkeit von Herzfehlern. Zur Dokumentation tachykarder und bradykarder Herzrhythmusstörungen reicht oftmals nur eine 24stündige Bandspeicher-Elektrokardiogrammaufzeichnung aus, da kurze Phasen ventrikulärer Tachykardien und kurzfristige, höhergradige Leitungsblockierungen nur durch eine *Langzeit-EKG-Aufzeichnung* erfaßt werden (24, 34, 134).

Auch die *Röntgenuntersuchung* der Thoraxorgane ist unentbehrlich für die Abklärung von Synkopen. Die Herzklappenfehler führen zu typischen Umformungen. Eine Herzbeuteltamponade ist an der bocksbeutelflaschenähnlichen Deformierung des Herzens zu erkennen. Ein Vorderwandaneurysma führt zur kastenförmigen Deformierung der Herzsilhouette.

Die pulmonale Gefäßzeichnung informiert über den Funktionszustand des linken Ventrikels (Lungenstauung) und mögliche Blutshuntverbindungen (Septumdefekte, Fallotsche Fehler).

Eine wesentliche Erweiterung in der Diagnostik synkopaler und komatöser Zustände brachte die *Echokardiographie,* durch die sicherer als mit jeder anderen Methode ein Vorhoftumor oder ein Perikarderguß erfaßt werden kann. Auch wenn zerebrale Embolien diskutiert werden, deckt die Echokardiographie Thromben im linken Ventrikel oder im linken Vorhof als Ausgangsherd von Embolien auf. Durch die Echokardiographie können Klappenveränderungen und Septumdefekte aufgezeichnet werden, ebenso wie Wandbewegungsstörungen und -verdickungen bei Kardiomyopathien, Infarktnarben und Hypertrophien (129).

Die *Phonokardiographie* dokumentiert den Auskultationsbefund und ermöglicht die zeitliche Zuordnung von Herzgeräuschen und Tönen zum Elektrokardiogramm. Die Karotispulskurvenaufzeichnung ergibt wichtige Informationen bei der Aortenstenose.

Die *Doppler-Flußmessung* (66, 74) ist heute unentbehrlich für die Abklärung vaskulärer Synkopen, wobei mit einer Treffsicherheit von über 90 % hämodynamisch bedeutsame Stenosen oder Verschlüsse im Bereich der Karotisarterie und ihrer Aufzweigungen aufgedeckt werden können. Schwieriger ist die Doppler-Untersuchung im Vertebralarterienbereich. Falls Doppler-Untersuchungsbefunde nicht ausreichen bzw. eine operationswürdige Arterienläsion vorzuliegen scheint, wird die *angiographische Darstellung* der extrakraniellen Hirnarterien notwendig, entweder durch die selektive Katheterangiographie oder durch die intravenöse Subtraktionsangiographie.

Bei operationsbedürftigen Herzklappenfehlern als Ursache von Synkopen wird eine Abklärung durch *Herzkatheteruntersuchung* heute noch als notwendig angesehen, da die nicht invasiven Methoden kaum ausreichen, den Schweregrad einer Aortenklappenstenose oder eines Septumdefektes sicher zu ermitteln. Das gleiche gilt auch für die pulmonale Hypertonie, die nur durch direkte Messungen der Druckwerte über einen Rechtsherzkatheter exakt eingeschätzt werden kann, denn die elektrokardiographischen und röntgenologischen Veränderungen korrelieren oft nicht zum Schweregrad der pulmonalen Druckerhöhung (5, 17).

Elektrophysiologische Herzkatheteruntersuchungen mit *intrakardialen EKG-Ableitungen* und Vorhof- und Ventrikelstimulationen sind notwendig, wenn man die Gefährdung eines Patienten für lebensbedrohliche Rhythmusstörungen und die Effektivität einer Therapie überprüfen möchte.

Therapeutische Maßnahmen

Kardiovaskuläre Synkopen und Komata machen ein schnelles und entschlossenes Handeln notwendig, da bei Fortbestehen eines Herz-Kreislauf-Stillstandes mit irreversiblen Hirnschädigungen zu rechnen ist. Sind allerdings die Synkopen eindeutig auf orthostatische oder funktionell-nervöse Ursachen zurückzuführen, genügen oft beruhigende Hinweise und Erklärungen für den Patienten, und jede übertriebene Eile und Aktivität würden zur Verängstigung führen (Tab. 5.**3**).

Bei Synkopen auf dem Boden der Orthostase wird der Patient spontan die horizontale Lage suchen. Durch Anheben der Beine führt man eine *Autotransfusion* durch, die innerhalb weniger Minuten den Blutdruck und die zerebrale Durchblutung normalisiert und den Patienten sein klares Bewußtsein wiedererlangen läßt.

Bei Blut- und Flüssigkeitsverlusten als Ursache eines Komas ist die rasche und ausreichende *Volumensubstitution* mit hochmolekularen Flüssigkeiten oder Blut notwendig, wobei eine Normalisierung der links- und rechtsventrikulären Füllungsdrücke erreicht werden muß, evtl. unter einem Monitoring der intravenösen oder pulmonalen Drücke über einen Herzkatheter.

Führt eine Herzbeuteltamponade zu einem Koma, ist die sofortige Entlastung durch eine gezielte *Perikardpunktion* notwendig, wobei bereits die Entlastung durch 100 ml ausreicht, die diastolische Füllungsbehinderung des Herzens zu beseitigen, so daß der Patient oft schon während der Punktion wieder einen normalen Arteriendruck entwickelt und sein Bewußtsein erlangt.

Wenn Aorten- oder Pulmonalklappenstenosen bei körperlichen Belastungen zu Synkopen führen, ist eine dringende *Operationsindikation* gegeben. Bis zur Katheterabklärung und Herzoperation muß der Patient jede stärkere körperliche Belastung meiden. Ist ein Vorhoftumor Ursache einer Synkope, so ergibt sich eine dringende Operationsindikation, wobei der Patient schon allein aufgrund eines typischen echokardiographischen Befundes zu einer Notoperation überwiesen werden kann.

Ist der Bewußtseinsverlust bedingt durch myokardiales Versagen, z. B. bei einem schweren Herzinfarkt, dann strebt man mit dem Einsatz von *inotropen Substanzen* (Dopamin und Dobutrex) und peripherer medikamentöser *Gefäßdilatation* (Nitroinfusion) ein ausreichendes Herzminutenvolumen wieder an. Oft führt aber diese Therapie zu keiner entscheidenden oder nur vorübergehenden Verbesserung der hämodynamischen Situation, so daß der Patient im kardiogenen Schock aus seinem Koma häufig nicht mehr erwacht.

Synkopen durch tachykarde Herzrhythmusstörungen wie Kammerflattern und Kammerflimmern erfordern sofort eine externe *Herzmassage*, um eine minimale Blutversorgung des Gehirns aufrechtzuerhalten, bis die *elektrische Defibrillation* möglich ist. Bei bradykarden Herzrhythmusstörungen mit hochgradiger Leitungsblockierung muß ein temporärer *Schrittmacher* implantiert werden, wobei die Zeit bis zur Schrittmacherimplantation ebenfalls durch Herzmassage überbrückt wird.

Bei Synkopen infolge eines Subclavian-Steal-Syndromes ist dagegen keine Eile nötig, da der Spontanverlauf günstig ist und der Patient einseitige Armbelastungen vermeiden lernt, die zu den Synkopen führten. Bei Karotisstenosen mit neurologischen Ausfällen sollte die *Indikation zur Gefäßoperation* zur Rezidivprophylaxe gestellt werden.

Bei pulmonalen Hypertonien als Ursache von Synkopen gibt es häufig keine medikamentöse oder operative Hilfe mehr, da der Bewußtseinsverlust oft bereits das Endstadium eines Lungenleidens ist.

Tabelle 5.3 Kardiovaskuläre Synkopen/Komata

Ursache:	Diagnostik:	Therapie:
orthostatische Synkope	Stehversuch mit Blutdruckmessung	Kompressionsbehandlung vermehrte Flüssigkeitsaufnahme
vagovasale Synkope	vegetative Stigmata	Atropin Entängstigung
Valsalva-Preßatmung	Inspektion (Zyanose)	Vermeidung von Husten und Lachsalven, schweres Heben
vertebrobasiläres Syndrom	Doppler-Schalluntersuchung, Angiographie, Auskultation	evtl. Gefäßoperation, Vermeidung plötzlicher Kopfdrehung
Aortenklappen-, Pulmonalklappen-Stenose	Echokardiographie, Karotispulskurve, Herzkatheter	dringende Indikation zur Klappenoperation
transitorische ischämische Attacke	Gefäßpalpation und -auskultation, Karotis-Doppler-Untersuchung, Karotisangiographie	operative Desobliteration
Perikardtamponade	Echokardiographie	Perikardpunktion
Vorhoftumor	Echokardiographie	Notoperation
tachykarde Rhythmusstörung	Elektrokardiogramm, Speicher-EKG HIS-Katheter-EKG	Herzmassage, Defibrillation, Antiarrhythmika
bradykarde Rhythmusstörung	Elektrokardiogramm, HIS-Katheter-EKG	Herzmassage, Schrittmacher
Karotissinussyndrom	Elektrokardiogramm mit Kopfdrehung, Karotisdruck	Schrittmacher, Vermeidung von Kopfdrehungen
Subclavian-Steal-Syndrome	Blutdruckmessung in beiden Armen, Angiographie mit Spätaufnahme	evtl. Operation, günstiger Spontanverlauf, Vermeidung von einseitigen Armbelastungen
Volumenmangelschock	zentrale Venendruckmessung, Hb, Hämatokrit	Volumensubstitution
kardiogener Schock	Elektrokardiogramm, Rechtsherzkatheter	Katecholamine, Vasodilatantien, Volumensubstitution
pulmonale Hypertonie	Inspektion, Rechtsherzkatheter	kausal
Hysterie, Hyperventilation	psychologische Untersuchungen	Psychotherapie, Biofeedback, Rückatmung

Spezieller Teil

In diesem Teil soll ausführlicher auf die verschiedenen Ursachen kardiovaskulärer Bewußtseinsverluste eingegangen und die wichtigsten diagnostischen und therapeutischen Konsequenzen dargestellt werden, wobei nach der vorn beschriebenen pathophysiologischen Gliederung vorgegangen wird.

Störungen der diastolischen Ventrikelfüllung

Perikardtamponade

Die diastolische Ventrikelfüllung kann durch Erkrankung des Herzbeutels chronisch oder auch akut behindert werden. Eine chronische Behinderung entsteht durch die fibrokalkaröse „Einmauerung" des Herzens bei einer tuberkulösen Entzündung des Perikards. Hier stehen die Zeichen der rechtsseitigen Einflußstauung im Vordergrund mit Erhöhung des Halsvenendruckes, Vergrößerung der Leber, Ödemansammlung im Bauchraum und in den abhängigen Körperpartien mit Verminderung der körperlichen Leistungsfähigkeit infolge des verminderten Herzminutenvolumens. Synkopale Erscheinungen treten bei dieser chronischen Einflußbehinderung nur im Zusammenhang mit extrem hohen körperlichen Belastungen auf.

Entwickelt sich aber die Flüssigkeitsansammlung in der Perikardhöhle akut oder subakut, dann können schon Flüssigkeitsmengen von 200–500 ml die diastolische Erschlaffung des linken und rechten Ventrikels so behindern, daß es zu einem Abfall des Herzminutenvolumens und zu Synkopen kommen kann bei gleichzeitiger Entwicklung von Zeichen der Einflußbehinderung des Herzens, erkennbar an Halsvenenstauung, großer pulsierender Leber, Pulsus paradoxus. Häufig klagt der Patient zuvor über Oberbauchbeschwerden infolge der akuten gastrointestinalen Stauung. Dies kann diagnostisch den falschen Weg auf eine gastrointestinale Erkrankung weisen.

Hinweisend auf eine *Herzbeuteltamponde* ist die Becksche Trias: Halsvenenstauung, arterieller Blutdruckabfall und schwach hörbare Herztöne. Außerdem findet man eine Zunahme der absoluten Herzdämpfung, schwach palpable Herzpul-

sationen. Der Pulsus paradoxus entsteht bei verstärkter Inspiration, wobei es zu einer Abschwächung bis hin zum Verschwinden des Pulses kommen kann durch die zunehmende Behinderung der Ventrikelfüllung bei intrathorakaler Druckerhöhung infolge der Einatmung.

Das klinische Vollbild der Perikardtamponade kann sich in Minuten, aber auch schleichend über mehrere Tage entwickeln. Bei Auftreten einer Schocksymptomatik und Bewußtlosigkeit ist die sofortige Perikardpunktion zur Entlastung notwendig. Die Diagnose basiert auf den oben genannten klinischen Zeichen und auf dem echokardiographischen Befund mit der charakteristischen echofreien Zone zwischen Thorax und Herzwand.

Bei einer Rechts- und Linksherzkatheteruntersuchung wird man das gleiche diastolische Druckniveau in allen Herz- und Gefäßabschnitten finden, denn die Flüssigkeitsansammlung in der Perikardhöhle führt zu einem intraperikardialen Druckanstieg, der sich gleichmäßig auf die Vorhöfe und Ventrikel überträgt. Infolge der behinderten diastolischen Füllung wird nur ein verringertes Herzschlagvolumen gefördert, das zunächst durch einen Frequenzanstieg kompensiert wird. Bei weiterer Zunahme des Ergusses kann aber ein ausreichender arterieller Mitteldruck nicht mehr aufrechterhalten werden, und es entwickelt sich eine Schocksymptomatik mit Bewußtseinsverlust bei gestauten Halsvenen und Zyanose.

In diesen Fällen kann eine sofortige Entlastung durch eine *Perikardpunktion* die Situation in wenigen Minuten dramatisch bessern, wobei die Perikardpunktion am sichersten vom subxiphoidalen Zugang aus durchgeführt wird (55). Wenn man die Punktionskanüle mit einer EKG-Brustwandelektrode verbindet, erkennt man an der monophasischen Deformierung des QRS-Komplexes (Verletzungspotentiale, die über die Elektrode abgeleitet werden) die Berührung des Myokards durch die Kanülenspitze. Bei seltenerer Ursache wie Myokardruptur oder Aneurysma dissecans ist sofort die Herzoperation nötig, um den sonst tödlichen Ausgang zu verhindern.

Akuter Volumenverlust

Der akute Volumenmangel durch Blutungen im gastrointestinalen Bereich oder nach außen bei Verletzungen, aber auch nach erheblichen Flüssigkeitsverlusten durch Diarrhö oder Verbrennungen führt zu einer verminderten diastolischen Füllung des Herzens mit Abfall der rechts- und linksventrikulären Füllungsdrücke. Zu einer Beeinträchtigung des arteriellen Blutdruckes und damit der zerebralen Durchblutung kommt es aber erst, wenn das Blutvolumen um mehr als 20 % rasch geändert wird.

Bei einem *akuten Blut- oder Flüssigkeitsverlust* kommt es zunächst zu einem Abfall der zentralvenösen Drücke. Die blasse, kaltschweißige Haut, die verminderte Urinausscheidung, der Anstieg der Herzfrequenz und der Atemfrequenz, die psychomotorische Erregung sind Ausdruck der sympathischen Gegenregulation. Erst wenn diese Regulationsmechanismen nicht ausreichen, um den arteriellen Druck im Mittel auf 50 mm Hg zu halten, kommt es zu einer Minderperfusion des Gehirns mit zunehmender Somnolenz bis hin zum Koma. Beim Auftreten von Bewußtseinsstörungen muß man davon ausgehen, daß erhebliche Blut- oder Flüssigkeitsverluste von mehr als 30–50 % des Gesamtblutvolumens vorliegen. Dabei läßt sich im Anfangsstadium das Ausmaß des Volumenverlustes über eine Hämoglobin- oder Hämatokritbestimmung nicht sicher erfassen, da es in den folgenden Stunden erst sekundär durch Hämodilution infolge vermehrter Flüssigkeitsresorption zu einem Abfall der Hämoglobin- und Hämatokritwerte kommt.

Akute Blutvolumenänderungen lassen sich deshalb am sichersten durch die zentrale Venendruckmessung über einen Venenkatheter oder Einschwemmkatheter erfassen bzw. aufdecken (15, 17). Das Monitoring der Drücke im rechten Vorhof bzw. in der Pulmonalarterie erlaubt auch die exakte, bilanzierte Flüssigkeits- bzw. Blutlumenzufuhr, wobei der Kreislauf erst dann voll aufgefüllt ist, wenn der rechte Vorhofdruck zwischen 5 und 7 mm Hg, der Pulmonalkapillardruck zwischen 10 und 15 mm Hg liegen. Die Volumensubstitution erfolgt bei Blutungen durch Blutkonserven, niedermolekulare Dextrane und Elektrolytlösungen.

Orthostatische Volumenverschiebungen

Bei plötzlichem Lagewechsel aus liegender oder bückender in aufrechte Körperposition kann es zu einem plötzlichen Versacken von mehr als 300–500 ml Blut in die abhängigen Körperpartien des Bauchraumes und der Beine kommen. Bei gesunden Individuen wird dies kompensiert durch einen Anstieg des peripheren Gefäßwiderstandes und der Herzfrequenz über eine Stimulation des Sympathikus. Durch ein längeres Krankenlager, durch virale oder bakterielle Infekte kann dieser zentralvenöse Regulationsmechanismus gestört sein, so daß es durch die plötzliche orthostatische Blutvolumenverschiebung und die dadurch verminderte diastolische Füllung des Herzens zu einem Abfall des arteriellen Druckes kommen kann (26). Die Minderdurchblutung des Gehirns führt zur Synkope. Wenn durch besonders schlaffe Bauchdecken oder durch eine ausgeprägte Varikosis mehr als 1000 ml Blut in die Peripherie versacken, kann der normale reflektorische Kompensationsmechanismus nicht ausreichen, und beim plötzlichen Aufrichten können ebenfalls Synkopen auftreten (28, 46, 86, 136).

Orthostatische Synkopen sind zu vermeiden, wenn der Lagewechsel allmählich vorgenommen wird und wenn durch ein Stützkorsett, durch eine Kompressionshose oder durch elastische Strümpfe das plötzliche Versacken größerer Blutmengen in abhängige Körperpartien vermieden wird (140).

Neurologische Erkrankungen und degenerative Veränderungen des zentralen Nervensystems führen auch zu Störungen im vegetativen Nervensystem, so daß die sympathischen Gegenregulationsmechanismen bei Lagewechsel oder in aufrechter Körperposition nicht mehr ausreichen und der Patient bei allen möglichen Gelegenheiten Synkopen erlebt oder einen plötzlichen Tonusverlust der Beinmuskulatur hat mit Hinfallen (Drop-attacks), häufig auch ohne kompletten Bewußtseinsverlust.

Der Gesunde reagiert auf plötzlichen Lagewechsel (116) mit einer leichten Anhebung der Herzfrequenz um 10–20 Schläge/Min. und des diastolischen Blutdruckes um 5–10 mm Hg bei Anstieg des peripheren Widerstandes um 25 % als Hinweis auf den vermehrt einsetzenden Sympathikusantrieb. Der systolische Blutdruck ändert sich nicht oder zeigt eine leichte Abnahme von nicht mehr als 10 mm Hg infolge der Herzminutenvolumenabnahme um 20 % (16, 130).

1. Bei der *hypotonen Regulationsstörung* nimmt bei Lagewechsel der Blutdruck kurz vor Eintritt der Synkope um 45 %, das Herzminuten-

volumen um 48 % und die Hirndurchblutung um 37 % ab, während die Herzfrequenz um 20 % ansteigt. Ausdruck der überschießenden sympathischen Gegenregulation sind Schweißausbruch, Blässe, Verwirrung, Gähnzwang, übergehend in Schwindel, Ohrensausen, Schwarzwerden vor Augen und kurzfristiger Bewußtseinsverlust (105, 122).

Diese orthostatischen Reaktionen tretem am häufigsten auf bei jüngeren, leptosomen Individuen im Adoleszentenalter, besonders nach längerer Bettruhe oder nach einem heißen Bad, beim Stehen in engeren Räumen. Mit der Bewußtlosigkeit fällt der Patient meistens allmählich irgendwo zu Boden. Die Kreislaufverhältnisse normalisieren sich sofort wieder in der liegenden Körperposition durch die Blutumverteilung. Nach wenigen Sekunden, spätestens Minuten, erlangt der Patient wieder sein volles Bewußtsein und sein Wohlbefinden.

Das Auftreten von hypotonen Synkopen wird begünstigt durch gastrointestinale Flüssigkeitsverluste und starkes Schwitzen, durch Rauchen und Alkoholkonsum, durch schlaffe Bauchdecken, venöse Insuffizienz und Schlafentzug. Die orthostatischen Synkopen des jugendlichen Alters sind ätiologisch harmlos und bedürfen außer der o. g. Kompressionstherapie oftmals nur einer Beratung mit der Empfehlung, Lagewechsel allmählich vorzunehmen und für einen reichlichen Flüssigkeits- und Salzkonsum zu sorgen.

2. *Orthostatische hypodyname Synkopen* bei Menschen über dem 60. Lebensjahr haben dagegen neurogene Ursachen und sind häufig Ausdruck einer degenerativen Erkrankung des zentralen Nervensystems wie Tabes dorsalis, Morbus Parkinson oder Neuropathie bei Diabetes mellitus und Alkoholismus. Sie können auch auftreten im Rahmen einer medikamentösen Therapie mit Ganglienblockern. Bei dem Schellongschen Stehversuch fehlt die sympathische Gegenregulation: Der systolische Blutdruck fällt ebenso ab wie der diastolische; die Herzfrequenz bleibt meistens unverändert oder steigt nur gering an oder fällt sogar ab; Schweißausbruch und Blässe bleiben aus (108, 125, 144).

Häufig treten diese hypodynamen Synkopen bei 60- bis 70jährigen Männern auf, die zusätzlich über Impotenz und Miktionsstörungen klagen und eine gestörte Schweißsekre-

tion haben. Sie fallen bei Spaziergängen, oft aus heiterem Himmel, plötzlich hin (Drop-attack), mit oder ohne Bewußtseinsverlust; anschließend sind sie aber sofort wieder bei klarem Bewußtsein. Die Krankheit verläuft häufig progredient. Die Therapie dieser asympathikotonen, orthostatischen Kreislaufregulationsstörungen (auch Vasomotorenkollaps, Shy-Drager-Syndrom genannt) ist meistens unbefriedigend.

Man kann den Sympathikusantrieb medikamentös ersetzen durch Verordnung von Katecholaminen, die aber meistens erhebliche Nebenwirkungen, z. B. auf Herzfrequenz, haben. Wirksam sind Mineralokortikoide, die über eine Salz- und Flüssigkeitsretention zur Volumenzunahme führen. Auch Sekalepräparate (59) werden verordnet (6). Außerdem rät man den Patienten zu viel Schlaf in halbsitzender Position, zur Alkoholabstinenz, zu allmählichem Lagewechsel. Außerdem empfiehlt man den Patienten vermehrte Flüssigkeitsaufnahme, insbesondere auch frequenz- und blutdruckanhebenden Kaffee- und Teekonsum. Es muß beachtet werden, daß Menschen mit hypodynamen Reaktionen in liegender Körperposition eher zu hypertonen Blutdruckwerten tendieren (14).

3. Es sollen die reflektorischen, *vasodepressiven Synkopen* erwähnt werden, bei denen es durch überschießende Vagusreflexe zu plötzlicher Herzfrequenzverlangsamung und peripheren Vasodilatation mit Blutdruckabfall kommt. Diese reflektorischen Kreislaufsynkopen können durch Orthostase provoziert werden, treten aber auch in liegender Körperposition auf und sind Reaktionen bei entsprechend disponierten Patienten auf Schmerz, Angst, Ekel und Schreck. Sie ereignen sich bei Blutabnahme, beim Anblick von Blut, bei Herzkatheteruntersuchungen, bei Hitze und Kälte, oft in Verbindung mit Hyperventilation (s. auch 5.3).

Obstruktion der Mitral- und Trikuspidalklappe durch Klappenstenosen und Vorhoftumoren

Im Gegensatz zur Aorten- und Pulmonalklappe führt die chronische Obstruktion der *Trikuspidal- und Mitralklappe* durch endokarditische Prozesse im allgemeinen nicht zu Synkopen, obwohl bei schweren Mitralstenosen unter körperlichen Belastungen das Herzminutenvolumen unter das

Ruheminutenvolumen abfallen kann. Durch die Stauung des Blutes vor dem linken Herzen bricht der Patient die Belastung im allgemeinen wegen Dyspnoe ab, bevor sich ein arterieller Blutdruckabfall mit Synkope entwickeln kann. Deshalb sind Synkopen bei der Mitralstenose extrem selten, denn die Patienten mit diesem Herzklappenfehler lernen sich über Jahre zunehmend körperlich einzuschränken.

Anders ist die Situation, wenn das Ostium der Mitralklappe, ebenso wie das Ostium der Trikuspidalklappe, plötzlich verlegt wird durch einen *Tumor oder Thrombus*, der wie ein Kugelventil sich zwischen die Segelklappen hineindrängt und den Blutstrom vom linken Vorhof in den linken Ventrikel bzw. vom rechten Vorhof in den rechten Ventrikel unterbricht. Die Blockierung der Klappen führt zum plötzlichen arteriellen Blutdruckabfall mit Synkopen, bis hin zum plötzlichen Herztod. Oftmals treten Tage vorher Atemnot und Lungenödem auf; bei der Obstruktion der Trikuspidalklappe stehen die Zeichen der plötzlichen Rechtsherzinsuffizienz mit Oberbauchschmerzen, Leberschwellung und Halsvenenstauung im Vordergrund. Da das Ausmaß der Klappenobstruktion lageabhängig ist, entwickeln sich die Synkopen bei frei beweglichen oder gestielten Tumoren beim plötzlichen Aufrichten aus liegender Position und bessern sich sofort wieder, wenn sich der Patient niederlegt oder hustet, weil der Tumor, der Schwerkraft folgend, wieder in den Vorhof zurückrutschen kann.

Am häufigsten wird diese Symptomatik ausgelöst durch ein Myxom (36, 86), das ungefähr die Hälfte aller primären Herztumoren ausmacht und fast immer im linken Vorhof lokalisiert ist. Es gibt aber auch ungewöhnlich große Myxome im rechten Vorhof.

Der linke Vorhoftumor kann auch aus thrombotischem Material bestehen, das sich meistens bei primärer Einengung der Mitralklappe in dem stark vergrößerten linken Vorhof entwickeln kann. Auch solche Kugelthromben führen nicht nur zu einer plötzlichen Obstruktion der Mitralklappe, sondern auch zu arteriellen Embolisationen und verursachen dadurch Synkopen, bei zerebralen Embolien oft mit passageren neurologischen Ausfällen.

Bei der Herzauskultation erhebt man die Befunde einer Mitral- bzw. Trikuspidalstenose: Der 1. Herzton ist meistens laut, verbreitert und setzt verspätet ein. Der Pulmonalklappenschluß des 2.

Herztones ist betont. Man hört auch einen frühdiastolischen Ton, der zeitlich mit einem Mitralöffnungston zusammenfallen könnte, der aber durch seinen dumpfen Klangcharakter auffällt. Dieser Ton entsteht durch Aufstoßen des Tumors gegen die Wand des linken Ventrikels in der Diastole, also beim Vorfallen des Tumors, und wird als „Tumorflop" bezeichnet. Häufig findet man im Anschluß an diesen Tumorflop ein diastolisches Decrescendogeräusch und auch ein bandförmiges systolisches Geräusch, das Hinweis einer Mitralinsuffizienz ist. Eine Mitralklappeninsuffizienz ist häufig vorhanden, da die Mitralklappe durch das Vorfallen des Tumors traumatisch geschädigt und die Sehnenfäden überdehnt werden. Charakteristisch für den Vorhoftumor ist nicht nur die stark wechselnde Symptomatik, sondern auch der wechselnde Auskultationsbefund in Abhängigkeit von der Körperposition; beim Beugen des Oberkörpers nach vorn oder in linker Seitenlage entwickelt sich der Befund der Klappenobstruktion am ehesten.

Wegweisend ist heute die Echokardiographie (32), mit der sich alle linksseitigen, aber auch die rechtsseitigen Vorhoftumoren mit Sicherheit erfassen lassen.

Ein schnelles und entschlossenes Handeln ist notwendig, da ein plötzlicher Lagewechsel zur kompletten Verlegung des Klappenostiums und damit zum akuten Herztod führen kann (wie wir es bei 2 Patienten wenige Tage vor einer geplanten Herzoperation erlebten). Man sollte also nach Auftreten der ersten Synkope keine Zeit für weitere Diagnostik verlieren, auch wenn sich die Tumoren sowohl im rechten als auch im linken Vorhof angiographisch durch Kontrastmittelinjektion in die obere Hohlvene bzw. in die Pulmonalarterie gut dokumentieren lassen. Dabei zeigt sich der Tumor im rechten bzw. linken Vorhof in der Durchflußangiographie als Kontrastmittelaussparung, wenn er von dem kontrastmittelhaltigen Blut umspült wird. Bei der Herzkatheteruntersuchung findet man dann stark wechselnde, von der Körperposition abhängige Druckerhöhungen im rechten Vorhof bzw. in der Pulmonalarterie und im Pulmonalkapillarbereich. Nicht selten liegt eine pulmonale Hypertonie vor infolge der rezidivierenden Embolien, die von einem rechtsseitigen Vorhoftumor ausgehen können. Röntgenologisch fällt häufig eine Verkalkung im Vorhofbereich auf, da die Tumoren zur Kalkeinlagerung neigen.

Allgemeine Zeichen eines Tumors wie Fieber,

Gewichtsabnahme, Entzündungszeichen sind meistens nur gering ausgeprägt, da die Tumoren im allgemeinen gutartig sind.

Die Prognose der gutartigen Vorhofmyxome ist nach Operation gut, wenngleich Rezidive bei nicht kompletter Entfernung vorkommen, die Ausheilung aber die Regel ist. Entscheidend ist die rechtzeitige Diagnose durch die Echokardiographie. Die Operation muß unter extrakorporaler Zirkulation vorgenommen werden, da der Tumor unter Sicht des Auges entfernt werden muß, um embolische Verschleppungen von Tumoranteilen zu vermeiden. Außerdem müssen intraoperativ alle vier Herzkammern sorgfältig untersucht werden, da der Tumor sich auch in diese Herzabschnitte ausgebreitet haben kann. Begleitende Klappenerkrankungen müssen evtl. korrigiert werden. Nach erfolgreicher Herzoperation ist mit der Wiederherstellung der vollen körperlichen Leistungsfähigkeit zu rechnen (36).

Pumpversagen des Herzens

Infarzierende, entzündliche und degenerative Erkrankungen führen zur Zerstörung der kontraktilen Substanz des Myokards und damit zu einem akuten oder chronischen Pumpversagen. Synkopen oder Komata treten dabei erst im Finalstadium auf, da der für eine ausreichende Hirndurchblutung notwendige Blutdruck noch lange von dem Herzen erzeugt werden kann. Häufiger sind Synkopen bei begleitenden tachykarden oder bradykarden Herzrhythmusstörungen.

Myokardinsuffizienz

Die chronische Myokardinsuffizienz führt, wie bereits erwähnt, erst im Finalstadium zu einem Bewußtseinsverlust.

Beim *akuten Mykardinfarkt* und auch bei einem schweren Angina-pectoris-Anfall kommt es mit Einsetzen des Herzschmerzes oft zu einem vorübergehenden Blutdruckabfall mit gleichzeitiger Bradykardie, aber auch Tachykardie, und den Begleitsymptomen wie Schweißausbruch, Übelkeit, Somnolenz bis hin zur Synkope. Dieser Zustand normalisiert sich häufig spontan mit anschließendem klarem Bewußtsein. Den weiteren Verlauf des Myokardinfarktes kann man aufgrund der zentralen Hämodynamik in fünf Stadien aufteilen (11). Diese Stadieneinteilung führt zu unterschiedlichen therapeutischen Konsequenzen.

Das Stadium IV entspricht dem *kardiogenen Schock*, der sich einige Stunden nach dem akuten Infarkteintritt entwickeln kann, wenn 30–40% des Myokards infarziert sind oder wenn Komplikationen wie Septum-Ventrikel-Rupturen, akute Mitralinsuffizienzen sich infolge des Infarktes entwickeln (6).

Im kardiogenen Schock (10, 12, 63) kommt es zu einer akuten Umverteilung der zirkulierenden Blutmenge durch eine massive sympathische Nervenstimulation. Dies führt zu einer Abnahme des venösen Blutstroms zum Herzen und durch eine periphere arterielle Vasokonstriktion zu einer verminderten Perfusion peripherer Organe. Durch diese Zentralisation des Kreislaufs kann trotz Abfalls des Herzminutenvolumens der arterielle Systemdruck noch über einen längeren Zeitraum stabil gehalten werden, so daß das Gehirn von einer kritischen Minderperfusion verschont und das Bewußtsein noch lange erhalten bleibt. Hinzu kommt, daß durch autoregulatorische Vorgänge bei einer Erhöhung der CO_2-Werte die Hirngefäße sich erweitern und die Hirndurchblutung zunimmt. Ein Koma tritt deshalb erst im Finalstadium eines kardiogenen Schocks auf, wenn Blutdruckwerte über einen langen Zeitraum systolisch unter 60 mm Hg und die Herzminutenvolumenwerte unter 3 l/Min. (Cardiacindex unter 1,8 l/Min/m^2) liegen. Wird der Schockzustand beherrscht, was allerdings nur selten der Fall ist, sind bleibende neurologische Ausfälle ungewöhnlich (1, 38, 58, 137, 143).

Durch den Einsatz moderner positiv-inotroper und vasodilatierender Substanz kann man oft den schicksalhaften Verlauf abwenden (114). Bei Eintritt der Bewußtlosigkeit steigt allerdings die Mortalität des kardiogenen Schocks auf 100%. Nur mit einem extrem hohen operativen Risiko von 50% Mortalität lassen sich die schockauslösenden Faktoren einer Septumruptur, einer akuten Mitralinsuffizienz oder Myokardruptur korrigieren.

Arrhythmogene Bewußtseinsstörungen

Herzrhythmusstörungen verursachen synkopale Zustände und keine Komata. Sie treten ohne Vorankündigung auf und können schnell zum Tode führen, wenn sie nicht spontan enden oder durch therapeutische Eingriffe beendet werden.

Die klinische Beschreibung dieser synkopalen Zustände stammt noch von MORGANI, ADAMS und STOKES, die lange vor Entdeckung der Elek-

Tabelle 5.4 Einteilung der arrhythmogenen Synkopen

Bradyarrhythmien	Tachyarrhythmien
Syndrom des kranken Sinusknotens	hochfrequente Kammerarrhythmien durch
hochgradige AV-Überleitungsstörungen	Kammertachykardie oder hochfrequent überleitete Vorhoftachyarrhythmien
hypersensitives Karotissyndrom	Kammerflimmern

trokardiographie dieses dramatische Syndrom sehr präzise beschrieben haben.

Pathogenetisch ist eine Einteilung in Bradyarrhythmien und Tachyarrhythmien sinnvoll (Tab. 5.4). Beide Formen sind meistens Begleiterscheinungen von chronischen Herzerkrankungen; sie können jedoch auch bei einem frischen Herzinfarkt als erstes Symptom auftreten und zum „Sekundenherztod" führen.

Bradyarrhythmien

Das *Syndrom des kranken Sinusknotens* (Sick-Sinus-Syndrome) ist ein Krankheitsbild, das durch klinische, elektrokardiographische und elektrophysiologische Merkmale charakterisiert ist und oft zu synkopalen Zuständen führt. Zwar sind einige Teilerscheinungen und elektrokardiographische Merkmale dieser Erkrankung schon ab 1916 beschrieben worden, doch waren es erst LOWN und insbesondere FERRER (40, 41), die eine ausführliche und umfassende Beschreibung dieser Krankheit boten.

Die *Ätiologie* des Sick-Sinus-Syndroms umfaßt viele Ursachen, wobei am häufigsten die arteriosklerotische Herzerkrankung vorkommt. Daneben spielen auch entzündliche Prozesse, Kollagenosen, infiltrative Erkrankungen des Herzmuskels eine Rolle.

Es handelt sich primär um eine „Batterieschwäche" des Sinusknotens, die zu inadäquatem Frequenzverhalten mit intermittierendem Ausfall dieses Schrittmachers führt. Dadurch allein kann jedoch die Komplexität des Problems nicht erklärt werden, da neben einer funktionellen Insuffizienz des physiologischen Schrittmachers auch ein Versagen der untergeordneten Ersatzzentren vorhanden sein muß, so daß man eine generalisierte Dysfunktion des Reizbildungs- und Überleitungssystems vermuten kann (87, 88).

Die zerebralen *Symptome* umfassen leichte Formen wie Vertigo, Schwarzwerden vor den Augen, kurze sog. Blackouts, die manchmal von dem Patienten kaum wahrgenommen werden und eher den Familienmitgliedern auffallen, und schwere Ausfälle mit passageren Gedächtnis- und Sprachstörungen sowie auch leichten Paresen.

Bei schweren Formen treten letztendlich echte Adams-Stokessche Anfälle mit Bewußtlosigkeit, Atem- und Herzstillstand sowie Krampfzuständen auf.

Der Patient bemerkt eine permanente Bradykardie, die oftmals von Extrasystolen begleitet wird, was der Patient als Herzstolpern wahrnimmt. Sehr unangenehm und bedrohlich empfindet der Patient tachyarrhythmische Phasen bei dem sog. Tachy-Brady-Syndrom, die sich bei bradykardem Grundrhythmus durch intermittierendes Vorhofflimmern entwickeln.

Von den *diagnostischen Maßnahmen* ist die Elektrokardiographie in allen ihren Formen am wichtigsten.

Im Oberflächen-Elektrokardiogramm sind folgende Erscheinungen die häufigsten:

1. Permanente oder intermittierende Sinusbradykardie mit oder ohne Sinusarrhythmie.

2. Sinusarrest, der durch eine plötzliche auftretende, längere Pause charakterisiert ist, die durch einen Sinus- oder Ersatzschlag beendet wird, wobei jedoch zwischen den P-Zackenintervallen bei Sinusrhythmus und der P-Zacke nach der Pause keine nachweisbare mathematische Relation besteht.

3. Sino-atrialer Austrittsblock, wobei vom klinischen Standpunkt der zweitgradige der wichtigste ist. Es handelt sich dabei um eine plötzlich auftretende Pause, die durch einen Sinusschlag beendet wird. Die Länge der Pause ist, mathematisch betrachtet, etwas kürzer als 2 PP-Intervalle des Sinusrhythmus bei der Wenckebachschen Form und genau das Doppelte des PP-Intervalls im Sinusrhythmus bei der Mobitzform.

4. Brady-Tachykardie-Syndrom, das durch eine Sinusbradykardie mit intermittierend auftretendem Vorhofflimmern oder -flattern gekennzeichnet ist.

5. Gelegentlich sehen wir bei Patienten ein Vorhofflimmern mit einer langsamen Kammerfrequenz, das nicht auf Medikamente zurückzuführen ist. LOWN konnte zeigen, daß diese

Patienten auf Kardioversionen nicht reagieren, da kein Sinusrhythmus zu erreichen ist und oft ein Herzstillstand resultiert. Die niedrige Kammerfrequenz deutet auf eine Mitbeteiligung des AV-Knotens im Sinne einer binodalen Erkrankung hin.

Differentialdiagnostisch kommen bradykarde Zustände bei ausgeprägten Vagotonien auch bei Gesunden und Leistungssportlern in Betracht. Bei diesen Bradykardien sieht man aber auf Atropin immer einen deutlichen Frequenzanstieg. Zusätzlich muß man auch an medikamentös bedingte (z. B. Digitalis, Betablocker, Isoptin), endokrin (Hypothyreose) und zerebral (Hirndrücke) bedingte Bradykardien denken.

Die *therapeutischen Möglichkeiten* sind beschränkt. Bei symptomatischen, pathologischen Bradykardien, die noch gut auf Atropin ansprechen, kann man einen Versuch mit Anticholenergikum Ipratropiumbromid machen oder mit einem Sympathikomimetikum wie Orciprenalin. Diese beiden Präparate werden allerdings in der Dauermedikation häufig aufgrund der atropinähnlichen Nebenwirkungen (Obstipation, Mundtrockenheit, Sehstörung) bzw. der katecholamininduzierten Rhythmusstörungen (ventrikuläre Extrasystolen) schlecht toleriert.

Stark symptomatische Patienten benötigen meistens einen Schrittmacher, wobei man sich – bei sonst organisch gesunden Patienten – überlegen sollte, einen einfachen ventrikulären Demand-Schrittmacher auf relativ niedriger Stand-By-Frequenz zu implantieren, damit sich der Patient unter alltäglichen Belastungen mit seinem eigenen Sinusrhythmus den Belastungen anpassen kann. Bei stark organisch geschädigtem Herzen mit Zeichen einer Herzinsuffizienz sollte man dagegen einen der neueren Schrittmacher vorziehen, wie z. B. den sequentiellen Schrittmacher, um die hämodynamisch wichtige Vorhof-Ventrikel-Kontraktionssequenz beizubehalten. Oftmals ermöglicht erst der Schrittmacher eine effektive Therapie der Herzinsuffizienz durch Digitalis bzw. der tachyarrhythmischen Phasen mit Antiarrhythmika.

Aus prognostischer Sicht ist der Verlauf der Erkrankung trotz Schrittmacherbehandlung enttäuschend. So hatten SHAGEN u. Mitarb. (115) gezeigt, daß die fünfjährige Mortalität hoch ist und kaum durch die Schrittmacherbehandlung beeinflußt wird.

Totaler atrioventrikulärer Block

Während die geringgradigen atrioventrikulären Überleitungsstörungen wie der AV-Block I. und II. Grades – sowohl die Wenckebachsche Form als auch die von MOBITZ beschriebene Form – teilweise nur eine atrioventrikuläre Überleitungsverzögerung oder einen intermittierenden Überleitungsausfall zeigen, ist der AV-Block III. Grades dadurch charakterisiert, daß es sich um eine komplette Unterbrechung der atrioventrikulären Überleitung handelt. Dies bedeutet, daß im Herzen zwei verschiedene Schrittmacherzentren simultan, aber unabhängig voneinander arbeiten, und zwar der primäre Vorhofrhythmus – entweder Sinusrhythmus oder Vorhofflimmern, der jedoch ineffizient ist, da er auf die Ventrikel nicht überleitet wird – und der Ersatzrhythmus, der durch seine Stabilität und Frequenz die hämodynamischen Auswirkungen bestimmt.

Selten ist der kongenitale drittgradige AV-Block, der selbständig oder als Begleiterscheinung anderer kongenitaler Vitien auftreten kann. Häufiger sind die erworbenen Formen im Rahmen einer koronaren Herzkrankheit durch verschiedene entzündliche Prozesse und parasitäre Erkrankungen, wie z. B. in Südamerika die Chagas-Erkrankung, durch seltene Tumoren oder Abszesse, lokalisiert in der atrioventrikulären Überleitungsgegend, durch herzchirurgische Interventionen, durch die sog. idiopathische sklerodegenerative Erkrankung des Überleitungssystems, beschrieben von LENÈGRE (77, 78), durch die fibrokalkaröse Infiltration des Pars membranacea des Septums bei kalzifizierenden Aortenstenosen und die Verkalkungen des Mitralringes, die erstmals von LEV beschrieben wurden und als Lev-Erkrankung bekannt sind (79).

Die *Symptomatologie* ist direkt abhängig einerseits von der Kammerfrequenz bei chronisch etabliertem AV-Block III. Grades, andererseits von dem zeitlichen Einsetzen des Ersatzrhythmus bei der intermittierenden Form, welche auch als paroxysmaler drittgradiger AV-Block bezeichnet wird.

Bei den kongenitalen Formen und bei Lokalisation der Leitungsunterbrechung im AV-Knoten ist meistens der hochsitzende Ersatzrhythmus frequenzmäßig und hämodynamisch ausreichend, so daß häufig überhaupt keine Symptome auftreten und die Veränderungen nur elektrokardiographisch sichtbar sind. Bei tiefsitzenden Ersatzrhythmen, bei Leitungsunterbrechung unterhalb des AV-Knotens, die frequenzmäßig häufig zwischen 20 und 30 Schlägen/Min. liegen, können Beschwerden wie allgemeine Müdigkeit, Leistungsknick und vertiginöse Zustände, insbesondere bei Lagewechsel vom Liegen zum Stehen und bei körperlichen Belastungen, auftreten. Die echte Synkope im Rahmen eines paroxysmalen AV-Blocks III. Grades zeigt das schon von MORGANI und ADAMS-STOKES beschriebene Syndrom mit plötzlicher Bewußtlosigkeit, Atem- und Herzstillstand ohne nachweisbare Herzschläge oder Puls und Krampfzustände, die entweder spontan aufhören oder zum Tode führen.

Die *klinische Diagnostik* basiert auf dem Elektrokardiogramm und bei unklaren synkopalen Zuständen evtl. auch auf den elektrophysiologischen Untersuchungen durch Herzkatheter.

Bei der elektrophysiologischen Untersuchung werden zwei Stimulationskatheter transvenös eingeführt mit Plazierung eines Katheters im oberen rechten Vorhof zwecks Stimulation und Registrierung der Vorhofpotentiale und eines zweiten über die Trikuspidalklappe in Septalposition zur Registrierung des His-Bündel-Elektrokardiogramms. Es werden sowohl bei der Grundfrequenz als auch bei den verschiedenen stimulierten Frequenzen mit schneller und programmierter Vorhofstimulation die Überleitungseigenschaften des atrioventrikulären Knotens, des His-Bündels und des His-Purkinje-Systems geprüft. Nur ein positives Ergebnis ist diagnostisch aussagekräftig, und nur daraus sollte eine therapeutische Konsequenz gezogen werden, da häufig normale oder Grenzbefunde zu falschen Entscheidungen führen können.

Differentialdiagnostisch erwähnenswert ist die atrioventrikuläre Dissoziation, die im Elektrokardiogramm häufig als drittgradiger AV-Block verkannt wird. Die atrioventrikuläre Überleitung ist jedoch nicht unterbrochen, sondern es konkurrieren lediglich der dominierende Sinusrhythmus und der unmittelbar danach folgende idiofokale Rhythmus, die beide isorhythmisch sind, miteinander.

Die Synkope bzw. das Koma infolge Erregungsleitungsstörungen ist eine Notfallsituation. Bei dem bewußtlosen Patienten ist kaum Zeit für diagnostische Maßnahmen und Erwägungen, denn man muß die Wiederbelebungsmaßnahmen unverzüglich einleiten. Die einfachste Möglichkeit ist ein Schlag auf die Brust: Falls dieser erfolglos ist, müssen unmittelbar Herzmassage und Beatmung folgen. Mit diesen Maßnahmen kann man den Patienten relativ lange am Leben erhalten,

und diese Zeit genügt dann, die genaue Diagnose durch das Elektrokardiogramm zu stellen. Falls die Diagnose „Asystolie" heißt, sollte man schnellstens Orciprenalinsulfat (Alupent) als Infusion oder auch intrakardial geben bzw. Adrenalin applizieren und weiter Herzmassage und Beatmung durchführen. Danach sollte ein Versuch gemacht werden, so schnell wie möglich einen temporären Schrittmacher zu legen. Es gibt heute sogar die Möglichkeit, transthorakal binnen weniger Sekunden einen Schrittmacher in das Myokard oder in die linke Herzkammer für eine notfallmäßige, transthorakale Stimulation zu implantieren. Üblich ist aber die Einführung einer transvenösen temporären Schrittmacherelektrode durch die V. jugularis, V. brachialis und subclavia, die gelegentlich sogar ohne Röntgenkontrolle möglich ist.

Die prophylaktische *Therapie* ist wichtig und basiert auf der Implantation eines permanenten Schrittmachers. Über die heutzutage verschiedenen Schrittmachersysteme kann man im Prinzip so viel sagen, daß bei Patienten ohne hämodynamisch wesentliche Herzkrankheit ein einfaches Kammer-Demand-System genügt. Dagegen stehen heute mehrere Systeme für Patienten zur Verfügung, die eine hämodynamisch bedeutsame Grundkrankheit mit Zeichen der Herzinsuffizienz haben. Bei diesen Patienten kommen sog. sequentielle Schrittmacher mit Doppelstimulation in Frage, die sowohl die Vorhöfe als auch die Kammern stimulieren und so die atrioventrikuläre Überleitungssequenz beibehalten. Noch interessanter ist die moderne Möglichkeit eines sog. physiologischen Pacings, das bei Patienten mit Sinusrhythmus bei drittgradigem AV-Block eingesetzt werden kann. Die Schrittmacherstimulationsfrequenz wird dabei durch die Vorhofimpulse synchronisiert und auf die Kammern übergeleitet. Dies führt dazu, daß bei Erhöhung der Vorhoffrequenz, z. B. bei körperlicher Belastung, die Kammerfrequenz adäquat ansteigen kann (49).

Wenn die Synkope akut beseitigt werden kann und der Patient mit einem Schrittmacher versorgt ist, hängt die weitere Prognose primär von der Grundkrankheit ab.

Hypersensitives Karotissyndrom

Das Glomus caroticum ist ein vagales Vasomotorreflexzentrum. Bei Druck auf diese Gegend sinkt die Herzfrequenz ab, wie es 1866 von CZERNAK bereits erkannt wurde. Eine exzessive Aktivierung dieser Zentren mit einem inadäquat starken Reflex kann zu synkopalen Zuständen führen. Dies führt zum klinischen Bild des hypersensitiven Karotissyndroms.

Es gibt zwei Formen des Karotissyndroms:

Bei der ersten Form, die in ca. 70% der Fälle auftritt und die man auch die vagale oder kardioinhibitorische Form nennt, zeigen die Patienten eine plötzlich auftretende Sinusbradykardie, einen Sinusarrest, eine atrioventrikuläre Blockbildung, eine Kombination dieser Zustände oder sogar eine Asystolie.

Bei der zweiten Form, die als vasodepressorische Form bekannt ist, zeigen die Patienten primär eine Blutdruckerniedrigung ohne wesentliche Bradykardie. Häufig sind die beiden Formen kombiniert. Das Krankheitsbild tritt bei älteren Menschen auf, insbesondere bei Männern mit arteriosklerotischen Veränderungen der extrakraniellen Arterien, bei Hypertonie, Diabetes und lokalen Prozessen in der Halsgegend wie Tumoren, Lymphknoten oder Narben.

Die Patienten klagen bei schon geringem Druck in der Karotisgegend, wie beim Umdrehen des Kopfes oder beim Tragen eines zu engen Kragens, über starke Schwindelgefühle und Synkopen.

Die *Diagnose* läßt sich durch einen manuellen Druck auf die Karotisarterie in der Gegend der Karotisgabel sichern. Der Druck sollte leicht sein, soll nie beidseitig zugleich erfolgen und eine Dauer von mehr als 20 Sek. nicht überschreiten. Ein Elektrokardiogramm sollte mitgeschrieben und der Blutdruck gleichzeitig gemessen werden. Als pathologisch wird eine Asystolie von mindestens 3 Sek. Dauer mit einem Blutdruckabfall von ca. 50 mm Hg gewertet.

Die *Therapie* besteht in den meisten Fällen aus einer Implantation eines Demand-Schrittmachers, jedoch kann nach unseren Erfahrungen bei Patienten, bei denen keine Kontraindikationen bestehen, der Versuch mit Ipratropiumbromid, mit einer Dosierung von 3 × 5 bis 3 × 10 mg täglich gemacht werden (128).

Zur Ergänzung der bradyarrhythmischen Synkopen sollte noch erwähnt werden, daß synkopale Zustände auch bei Versagen von Schrittmachern bei Patienten mit krankem Sinusknotensyndrom oder bei AV-Block III. Grades auftreten können. In diesen Fällen ähneln die synkopalen Erscheinungen jenen, die die Patienten vor der Schrittmacherimplantation besaßen.

Tachyarrhythmien

Durch gelegentliche EKG-Aufzeichnungen während einer Synkope, in denen schnell-frequente Kammertachykardien oder sogar Kammerflimmern zu erkennen waren, wurde schon lange vor Einführung der kardiologischen Intensivstationen die Tachyarrhythmie als Ursache von Synkopen erkannt. Die dann in den sechziger Jahren eingerichteten kardiologischen Intensivstationen (Coronary care unit) brachten den endgültigen Beweis, daß Tachyarrhythmien sehr häufig für kardiale Synkopen verantwortlich sind, insbesondere im Rahmen des akuten Herzinfarktes, und daß sie die häufigste Ursache für den sog. Sekundenherztod sind. Ihre wichtigsten Formen sind die hochfrequenten Kammerrhythmen, wie die Kammertachykardien oder das Kammerflattern, die hochfrequenten Kammeraktionen während supraventrikulärer Tachykardien sowie hochfrequent überleitete Vorhoftachyarrhythmien und das Kammerflimmern (134).

Ätiologisch gesehen, liegen diesen Tachyarrhythmien die unterschiedlichsten Erkrankungen zugrunde:

1. Die häufigste Ursache für ventrikuläre Tachykardien, Kammerflattern oder Kammerflimmern ist die koronare Herzkrankheit, und zwar in ihrer akuten und in ihrer chronischen Form (33).

2. Die zweithäufigste Ursache sind die primären und sekundären Herzmuskelerkrankungen wie die Kardiomyopathien und die Myokarditiden (50, 67, 75).

3. Relativ häufig spielen toxische Faktoren eine kausale Rolle, vor allem die Digitalisintoxikation, die besonders im Zusammenhang mit einer Hypokaliämie lebensbedrohlich sein kann. Sogar Antiarrhythmika können für ventrikuläre Tachyarrhythmien verantwortlich sein. Diese paradoxe Wirkung tritt häufig bei Chinidin und ähnlich wirkenden Präparaten auf. Schließlich sind noch die trizyklischen Antidepressiva potentiell arrhythmogen.

4. Auch Klappenvitien, sowohl vor als auch nach Klappenoperation, sind als ätiologischer Faktor für Arrhythmien zu erwähnen.

5. In diesem Zusammenhang muß auch das sog. Mitralklappenprolaps-Syndrom erwähnt werden. Bei dieser Erkrankung handelt es sich um eine mukoide Degeneration der Mitralsegel und der Cordae tendineae der Mitralklappe, die dazu führt, daß während der Kammersy-

stole die überproportional erweiterten Segel unter Druck in Richtung des linken Vorhofes prolabieren.

6. Eine seltene Ursache ist das QT-Syndrom, daß durch eine verlängerte QT-Zeit im Elektrokardiogramm charakterisiert ist und eine Neigung zum plötzlichen Auftreten von Tachyarrhythmien aufweist (60).

7. Neben zahlreichen, jedoch seltenen Erkrankungen wie Sarkoidose, Kollagenosen, Kohlenmonoxydintoxikationen, Herztumoren (21, 80) u. a., die durch Herzbeteiligung zu Arrhythmien führen können, sollte noch eine spezielle Form erwähnt werden, und zwar die idiopathische Form der ventrikulären Tachykardie, die bei klinisch völlig Gesunden und aus bisher nicht geklärter Ursache intermittierend auftreten kann (47).

8. Auch hochfrequente supraventrikuläre Tachykardien, wie z. B. paroxysmale AV-Knotentachykardien oder Reentry-Tachykardien bei manifesten oder auch verborgenen akzessorischen Bündeln, oder ein Vorhofflimmern bei Patienten mit Wolff-Parkinson-White-Syndrom, bei denen durch die kurze Refraktärität des akzessorischen Bündels das Vorhofflimmern sehr schnell auf die Kammern übergeleitet wird und damit zu einer hohen Kammerfrequenz (3) oder sogar Kammerflimmern führt, können gelegentlich zu synkopalen Zuständen verursachen.

9. Abschließend muß noch erwähnt werden, daß auch bei Schrittmacherpatienten mit Schrittmacherdysfunktion, insbesondere wenn Sensing-Probleme auftreten, der Schrittmacher per se ventrikuläre Tachykardien und sogar Kammerflimmern mit entsprechender Synkope auslösen kann.

Die während einer Tachyarrhythmie auftretenden *Symptome* reichen von einem subjektiv unangenehmen Gefühl des Herzrasens bis hin zur echten Synkope. Ihr Ausmaß hängt von der Grundkrankheit ab. So tolerieren jüngere und noch gesunde Patienten die Kammertachykardien besser als ältere Patienten mit schon stark vorgeschädigtem Myokard, bei denen schon eine relativ niedrig-frequente Kammertachykardie oder auch supraventrikuläre Tachykardie zum akuten Herzversagen mit Synkopen und begleitendem Lungenödem führen kann.

Der Bewußtseinsverlust entsteht durch den Herzstillstand; er kann jedoch auch bei hochfrequenten ventrikulären und supraventrikulären Tachyarrhythmien durch eine akut verschlechterte Hämodynamik mit extrem niedrigem Auswurf infolge der Verkürzung der diastolischen Füllung auftreten. Diese Synkope präsentiert das typische Bild des Adams-Stokesschen Anfalls mit Atem- und Herzstillstand, Krampfzuständen und starker Zyanose.

Die *Therapie* des Herzstillstandes bei tachykarden Herzrhythmusstörungen ist primär davon abhängig, wo der Patient sich befindet, wie schnell eine Notfallmaßnahme eingeleitet und von wem sie durchgeführt wird. Falls der Patient außerhalb eines Krankenhauses oder einer Intensivstation ist und sich entsprechend qualifizierte Personen in der Nähe befinden, sind die ersten therapeutischen Maßnahmen die Reanimation oder Wiederbelebung durch Herzmassage und Mund-zu-Mund- oder Mund- und Nasenbeatmung. Sie sollten solange durchgeführt werden, bis ein Notarzt mit der entsprechenden Ausrüstung den Patienten erreicht. Wenn der Patient durch qualifiziertes Personal innerhalb oder außerhalb des Krankenhauses reanimiert wird, sollte man sich schnellstens um die Diagnose bemühen. Dies ist oft binnen Sekunden durch die Elektroden eines EKG-Sichtgerätes, wie es jeder Defibrillator heute hat, möglich. Die Diagnose ist von entscheidender Bedeutung für die weitere Behandlung.

Falls es sich um eine regelmäßige, schnelle Tachykardie handelt, unabhängig davon, ob supraventrikulär oder ventrikulär, sollte man den Patienten mit so niedriger Energie wie möglich elektrisch kardiovertieren. Wird jedoch die Diagnose „Kammerflimmern" gestellt, sollte man eine Defibrillation mit 200 W./Sek. durchführen (27).

Falls diese Maßnahmen erfolgreich sind, sollte man gleich intravenös einen Bolus von 50–100 mg Xylocain geben und danach als Erhaltungsdosis 4–8 mg/Min. per Infusion. Damit sollen erneute Episoden von Kammerarrhythmien verhindert werden. Bei länger andauernder Asystolie mit Atemstillstand ist zusätzlich der intravenöse Ausgleich des Säure-Basen-Haushaltes durch Bicarbonatlösung indiziert. Die in der Zwischenzeit evtl. entdeckten Elektrolytstörungen, insbesondere die Hypokaliämie, müssen so schnell wie möglich korrigiert werden.

Bleibt der Patient jedoch elektrisch instabil und wiederholen sich die Rhythmusstörungen unter dieser Therapie, sollte man eine andere antiarrhythmische Therapie, z. B. die Gabe von Aprindin-Hydrochlorid 200 mg langsam intravenös, bei therapierefraktären Fällen auch vorsichtig Amidarone-HCl 150 mg intravenös, versuchen.

Bei Patienten mit häufig rezidivierenden Episoden von Kammertachykardien kann auch der Versuch unternommen werden, durch eine transvenöse Schrittmacherelektrode im rechten Ventrikel die Tachykardie durch die Overdrivemethode zu beenden. Dies erspart dem Patienten die wiederholten Defibrillationen oder Kardioversionen.

Über die weiterführende Therapie besteht zwischen den Auffassungen verschiedener Schulen und Autoren Uneinigkeit. Die Frage ist, ob man jede ventrikuläre Extrasystole als Vorbote von gravierenden ventrikulären Tachykardien und -arrhythmien betrachten soll oder welche Extrasystolen als gefährlich betrachtet und als behandlungsbedürftig angesehen werden müssen.

Die Erfahrungen der letzten Jahre zeigten, daß auch beim organisch geschädigten Herzen die Extrasystolen, falls sie nur monotop und vereinzelt oder sogar im Bigeminus auftreten, nicht unbedingt eine Gefährdung des Patienten beinhalten und deshalb keiner antiarrhythmischen Therapie bedürfen.

Demgegenüber ist es notwendig, häufige und komplexe Formen von ventrikulären Extrasystolen zu behandeln, wie z. B. die polytopen ventrikulären Extrasystolen, die Couplets, die kurzen Ketten von ventrikulären Tachykardien sowie die rezidivierenden, auch selbstlimitierenden, längeren ventrikulären Tachykardien.

Heute stehen besonders in Europa zahlreiche Antiarrhythmika zur Verfügung. Ein detailliertes therapeutisches Schema für jeden Einzelfall ist sicherlich nicht möglich; man sollte jedoch prinzipiell mit Monosubstanzen beginnen und erst bei bewiesener Ineffizienz diese Monosubstanzen miteinander kombinieren, wobei eine sinnvolle Kombination darin besteht, daß man Substanzen verschiedener Klassen und niemals zwei Medikamente derselben Klasse miteinander kombiniert.

Bei hochgefährdeten Patienten mit rezidivierenden ventrikulären Tachykardien oder Kammerflimmern sollte die medikamentöse Behandlung durch elektrophysiologische Methoden, z. B. Ventrikelstimulation, kontrolliert werden. Falls bei einem Patienten, bei dem früher die Rhythmusstörungen auslösbar waren, die Stimulationskontrolle negativ ist, kann man heute mit großer Wahrscheinlichkeit die Medikation als effektiv betrachten (57, 61, 62).

Ein ganz neuer therapeutischer Aspekt dieser hochgefährdeten Patienten ist der sog. antifibrillatorische Schrittmacher (93, 94). Dabei handelt es sich um ein gut abgesichertes Sensing-System des Schrittmachers mit epikardial aufgepflanzten Defibrillationselektroden, das kurze Zeit nach Beginn einer Tachykardie oder eines Kammerflimmerns einen internen Elektroschock auslöst und damit den Patienten kardiovertiert oder defibrilliert.

Ebenfalls neu bei der Behandlung lebensbedrohlicher Herzrhythmusstörungen ist die chirurgische Intervention. Bei der Herzoperation wird ein sog. endokardiales oder epikardiales EKG-Mapping gemacht. Dabei kann man die Tachykardie während der Operation auslösen und mit multiplen Elektroden den Entstehungsort der Tachykardie lokalisieren und chirurgisch exzidieren. Eine weniger spezifische Behandlungsmöglichkeit ist die endokardiale Zirkumzision, z. B. in narbennahen Gebieten. Diese Technik ist dann indiziert, wenn eine genaue Lokalisation des Tachykardiefokus nicht möglich ist (13, 23, 45, 68).

In speziellen Fällen, wie z. B. beim Präexzitationssyndrom mit häufigen Episoden von Vorhofflimmern und schneller Überleitung, kann man das akzessorische Bündel chirurgisch durchtrennen. Über transkutan eingeführte venöse Elektrodenkatheter kann das Leitungsbündel auch durch Elektrokoagulation unterbrochen werden.

In Fällen von langen QT-Intervallen mit rezidivierenden Synkopen empfiehlt man auch die linksseitige Ganglion-stellatum-Exstirpation (95).

Die Prognose der rezidivierenden ventrikulären Tachykardien und des Kammerflimmerns hängt von der Grundkrankheit ab. Sie scheint sich mit den heutigen modernen Antiarrhythmika, den Möglichkeiten der Schrittmachertherapie und der chirurgischen Therapie verbessert zu haben, obgleich überzeugende Langzeitbeobachtungen noch fehlen.

Systolische Entleerungsstörungen des Herzens

Diese Synkopen treten im unmittelbaren Zusammenhang mit körperlichen Belastungen auf. Die durch die körperliche Belastung bedingte Abnahme des peripheren arteriellen Gefäßwiderstandes in der arbeitenden Muskulatur kann nicht durch einen entsprechenden Anstieg des Herzminutenvolumens kompensiert werden, weil eine Obstruktion die systolische Entleerung des Herzens behindert. Die Herzfrequenz steigt zwar durch den Sympathikusantrieb an, das Schlagvolumen des Herzens fällt aber meistens stärker ab. Die Folge ist ein arterieller Blutdruckabfall mit Minderperfusion des Gehirns und kurzer Bewußtlosigkeit. Da sich die Hämodynamik in körperlicher Ruhe sofort wieder normalisiert, gelangt der Patient schnell wieder zu klarem Bewußtsein. Neben der Angina pectoris und Dyspnoe ist die belastungsabhängig auftretende Synkope ein Leitsyndrom der schweren *Aortenstenose* (13, 82, 119). Im Kindesalter kann für belastungsabhängige Synkopen auch eine hochgradige *Pulmonalklappenstenose* verantwortlich sein. Häufiger führen aber kombinierte *Shuntvitien* (Fallotsche Fehler) zu Synkopen infolge der Shuntumkehr unter Belastung (109).

Aortenklappenstenose

Gelegentlich ist die Synkope das einzige Symptom, das auf eine Aortenstenose hinlenkt (82, 119).

Die angeborenen Aortenstenosen sind häufig bedingt durch subvalvuläre und supravalvuläre Membranbildungen. Je nach Ausbildung der Stenose entwickeln Kinder schon früh Synkopen bei körperlichen Belastungen. Meist liegt in diesen Fällen der systolische Blutdruckgradient an der stenosierten Herzklappe über 150 mmHg.

Die erworbenen Aortenklappenstenosen entstehen entweder entzündlich durch eine Endokarditis im Jugendalter und degenerativ durch Arteriosklerose im höheren Lebensalter, insbesondere bei Hypertonikern. Hier treten Schwindel und Synkopen bei systolischen Druckgradienten und über 50–100 mmHg auf.

Eine Stenosierung der linken und auch rechten Ausflußbahn entsteht auch durch eine asymmetrische Hypertrophie der Ventrikelmuskulatur, insbesondere des Septums. Bei der idiopathischen hypertrophen Subaortenstenose (IHSS, auch hypertrophe, obstruktive Kardiomyopathie

[HOCM] genannt) treten Synkopen unter Belastung als Frühsymptome auf, häufig in Verbindung mit Tachyarrhythmien.

Führt eine Aortenklappenstenose zu belastungsabhängigen Synkopen, ist eine dringende Indikation zu Herzkatheterabklärung gegeben, da die Prognose eines symptomatischen Aortenklappenfehlers ohne Herzoperation sehr ungünstig ist. Bei Aortenklappenstenosen wird im allgemeinen prothetischer Ersatz der Klappe notwendig, wobei die Klappenprothese entweder aus Kunststoff oder aus biologischem Material (Schweineklappe) bestehen kann. Bei membranösen und muskulären Aortenstenosen ist die Resektion der Membran bzw. Teile des Septums notwendig.

Neben Schwindel und Synkopen treten bei Aortenstenosen keine neurologischen Symptome auf. Krampfanfälle und Hemiparesen sind eher Ausdruck von Kalkembolien, wie sie bei arteriosklerotischen Erkrankungen der Aortenklappenstenose nicht selten sind. Auch die myokardiale Schädigung bei Aortenstenosen provoziert Herzrhythmusstörungen mit paroxysmalen ventrikulären Tachykardien bis hin zum Kammerflimmern, die Ursache synkopaler Zustände sein können.

Pulmonalklappenstenose

Obstruktionen der rechtsventrikulären Ausflußbahn durch Stenosierungen im Bereich der Pulmonalklappe (valvulär), im Bereich des subvalvulären muskulären Bereiches (infundibulär) und auch des Pulmonalarterienhauptstammes und seiner Äste (supravalvulär) können zu Synkopen führen, die während oder unmittelbar nach einer körperlichen Belastung auftreten. Meist treten die Synkopen erstmals in der Pubertät im Rahmen sportlicher Belastungen auf nach normaler körperlicher Entwicklung im Kindesalter (117).

Häufig sind die Obstruktionen im Bereich der rechten Ausflußbahn kombiniert mit angeborenen Defekten des Ventrikels oder Septums. 30 % aller angeborenen Herzfehler sind deshalb assoziiert mit Pulmonalstenosen. Kommt es bei hochgradigen Pulmonalstenosen und Septumdefekten zu einem Rechts-links-Shunt wie bei den Fallotschen Fehlern, dann führt die venöse Blutzumischung zu einer arteriellen Hypoxie mit entsprechender Sauerstoffmangelversorgung des Gehirns. Dies begünstigt das Auftreten von Synkopen. Bei Kindern mit diesen kombinierten Fehlern kommt es schon bei leichten Belastungen durch Zunahme des Rechts-links-Shunts zunächst zur Entwicklung einer Zyanose, die in Benommenheit und Synkope übergehen kann. Die Shuntrichtung und die Shuntgröße lassen sich am sichersten durch eine intravenöse Farbstoffverdünnungskurve ermitteln.

Diese Symptome können, je nach Schweregrad der angeborenen Fehlbildungen, bereits im Säuglingsalter auftreten. Meistens treten bei Pulmonalstenosen die ersten Symptome in Form der Belastungsdyspnoe und der Synkopen in der Pubertät ein, wenn sportliche Belastungen gesucht werden (35).

Bei Auftreten von Synkopen im Zusammenhang mit körperlichen Belastungen ist bei Verdacht auf Pulmonalstenose die Indikation zur Rechtsherzkatheteruntersuchung und Angiographie gegeben.

Bei kombinierten Herzfehlern mit Pulmonalstenosen und Septumdefekten strebt man heute im Säuglings- oder Kindesalter eine totale Korrektur an, insbesondere wenn synkopale Zustände auftreten.

Pulmonale Hypertonie

Synkopen können auch im Zusammenhang mit körperlicher Belastung entstehen, wenn der Blutdurchfluß durch die Lungen durch eine Widerstandserhöhung im Bereich der Lungenarterien und Arteriolen erhöht ist und der rechte Ventrikel in seiner systolischen Entleerung behindert wird (pulmonale Hypertonie). Die unter Belastung normalerweise einsetzende Abnahme des peripheren Lungengefäßwiderstandes bleibt dann aus, und in der Pulmonalarterie kann der Druck auf das 3- bis 4fache unter Belastung ansteigen (56, 81).

Die Synkopen bei pulmonaler Hypertonie unterschiedlicher Genese treten meist im Zusammenhang mit körperlichen Anstrengungen (30) und Hustensalven auf und sind auf ein plötzliches Versagen des rechten Ventrikels zurückzuführen, der gegen den hohen Druck nicht mehr die adäquate Blutmenge durch die Lungenstrombahn fördern kann, um den linken Ventrikel und damit den großen Kreislauf ausreichend zu füllen, so daß der arterielle Druck entsprechend der Abnahme des peripheren arteriellen Widerstandes unter Belastung abfällt. In einigen Fällen sind die Synkopen sicherlich auch auf das Auftreten akuter Tachyarrhythmien zurückzuführen.

Bei der passiven postkapillären pulmonalen Hypertonie ist eine kausale Therapie, z. B. durch Beseitigung des Herzklappenfehlers, oftmals möglich. Hat sich eine sekundäre präkapilläre pulmonale Hypertonie entwickelt, z. B. infolge eines Shuntvitiums, sind die operativen Möglichkeiten beschränkt bzw. kann die operative Beseitigung der Shuntverbindung die kardiale Situation dramatisch verschlechtern. Bei pulmonaler Hypertonie infolge thromboembolischer Prozesse besteht eine absolute Notwendigkeit zur Antikoagulation, um Rezidive zu vermeiden. Bei fulminanten Lungenembolien (103), kann der rechte Ventrikel den hohen Lungengefäßwiderstand nicht überwinden; das Herzminutenvolumen und der arterielle Druck fallen ab, und es entwickelt sich eine Bewußtlosigkeit innerhalb weniger Minuten, wobei durch therapeutische Maßnahmen das Schicksal kaum rechtzeitig abgewendet werden kann. In dieser bedrohlichen Situation können die Lysetherapie und Thrombektomie mit Embolektomie erwogen werden. Besonders erfolgversprechend ist die lokale Lysetherapie mit Streptokinase oder Urokinase, die über einen Einschwemmkatheter direkt in die Pulmonalarterie bzw. in den rechten Ventrikel infundiert werden. In etwa 40 % der Fälle gelingt es, die klinische Symptomatik innerhalb von 30–40 Min. zu verbessern durch Auflösung des Embolus. Die operative Thrombektomie nach Trendelenburg ist mit einer hohen operativen Mortalität von über 50 % belastet und deshalb nur selten indiziert und erfolgversprechend. Bei der primären pulmonalen Hypertonie ist der schicksalhafte Verlauf kaum zu beeinflussen. Die pulmonale Hypertonie infolge von Lungenerkrankungen kann sich bessern durch die Therapie der Grundkrankheit mit Beseitigung z. B. entzündlicher oder bronchospastischer Veränderungen der Lungen. Durch Unterdrückung des Hustenreizes können die bei pulmonaler Hypertonie häufigen Hustensynkopen (113) verhindert werden. Aber auch die Hyperventilation mit der Entwicklung der Hypokapnie kann die Neigung zu Synkopen provozieren durch Abnahme der Hirndurchblutung. Deshalb muß die Atemtechnik durch Krankengymnastik verbessert werden.

Abfall des peripheren Widerstandes

Wird eine reflektorisch, medikamentös oder toxisch bedingte plötzliche Abnahme des peripheren Gefäßwiderstandes nicht durch einen entsprechenden Anstieg des Herzminutenvolumens kompensiert, fällt der arterielle Blutdruck ab, und es kommt zur Synkope.

Vagovasale Reaktionen

Bei Schreck, Schmerz, Angst, Ekel (25), nach extremer körperlicher Belastung und durch kaltes Wasser kommt es reflektorisch zur plötzlichen Abnahme des Gefäßwiderstandes, häufig in Verbindung mit einer Pulsfrequenzverlangsamung bis hin zur Asystolie. Diese vagovasalen Reaktionen (48, 53, 72) sind bei Kreislaufgesunden die häufigste Ursache synkopaler Ausfälle (einfache Ohnmacht) (54, 139).

Durch Reizung des Glossopharyngeusnervs und des Karotissinus können *reflektorisch* (44, 71) periphere Vasodilation und Herzfrequenzverlangsamung auftreten, die zur Synkope führen. Sie entstehen beim Schlucken (Schlucksynkope bis hin zum Bolustod) und bei Druck auf den Hals (Karotissinussyndrom). Die Therapie der Wahl sind Anticholinergika (Atropin, Itrop).

Bei starker Miktion nach Bettruhe und Alkoholgenuß kann es reflektorisch nach Blasenentleerung zu einem Abfall des peripheren Widerstandes kommen mit Neigung zu Synkopen, was durch das Stehen bei der Miktion noch verstärkt und durch die vermehrte vagale Stimulation während des Nachtschlafes provoziert wird (Miktionssynkope (84).

Vasodilation

Die medikamentös bedingte Abnahme des peripheren Gefäßwiderstandes kann ebenfalls Synkopen verursachen durch direkte Vasodilation (Vasodilatatoren, Nitroverbindungen), durch Hemmung der sympathischen Innervation (Betablocker, Ganglienblocker, Clonidin, Methyldopa), durch Natrium- und Flüssigkeitsverluste (Diuretika) und durch Antidepressiva, Sedativa, Narkotika (Chinidin, Monoaminooxydosehemmer, Phenothiazine, Phenobarbital). Bei Neigung zu Synkopen muß die Dosis dieser Medikamente reduziert und evtl. nach medikamentösen Alternativen gesucht werden. Besonders empfindlich reagieren ältere Menschen, da im Alter die autonomen Funktionen abnehmen.

Volumenmangel

Beim Morbus Addison kommt es zur Störung des Elektrolyt- und Flüssigkeitshaushaltes, was neben der Hypovolämie auch eine Abnahme des peripheren Widerstandes mit Neigung zu Synkopen verursacht. Beim Phäochromozytom und Karzinoidsyndrom führen plötzliche Ausschüttungen von Katecholaminen bzw. Serotomin zu Blutdruckkrisen mit gegenregulatorischer Abnahme des peripheren Widerstandes mit Synkopen. Elektrolyt- und Flüssigkeitsverluste im Rahmen gastrointestinaler Effekte und Laxantienabusus führen zu Synkopen durch Abnahme des Blutvolumens und des peripheren Widerstandes. Diese Störungen können kompensiert werden durch vermehrte Flüssigkeits- und Kochsalzzufuhr und durch Elektrolytausgleich, bei hypertensiven Krisen durch Ca-Antagonisten (Adalat).

Extrakranielle Gefäßveränderungen

20–30% der zerebralen Synkopen und Komata sind bedingt durch stenosierende oder obliterierende Gefäßveränderungen im Bereich der extrakraniellen Hirnarterien. Dabei ist die A. carotis interna viermal häufiger als die A. vertebralis von arteriosklerotischen Gefäßveränderungen betroffen; nur in 2% sind derartige Veränderungen im Bereich der A. carotis communis und des Truncus bracheocephalicus für eine zerebrale Minderdurchblutung verantwortlich. Mit zerebralen Ausfällen ist erst zu rechnen, wenn mehr als 80% des Arterienlumens verlegt ist (65).

Vertebrobasiläres System

Synkopen sind also durch Durchblutungsstörungen im vertebrobasilären System bedingt (73, 104, 112, 118, 131). Verschlüsse im Bereich der Vertebralarterien machen 10% aller Hirnarterienveränderungen aus.

Vertebralarterienverschlüsse bleiben in 70–80% der Fälle symptomlos, verursachen auf der anderen Seite neben Schwindel und Synkopen insbesondere Hinterkopfschmerz, Übelkeit, Erbrechen, Nystagmus und Ohrgeräusche. Besonders typisch für das vertebrobasiläre Syndrom sind plötzliche Gang- und Standunsicherheiten mit Blitzsynkopen (Drop-attacks), wobei ohne Krampferscheinung und oftmals ohne oder nur mit kurz anhaltender Bewußtseinsstörung der Patient durch den kompletten Tonusverlust der Beine plötzlich hinfällt. Diese Drop-attacks werden ausgelöst durch körperliche Belastungen, durch plötzlichen Blutdruckabfall und Kopfdrehungen (20). Nicht selten gehen diese Drop-attacks einher mit passageren Sehstörungen, Gesichtsfeldausfällen, Doppelbildern, Blindheit und Nystagmus.

Arteria carotis

Der Verschluß der A. carotis interna bleibt häufig symptomlos, kann aber durch ein Anzapfen über Kollateralarterien dem vertebrobasilären System so viel Blut entziehen, daß es zu den oben geschilderten Blitzsynkopen, Gesichtsfeldausfällen und Schwindel kommen kann (7, 106, 133).

Aortenbogenäste

Auch Verschlüsse der Aortenbogenäste (76), insbesondere der A. subclavia links und des Truncus bracheocephalicus rechts, können durch das Anzapfen des vertebrobasilären Gefäßsystems (110) zur zerebralen Minderdurchblutung und zur Synkope führen.

Bei dem Subclavian-Steal-Syndrom führt der einseitige Subclavia- bzw. Truncus-brachiocephalicus-Verschluß proximal zum Abgang der A. vertebralis zu einer Strömungsumkehr in der gleichseitigen Vertebralarterie vor allem dann, wenn der durchblutungsgeminderte Arm bei körperlicher Belastung einen erhöhten Blutbedarf hat. Diese Strömungsumkehr ist bedingt durch den Blutdruckabfall distal des Arterienverschlusses in Relation zu den normalen Druckverhältnissen im Gehirn. Über die Vertebralarterie wird dabei das vertebrobasaläre System angezapft, was zu Schwindel und Synkope führt, insbesondere im Zusammenhang mit einer Armarbeit. Neben Schwindel und Synkopen klagen die Patienten über Sehstörungen, schnelle Ermüdbarkeit, Parästhesien, Kältegefühl und Blässe in dem durchblutungsgestörten Arm. Die Verlaufsbeobachtung über mehrere Jahre zeigt, daß Synkopen und Schwindel sich beim Subclavian-Steal-Syndrom häufig spontan zurückbilden, so daß man mit einer Gefäßoperation im Bereich der Aortenbogenäste zurückhaltend sein sollte (89).

Die Diagnostik der extrakraniellen Hirnarterienveränderungen stützt sich auf gründliche Erhebung der Anamnese und die Gefäßauskultation und -palpation. Bei Karotisveränderungen findet man eine Abschwächung oder Aufhebung des A.-temporalis-Pulses an der Schläfe. Man auskultiert im Bereich der Karotisgabel, fortgeleitet auch über dem Auge, systolische Strömungsgeräusche. Eine Blutdruckdifferenz zwischen beiden Armen von mehr als 20–30 mm Hg ist immer verdächtig auf eine Stenose oder einen Verschluß im Bereich der A. subclavia links bzw. des Truncus bracheocephalicus, wobei beim Subclavian-Steal-Syndrome die Blutdruckdifferenz zwischen 30–60 mm Hg, im Durchschnitt bei 50 mm Hg

lagen (18). Prozesse im Bereich der Vertebralarterien entziehen sich der direkten Gefäßauskultation und -palpation.

Stenosen und Verschlüsse im Bereich der Karotisarterien werden mit einer Sicherheit von 85–90 % durch die Doppler-Schalluntersuchung erfaßt (19, 66, 74, 111). Turbulenzen weisen auf arteriosklerotische Plaques hin, Flußbeschleunigungen dagegen auf hämodynamisch bedeutsame Stenosierungen und Strömungsumkehr im Bereich der Ophthalmikaäste auf hämodynamisch bedeutsame Stenosen und Verschlüsse im Bereich der Karotisgabel oder Carotis interna. Durch einen Ultraschallscan können diese Gefäßprozesse besser lokalisiert, in ihrer hämodynamischen Bedeutung jedoch nicht sicherer eingeschätzt werden. Weil die A. vertebralis im Wirbelkanal versteckt verläuft, kann durch die Doppler-Sonographie nur der Abgang aus der A. subclavia erfaßt werden, jedoch nicht der weitere Verlauf.

Gefäßchirurgische Maßnahmen (8, 99, 132) werden nur auf der Basis einer angiographischen Darstellung der Hirnarterien mit ihrem intrakraniellen Verlauf erwogen (70). Die Darstellung der extrakraniellen Hirnarterien durch intravenöse Kontrastmittelinjektionen und digitale Bildverarbeitung (Subtraktionsangiographie) reicht im allgemeinen nicht aus, um die intrakraniellen Durchblutungsverhältnisse sicher zu beurteilen. Vor gefäßchirurgischen Eingriffen sollte eine neurologische Untersuchung mit Computertomogramm des Gehirns durchgeführt werden, um Hirnerweichungsherde auszuschließen (51).

Wenn embolische Ursachen als Ursachen der Synkopen diskutiert werden, muß eine Antikoagulation oder Thrombozytenaggregationshemmung erwogen werden (29, 100, 101).

Literatur

1. Agren, C. M., M. J. Binder: Cardiogenic Shock. Amer. Heart J. 54 (1957) 458
2. Aita, J. F.: Facial color and syncope. J. Amer. med. Ass. 248 (1982) 2238
3. Allessie, M. A., F. I. M. Barke, F. J. G. Schopman: Circus movement in rabbit atrial muscle as a mechanism of tachycardia. III. The „leading circle" concept: a new model of circus movement in cardiac tissue without the involvement of an anatomical obstacle. Circ. Res. 41 (1977) 9
4. Arguss, N. S. et al.: Significance of chronic sinus bradycardia in elderly people. Circulation 46 (1972) 924
5. Armstrong, P. W., R. S. Baigrie: Hemodynamic Monito-

ring in the Critically Ill. Harper & Row, New York 1980

6. Barbey, K., K. Caesar: Zur Frage der Behandlung orthostatischer Frühregulationsstörungen. Med. Welt 17 (1966) 1888

7. Barolin, G. S., O. Moll, M. Meixner, H. Scholz, K. Widhalm: Das Zusammenwirken von Basilaris- und Karotisdurchströmung in der Verursachung von TJA und Zerebralinsult. Fortschr. Med. 98 (1980) 1008

8. Barwegen, M. G. M. H., D. P. von Berge Henegouwen, R. J. A. M. van Donge: Chirurgische Behandlung der extrakraniellen vertebro-basilären Durchblutungsstörungen. In Loose, D. A.: Zerebrale Gefäßinsuffizienz. Einhorn, Einbek 1984 (S. 59)

9. Baumgartner, G.: Kurzdauernde (synkopale) zerebral bedingte Bewußtseinsverluste. In Hegglin, M., W. Siegenthaler: Differentialdiagnose innerer Erkrankungen. Thieme, Stuttgart 1980; 15. Aufl. 1984

10. Blank, H. J., R. O. Scheemann, J. Schreiber: Schock. In Junge-Hülsing, G., J. Hüdepohl, G. Klinnert: Interne Notfallmedizin. Springer, Berlin 1981

11. Bleifeld, W., D. Mathey, P. Hanrath, S. Effert: Akuter Myokardinfarkt, VII. Prognostische Bedeutung eines neuen Schockindex. Dtsch. med. Wschr. 98 (1973) 1335

12. Bock, K. D.: Shock. Pathogenesis and Therapy. An International Symposium. Springer, Berlin 1962

13. Boineau, J. P., J. L. Cox: Rationale for direct surgical approach to control ventricular arrhythmias. Amer. J. Cardiol. 49 (1982) 382

14. Bruxton, A. E., H. L. Waxman, M. E. Josephson: Electrical stimulation techniques to predict and assess antiarrhythmic drug efficacy in patients with ventricular arrhythmias. In v. Durme J. P., M. G. Bogaert, D. G. Julian, H. E. Kulbertus, Chronic Antiarrhythmic Therapy. Symposium, Gent, Belgium, 2.–5. June 1982. (pp. 151–163) 1983

15. Buchwalsky, R., E. Zeh: Zentraler Venendruck beim frischen Herzinfarkt. Z. Kreisl.-Forsch. 61 (1972) 124

16. Buchwalsky, R.: Arterielle und venöse Druckmessungen. In Reindell, H., H. Roskamm: Herzkrankheiten – Pathophysiologie, Diagnostik, Therapie. Springer, Berlin 1977 (S. 27)

17. Buchwalsky, R.: Einschwemmkatheter – Technik und Bewertung. Straube, Erlangen 1984

18. Buchwalsky, R., A. Genswein, K. Schlosser, G. Blümchen, E. Prestel: Dreijähriger Verlauf postoperativ und spontan nach arteriographischer Diagnose eines Subclavian-Steal-Syndrom bei 27 Patienten. In Zeitler, E.: Hypertonie, Risikofaktor in der Angiologie. Witzstrock, Baden-Baden 1976

19. Büdingen, H. J., G.-M. von Reutern, H.-J. Freund: Doppler-Sonographie der extrakraniellen Hirnarterien. Thieme, Stuttgart 1982

20. Chrast, B., J. Korbicka: Die Beeinflussung der Strömungsverhältnisse der Arteria vertebralis durch verschiedene Kopf- und Halshaltungen. Dtsch. Z. Nervenheilk. 183 (1962) 426

21. Colucci, W. S., E. Braunwald: Primary tumors of the heart. In Brandwald, E.: Heart Diseases. Saunders, Philadelphia 1980

22. Compton, D., P. M. Hill, J. D. Sinclair: Weight-lifter's blackout. Lancet 1959/II, 1234

23. Cox, J. L., J. J. Gallagher, R. M. Unterleider: Encircling endocardial ventriculotomy for refractory ischemic ventricular tachycardia. IV. Clinical indications, surgical technique, mechanism of action and results. J. thorac. cardiovasc. Surg. 83 (1982) 865

24. Crook, B. R. M. et al.: Tape monitoring of the electrocar-
diogram in ambulatory patients with sinoatrial disease. Brit. Heart J. 35 (1973) 1009

25. Curtis, G. C., B. Thyrer: Fainting on exposure to phobic stimuli. Amer. J. Psychiat. 140 (1983) 771

26. Delius, W.: Physiologie und Pathophysiologie der orthostatischen Kreislaufregulation. Herz/Kreislauf 6 (1974) 311

27. De Silva, R. A., Th. B. Craboys, Ph. J. Potrid, B. Lown: Cardioversion and defibrillation. Amer. J. Cardiol. V 100 (1980) 881–842

28. Dengler, H. J.: Das Orthostasesyndrom. Schattauer, Stuttgart 1974

29. Dorndorf, W.: Antikoagulantien und Aggregationshemmer bei intermittierender zerebrovaskulärer Insuffizienz. In Ehringer H., E. Betz, A. Bollinger, E. Deutsch: Gefäßwand, Rezidivprophylaxe und Morbus Raynaud. Witzstrock, Baden-Baden 1979

30. Dressler, W.: Effort syncope as an early manifestation of primary pulmony hypertension. Amer. J. med. Sci. 223 (1952) 131

31. Dunn, M., J. E. Carley: Syncope. In Eliot, R. S.: Cardiac Emergencies, vol. VI. Futura Publishing, New York 1982 (pp. 103–122)

32. Effert, S., E. Domanig: Diagnostik intraventrikulärer Tumoren und großer Thromben mit dem Ultraschall-Echoverfahren. Dtsch. med. Wschr. 84 (1959) 6

33. El Sherif, N., B. J. Scherlag, R. Lazzara, R. R. Hope: Reentrant ventricular arrhythmias in the late myocardial infarction period. I and II. Circulation 55 (1977) 686; Circulation 55 (1977) 702

34. Engel, G.: Fainting, 2nd ed. Thomas, Springfield/Ill. 1962

35. Evans, D. W., O. Brenner: Drop attacks in cyanotic congenital heart disease. Lancet 1961/II, 575

36. Frede, K. E., F. Follasch, J. Hasse, G. Wolf, E. Grädel: Herzmyxome. Klinische Erscheinungsformen, Diagnose und chirurgische Therapie. Dtsch. med. Wschr. 100 (1975) 2270

37. Friedberg, C. K.: Syncope: pathological physiology: differential diagnosis and treatment. Med. Concepts cardiovas. Dis. 40 (1971) 55

38. Friedberg, C. K.: Cardiogenic shock in acute myocardial infarction. Circulation 23 (1961) 325

39. Faulkner, H., E. P. Sharpey-Schafer: Circulatory effects of trumpet players. Brit. med. J. 1959/I, 685

40. Ferrer, M. I.: Sick sinus syndrome in atrial disease. J. Amer. med. Ass. 206 (1968) 645

41. Ferrer, M. I.: The Sick Sinus Syndrome. Futura Publishing, New York 1974

42. Finnerty, F. A., L. Witkin, J. E. Frzekas: Cerebral hemodynamics during cerebral ischemia induced by hypertension. J. clin. Invest. 33 (1959) 1227

43. Flann, M. D., B. A. Braniff, R. Kimball, E. W. Hancock: Mechanism of effort syncope in aortic stenosis. Circulation 36 (1967) 109

44. Fleischmann, H., J. Knebel, F. Meyer, M. I. Lenz: Glossopharyngicusneuralgie mit synkopalen Anfällen bei Foramenjugulare-Syndrom. Nervenarzt 54 (1983) 208

45. Frank, G., H. Klein, P. Lichtlen, H. G. Borst: Direct surgical therapy of ventricular arrhythmias in coronary herat disease. Thorac. cardiovasc. Surg. 29 (1981) 315

46. Franz, I. W.: Diagnose und Therapie orthostatischer Kreislaufregulationsstörungen als Ursache eines synkopalen Anfalls. Ther. d. Gegenw. 120 (1981) 543

47. Gaskell, W. H.: On the innervation of the heart with especial reference to the heart of the tortoise. J. Physiol. 4 (1984) 43

48. Glick, G., P. N. Yu: Hemodynamic changes during spon-

taneous vasovagal reactions. Amer. J. Med. 34 (1963) 43

49. Geddes, J. S.: Physiological pacing. Brit. Heart J. 50 (1983) 109

50. Goodwin, S. F., D. M. Krikler: Arrhythmia as a cause of sudden death in hypertrophic cardiomyopathie. Lancet 1976/II, 197

51. Gottstein, U.: Der akute zerebrale Insult. Internist 21 (1980) 212

52. Gobet, D. A., M. E. Rothlin: Postoperativer Langzeitverlauf und Operationsindikation bei Patienten mit hypertropher obstruktiver Kardiomyopathie. Schweiz. med. Wschr. 114 (1984) 436

53. Goldstein, D. S., M. Spanorkel, A. Pittermann, Toltzis, E. Gratz, S. Epstein, H. R. Keiser: Circulatory control mechanisms in vasodepressor syncope. Amer. Heart J. 104 (1982) 1071

54. Graham, D. T.: Prediction of fainting in blood donors. Circulation 23 (1961) 901

55. Guntner, H. P., D. Pewsner, M. Klauser: Zur subxiphoidalen Katheterdrainage der Herztamponade. Schweiz. med. Wschr. 113 (1983) 1705

56. Harris, P., D. Heath: Chronische Hypertonie im kleinen Kreislauf. In Krayenbühl, H. P., W. Kübler: Kardiologie in Klinik und Praxis, Bd. II. Thieme, Stuttgart 1981

57. Horowitz, L. N., M. E. Josephson, J. A. Kastor: Intracardiac electrophysiologic studies as a method for optimization of drug therapy in chronic ventricular arrhythmias. Progr. cardiovas. Dis. 23 (1980) 81

58. Hüdepohl, M., R. D. Schopen: Myokardinfarkt und kardiogener Schock. In Junge-Hülsing, G., M. Hüdepohl, G. Wimmer: Interne Notfallmedizin. Springer, Berlin 1981

59. Jennings, G., M. Esler, R. Holmes: Treatment of orthostatic hypotension with dihydroergotomine. Brit. med. J. 1979/II, 307

60. Jervell, A., F. Longe-Nielson: Congenital deaf-mutism and sudden death. Amer. Heart J. 54 (1957) 59

61. Josephson, M. E., L. N. Horowitz: Electrophysiologic approach to therapy of recurrent sustained ventricular tachycardia. Amer. J. Cardiol. 63 (1979) 53

62. Josephson, M. E., S. F. Seides: Clinical cardiac electrophysiology. Techniques and Interpretation. 1979 (pp. 247–280)

63. Kaindl, F., H. Zilcher: Schock bei Herzkrankheiten. Straube, Erlangen 1979

64. Kapoor, W. N., M. Karpf, Y. Mahrer, R. A. Miller, G. S. Levey: Syncope of unknown origin. The need for a more cost-effective approach to its diagnosis evaluation. J. Amer. med. Ass. 247 (1982) 2687

65. Kappert, A.: Lehrbuch und Atlas der Angiologie. Huber, Bern 1981

66. Keller, H. M., W. E. Meier, D. A. Klumpe: Noninvasive angiography for the diagnosis of vertebral artery disease using Doppler-ultrasound. Stroke 7 (1976) 364

67. McKenna, W., L. Harris, J. Deanfield: Syncope in hypertrophic cardiomyopathy. Brit. Heart J. 47 (1982) 177

68. Klein, H., G. Frank, P. Ch. Werner, H. G. Borst, P. Lichtlen: Chirurgische Möglichkeiten zur Behandlung von ventrikulären Tachykardien. Herz 2 (1984) 90

69. Klein, L. J., H. A. Saltzmann, A. Heyman, H. O. Sieker: Syncope induced by the Vasalva manoeuver. Amer. J. Med. 37 (1964) 263

70. Klupp, M., Th. Grobe, D. Raithel: Zur Indikation der Karotisoperation bei asymptomatischer Karotisstenose. In Loose, D. A.: Zerebrale Gefäßinsuffizienz. Einhorn, Einbek 1984 (S. 35)

71. Kollmannsberger, A., H. von Albert, H. Moll: Glossopharyngicus-Neuralgie als Ursache synkopaler Anfälle. Münch. med. Wschr. 106 (1964) 1938

72. Kopald, H. H., H. P. Roth, B. Fleshler, W. H. Pritchord: Vagovasal syncope. New Engl. J. Med. 271 (1964) 1238

73. Krämer, W.: Basiläre Ischämieattacke. Med. Klin. 64 (1969) 45

74. Kriesmann, A., A. Bollinger, H. Keller: Praxis der Doppler-Sonographie. Thieme, Stuttgart 1982

75. Kuhn, H., F. Gietzen, J. Mercier, B. Lörse, E. Köhler, H. D. Schulte, W. Bircks, F. Loogen: Untersuchungen zur Klinik, zum Verlauf und zur Prognose verschiedener Formen der hypertrophen Kardiomyopathie. Z. Kardiol. 72 (1983) 83–98

76. Lapi-Herresa, E., G. Stanchez-Torres, J. Manushamer, J. Mispireta, S. Horowitz, J. Espino Verla: Takayasu's arteritis, clinical study of 107 cases. Amer. Heart J. 93 (1977) 94

77. Lenègre, J.: Contribution a l'Etude des Blocs de Branche. Bailliere, Paris 1958

78. Lenègre, J.: Les blocs auriculo-ventriculaires complets chronique. Etude des couse et des lesions a propos de 37 cas. Mal. cardiovasc. 3 (1964) 311

79. Lev, M.: Anatomic basis for atrioventricular block. Amer. J. Med. 37 (1964) 742

80. Lönne, E., B. Gebel: Tumoren des Herzens. In Roskamm, H., H. Reindell: Herzkrankheiten. Springer, Berlin 1982

81. Loogen, F., A. Both: Primäre pulmonale Hypertonie. Z. Kardiol. 65 (1976) 785

82. Loogen, F., B. Bostroem, U. Gleichmann, H. Kreuzer: Aortenstenose und Aorteninsuffizienz. Forum cardiologicum Boehringer 12, 1969

83. Lown, B.: Electrical reversion of cardiac arrhythmias. Brit. Heart J. 29 (1967) 469

84. Lukash, W. M., G. T. Savoyer, J. E. Davis: Micturitive syncope produced by orthostris and bladder distention. New Engl. J. Med. 270 (1964) 341

85. Lüthy, E., W. Rutishauser: Zur Differentialdiagnose des kurzdauernden Bewußtseinsverlustes. Schweiz. med. Wschr. 91 (1961) 861

86. Lüthy, E.: Die orthostatischen Kreislaufregulationsstörungen. Schweiz. med. Wschr. 97 (1967) 434

87. Mandel, W. J. et al.: Evaluation of sino-atrial node function in man by overdrive suppression. Circulation 44 (1971) 59

88. Mandel, W. J., M. M. Labs, K. Obayaski: Sinus node function evaluation in patients with and without sinus node disease. Arch. intern. Med. 135 (1975) 388

89. Mannick, J. A., C. G. Suter, D. G. Hume: The subclavian steal syndrome. J. Amer. med. Ass. 182 (1962) 254

90. McIntosh, H. D., E. H. Ester, J. V. Warren: The mechanism of cough syncope. Amer. Heart J. 52 (1956) 70

91. Masòn, J. W., R. Sinkle, R.: Arrhythmia induction in patients with recurrent ventricular tachycardia: new findings (Abstract). Circulation 159, Suppl. II:II (1979) 24

92. Meyer, J. S., K. Yoshida, K. Sabamoto: Automatic control of cerebral bloodflow measured by electromagnetic flow meters. Neurology (Minneap.) 17 (1967) 638

93. Mirowski, M., Ph. R. Reid, M. M. Maner et al.: Use of the automatic implantated cardioverter-defibrillator in the treatment of maliqnant ventricular tachyarrhythmias. Herz 2 (1984) 83

94. Mirowski, M.: Prevention of sudden arrhythmic death with implanted automatic defibrillators. Ann. intern. Med. 97 (1982) 606

95. Moss, A. J., J. McDonald: Unilateral cervicothoracic sympathetic glionectomy for the treatment of long QT-interval syndrome. New Engl. J. Med. 4 (1971) 285–903

96. Mumenthaler, M.: Synkopen und Sturzanfälle, Thieme, Stuttgart 1984

97. Nager, F.: Kardiale Synkope. Schweiz. med. Wschr. 106 (1976) 1711
98. Narula, O. S., P. Samet, R. P. Javier: Significance of the sinus node recovery time. Circulation 45 (1972) 140
99. Neuhaus, G., F. J. Birtel, H. Bittscheidt, H. Lanson, U. Koch, T. Wedjabat: Chirurgische Behandlung der vertebrobasilären Insuffizienz. In Ehringer, H., E. Betz, A. Bollinger, E. Deutsch: Gefäßwand, Rezidivprophylaxe, Raynaud-Syndrom. Witzstrock, Baden-Baden 1979
100. Nobbe, F.: Akute zerebrale Ischämie, Diagnostik, Sofortmaßnahmen, Therapie. Klinikarzt 13 (1984) 941
101. Nobbe, F.: Konservative Therapie des Schlaganfalls. Dtsch. med. J. 21 (1980) 4
102. Noble, R. J.: The patient with syncope. J. Amer. Med. Ass. 237 (1977) 1372
103. Oster, M. W., B. Leslie: Syncope and pulmonary embolism. J. Amer. med. Ass. 224 (1973) 630
104. Paal, G.: Die intermittierende vertebrobasiläre Insuffizienz. Internist 22 (1981) 327
105. Paar, V.: Zur Pathophysiologie und Klinik der orthostatischen Kreislaufstörungen. Arch. Kreisl.-Forsch. 25 (1957) 101
106. Persin, M. S., G. W. Duncan, J. P. Mohr, D. C. Poskanzer: Clinical and angiographic features of transient ischemic attacks. New Engl. J. Med. 296 (1977) 358
107. Rautenberg, W., M. Hennerici, M. Herzog, J. Mau, H. C. Diener: Spontanverlauf extrakranieller Stenosen und Verschlüsse. Herz/Kreislauf 11 (1984) 585
108. Razavi, M., A. R. Nelson, J. Picchie: Postural hypotension associated with anhydrosis and unchanging pulse. Arch. int. Med. 106 (1960) 657
109. Reichelt, W.: Hämodynamik der häufigsten Herzfehler. Thieme, Stuttgart 1982
110. Reibich, M., H. E. Holling, B. Roberts, J. F. Toole: Reversal of blood flow through the vertebral artery and its effects on cerebral circulation. New Engl. J. Med. 265 (1961) 878
111. Richter v. Arnold, H. P.: Doppler-Sonographie der hirnversorgenden Arterien. Herz/Kreislauf 4 (1984) 199–208
112. Rieben, F. W.: Vertebrobasiläre Insuffizienz. Dtsch. med. Wschr. 105 (1980) 1302
113. Rieben, F. W.: Die Hustensynkope. Internist 22 (1981) 350. C. Romano, G. Gemme, R. Pangiglione: Aritmia cardiacha rare dell' eta pediatrica. Clin. pediat. (Bologna) 45 (1963) 656
114. Sabin, G.: Der kardiogene Schock. Kohlhammer, Stuttgart 1984
115. Shagen, K., J. F. Hansen: The long-term prognosis for patients with sinoatrial block treated with permanent pacemaker. Acta med. scand. 199 (1973) 13
116. Schellong, F.: Arterielle Hypotension. Verh. dtsch. Ges. inn. Med. 45 (1933) 143
117. Schumacher, G., K. Bühlmeyer: Diagnostik angeborener Herzfehler. Straube, Erlangen 1980
118. Schwartz, H. P.: Durchblutungsstörungen der Arteria vertebralis und der Arteria basilaris. Therapiewoche 24 (1974) 4538
119. Schwartz, L. S., J. Goldfischer, G. J. Spragne, S. P. Schwartz: Syncope and sudden death in aortic stenosis. Amer. J. Cardiol. 23 (1969) 647
120. Sharpey-Schafer, E. P.: The mechanism of syncope after coughing. Brit. Heart J. 2 (1953) 860
121. Siegenthaler, W., E. Fischer, G. Siegenthaler: Kurzdauernde (synkopale) kardiovaskulär bedingte Bewußtseinsverluste. In Hegglin, M., W. Siegenthaler: Differentialdiagnose innerer Krankheiten. Thieme, Stuttgart 1980
122. Sobel, B. E., R. Robert: Hypotension and syncope. In Braunwald, E.: Heart Disease. Saunders, Philadelphia 1984
123. Spatz, R.: Bewußtseinsstörungen. In Bernsmeier, A., A. Schrader, A. Struppler: Differentialdiagnose neurologischer Krankheitsbilder. Thieme, Stuttgart 1984
124. Spielberg, C., P. Tanczos, R. Buchwalsky: Neue Erfahrungen in der Diagnostik des Sinusknotensyndroms. Z. Kardiol. 66 (1977) 734
125. Stead, E. A., R. V. Ebert: Postural hypotension, a disease of the sympathetic nervous system. Arch. intern. Med. 67 (1941) 546
126. Sterz, H.: Schwindel und Synkopen durch kardiovaskuläre Erkrankungen. Internist 22 (1981) 340
127. Swan, H. J. C., W. Ganz, J. Forrester, H. Marcus, G. Diamond, D. Chonette: Catheterization of the heart in man with use of a flow-directed balloon-tipped catheter. New Engl. J. Med. 283 (1970) 447
128. Tanczos, P., C. Spielberg, R. Buchwalsky: Elektrophysiologische Aspekte bei intravenöser bzw. oraler Gabe von Ipratropiumbromid bei bradykarden Rhythmusstörungen. Herz/Kreislauf 14 (1977) 860–868
129. Tanczos, P., N. Kostić, R. Buchwalsky: Echokardiographie im klinischen Alltag. Boehringer-Ingelheim, Ingelheim, 1984
130. Thulesius, O.: Die Therapie der arteriellen Hypotonie. Med. Welt 26 (1975) 568
131. Unterharnscheidt, F.: Das synkopale cervicale Vertebralissyndrom. Nervenarzt 27 (1956) 481
132. Vollmar, J.: Rekonstruktive Chirurgie der Arterien. Thieme, Stuttgart 1982
133. Walter, F., F. J. Prester: Zerebrovaskuläre Insuffizienz bei Stenosen und Verschlüssen der extrakraniellen Arteria carotis. Dtsch. med. Wschr. 8 (1984) 295
134. Wang, R., D. E. Ward, A. J. Camm, R. A. J. Spurrell: Value of 24 hour ambulatory electrocardiography recordings in 405 patients with dizziness, syncope or palpitation. Brit. Heart J. 41 (1979) 373
135. Wayne, H. H.: Syncope: physiological considerations and analysis of the clinical characteristics in 510 patients. Amer. J. Med. 30 (1961) 418
136. Weidmann, P.: Die orthostatische Hypotonie. Schweiz. med. Wschr. 114 (1984) 246
137. Weil, M. H., H. Shubin, M. Riddle: Shock caused by gramnegative microorganism. Ann. intern. Med. 60 (1964) 384
138. Weissler, A. M., J. V. Warren: Syncope. In Hurst, J. W.: The Heart, vol. 47. McGraw-Hill, New York 1978 (pp. 705–716)
139. Weissler, A. M., J. V. Waren: Vasodepressor syncope. Amer. Heart J. 57 (1959) 786
140. Wilcox, C. S.: Current therapy – orthostatic hypotension. J. cardiovasc. Med. 8 (1983) 292
141. Witt, Th. N.: Miktionssynkope. Internist 22 (1981) 348
142. Wright, K. E., H. D. McIntosh: Syncope: A review of pathophysiological mechanisms. Progr. cardiovasc. Dis. 13 (1971) 580
143. Zeh, E., R. Buchwalsky: Der zentrale Venendruck beim frischen Herzinfarkt. Med. Welt 21 (1970) 506
144. Ziegler, M. G., C. R. Lake, I. J. Kopin: The sympathetic nervous system defect in primary orthostatic hypotension. New Engl. J. Med. 296 (1977) 293

6 Komata bei Lungenerkrankungen

W. T. ULMER

Einleitung

Zustände von Bewußtseinstrübung oder Bewußtseinsverlust sind aus pulmonaler Ursache auch
letztlich durch Störungen des Zentralnervensystems hervorgerufen. Diese Störungen können
durch Unterbrechung der Zufuhr von Sauerstoff
oder durch Unterbrechung des Abtransportes
von Kohlensäure entstehen.

Grundlegende Mechanismen sind:

1. ungenügende Sauerstoffaufnahme und/oder
Kohlensäureabtransport in der Lunge (Gasstoff-
wechselstörungen),
2. Unterbrechung oder Reduktion der Zirkulation des Zentralnervensystems, wobei die Störungen im Atemzentrum dominieren,

3. Entzündungen oder mechanische Störungen
im Atemzentrum.

Die Lunge ist für die Versorgung des Organismus
mit Sauerstoff wie für den Abtransport der Kohlensäure so gut wie allein verantwortlich. Das
Zentralnervensystem ist bei Mangelversorgung
mit Sauerstoff ganz besonders empfindlich. Die
Lunge spielt für das Entstehen von Komata – sei
es, daß ihre Funktion direkt gestört ist oder daß
die zentrale Regulation der Atmung versagt – eine zentrale Rolle.

Komata bei pulmonaler Gasaustauschstörung

Akute Hypoxie

Die akute Hypoxie ist gleichbedeutend dem akuten Erstickungskoma, dem wenige Minuten später der Hypoxietod folgt.

Das Atmen von Gasgemischen mit fehlendem
oder sehr niedrigem Sauerstoffgehalt verursacht
eine rasch eintretende Bewußtlosigkeit. Bei arteriellen Sauerstoffdrücken um 30 mm Hg kommt
es zur Bewußtlosigkeit. Aber abhängig von der
Gehirnzirkulationsreserve kann ein derartiges
Koma auch schon bei Sauerstoffdrücken von
40 mm Hg eintreten. Ab inspiratorischen Sauer-
stoffkonzentrationen von etwa 80 % ist hiermit

zu rechnen. Auch bei raschem Aufstieg in größere Höhen oder bei Druckabfall in Flugzeugkabi-
nen drohen diese Gefahren. Gegeben ist diese Situation, wenn der Umgebungsdruck auf ein Drittel des Normaldruckes (Meereshöhe) gesunken
ist, was einem inspiratorischen Sauerstoffdruck
von ca. 50 mm Hg entspricht.

Akute Atemwegsobstruktion

Eine akute Hypoxie kann auch bei akutem Verschluß der Atemwege eintreten. Nach Fremdkör-
peraspiration kann es rasch zu einem darartigen

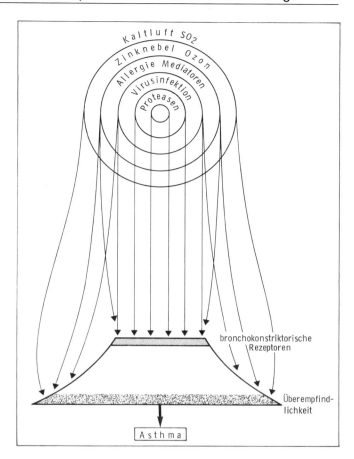

Abb. 6.1 Zusammenwirken der Empfindlichkeit des Bronchialsystems (bronchokonstriktorischen Rezeptoren) und der bronchokonstriktorischen Mediatorenkonzentration bzw. eines unspezifischen Reizes

Koma kommen, wenn die Atemwege komplett oder nahezu komplett verschlossen sind.

Bronchospasmus, Dyskrinie und Hyperkrinie sind die häufigeren Ursachen für einen weitgehenden oder kompletten Verschluß der Atemwege. Dieses Ereignis kann bei einer schweren allergischen Atemwegsobstruktion (allergisches Asthma bronchiale), bei massivem Allergenkontakt, aber auch bei pseudoallergischer Reaktion, z. B. nach Salizylateinnahme, bei Salizylatasthma, aber auch durch unspezifische Reize bei überempfindlichem Bronchialsystem, zustande kommen. Unspezifische Reize können kalte, feuchte Luft, Autoabgase oder auch Reizgase in höherer Konzentration, wie SO_2, O_3 oder NO_x, aber auch Tabakrauch, sein.

Ein überempfindliches Bronchialsystem liegt bei jeder Form der Atemwegsobstruktion vor. Die akute Hypoxie kann durch den Asthmaanfall aus nahezu oder vollständig normalen Strömungswiderständen in den Atemwegen heraus schlagartig einsetzen. Häufiger besteht schon eine mäßige bis mittelschwere Atemwegsobstruktion, die ebenfalls auch immer mit einem überempfindlichen Bronchialsystem einhergeht (3, 12, 25).

Die Stärke der bronchospastischen Reaktion hängt jeweils ab von der Stärke der bronchokonstriktorischen Reize, der Menge der bronchokonstriktorischen Mediatoren wie von der Empfindlichkeit des Bronchialsystems (Abb. 6.1).

Im Extremfall maximal gesteigerter Empfindlichkeit der bronchokonstriktorischen Rezeptoren genügen sehr geringe Reize, um die Reaktion auch bis zum vollständigen Verschluß der Atemwege auszulösen. Bei normaler Empfindlichkeit der Rezeptoren sind sehr große Mediatoren oder Reizgaskonzentrationen nötig, um ein derartiges Ereignis eintreten zu lassen.

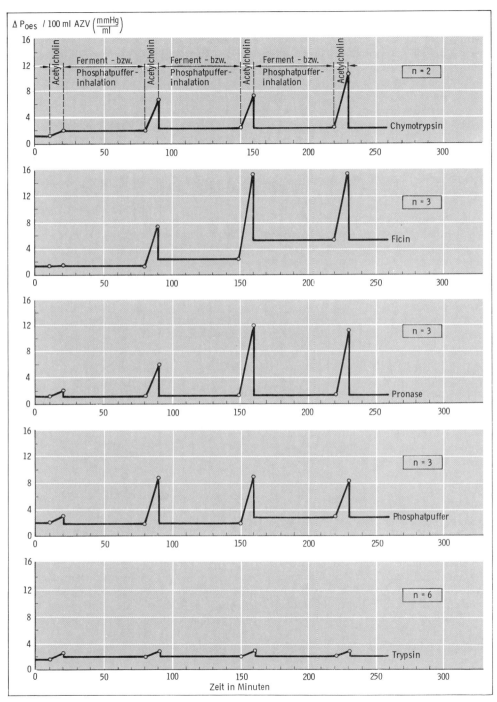

Abb. **6.2** Anstieg der Empfindlichkeit, gegenüber Acetylcholin bronchospastisch zu reagieren, nach Inhalation proteasehaltiger Aerosole (unterste Zeile = Kontrolle mit Phosphatpufferaerosol), ΔP_{oes}/100 ml AZV = Maß der Strömungswiderstände in den Atemwegen, ACH = Acetylcholinaerosol-Inhalation

Die „Empfindlichkeitssteigerung" des bronchopulmonalen Systems ist klinisch in den allermeisten Fällen von dominierender Bedeutung (11, 21).

Die Ursachen der Empfindlichkeitssteigerung des bronchopulmonalen Systems konnten einer Klärung nähergebracht werden. Die Arbeitsgruppe um NADEL zeigte, daß nach Virusinfekten eine über Wochen reichende Empfindlichkeitssteigerung zurückbleiben kann. Dieser im Provokationstest nachweisbaren Empfindlichkeitssteigerung entspricht auch die klinische Erfahrung, daß unter oder nach Virusinfekten der erste Asthmaanfall eintritt. Eine derartige Überempfindlichkeit ist therapeutisch schwer zu beeinflussen. Besserungen können eintreten. Bei der nächsten physikalisch-chemischen, bakteriell-viralen oder allergischen Reizung kann die Atemwegsobstruktion wieder manifest werden.

Ozon als Beispiel eines Reizgases kann in höherer Konzentration eine derartige Überempfindlichkeit verursachen (9). Auch proteolytische Enzyme, wie sie aus zerfallenden Leukozyten freiwerden, verursachen ein überempfindliches Bronchialsystem (Abb. 6.2) (16).

Das Gleichgewicht zwischen Proteasenaktivität und Proteaseninhibition ist für die proteolytische Effektivität an der Bronchialschleimhaut entscheidend (6, 7).

Auch die bronchokonstriktorischen Mediatoren selbst sind in der Lage, eine derartige Empfindlichkeitssteigerung zu bewirken. Dieses konnte vom Histamin, vom Prostaglandin F_2alpha wie vom Serotonin gezeigt werden (16). Auch Allergene verursachen so – denn sie setzen ja Histamin und die Mediatoren der Arachidonsäurekaskade frei – eine unspezifische Empfindlichkeitssteigerung der bronchokonstriktorischen Rezeptoren. Von erheblicher klinischer Bedeutung ist, daß diese Mediatoren hierbei in Konzentrationen wirksam werden können, die selbst keinen Bronchospasmus auslösen und somit von den Patienten nicht als Auslöser erkannt werden können (26). Auch Allergene von geringer subklinischer Potenz können so ein unspezifisch überempfindliches Bronchialsystem auslösen und unterhalten.

Empfindlichkeitssteigerungen können auch von lokal begrenzten Arealen der Bronchialschleimhaut ausgelöst werden, wie Versuche mit Proteaselösungen oder Allergenen gezeigt haben. Die in ein etwa 7,5 cm langes Areal in die Trachea eingebrachten Lösungen verursachen keine Eigenbronchokonstriktion, bedingen aber eine Empfindlichkeitssteigerung der peripheren Bronchialbereiche zur Bronchokonstriktion durch Acetylcholin (Abb. 6.3).

Die Mechanismen, die zur Hyper- und Dyskrinie führen, sind noch wesentlich weniger gut zu übersehen (5), obwohl Beziehungen zu den bronchospasmenauslösenden Mechanismen vorhanden sind (10).

Klinisches Bild des Obstruktionskomas

Nach dem mechanischen (aspirations-) oder durch physikalische/chemische Reize verursachten weitgehenden Verschluß der Atemwege tritt mit dem Absinken der arteriellen Sauerstoffpartialdrücke unter maximaler Atemanstrengung, die aber als frustran zu erkennen ist und die vor allem als inspiratorische Aktivität imponiert, rasch ein Hypoxiekoma ein.

Die Hautfarbe ist deutlich lividzyanotisch, wenn auch das Bild der klassischen Zyanose, wie z. B. bei chronischer Hypoxie bei chronischem Cor pulmonale, fehlen kann. Die livide Verfärbung der Haut kann so gering sein, daß sie in dieser Situation nicht besonders auffällt.

Rasch tritt eine Schnappatmung auf, wobei sich das Koma vertieft. Schutz- und Abwehrreflexe sind, wie die Pupillenreflexe, noch vorhanden. Mit dem Sistieren der Schnappatmung wird die Zyanose deutlicher, und die Pupillen werden weit. Spontaner Urin- und Stuhlabgang kommen vor. Gelingt es in dieser Phase, die in einigen Minuten ablaufen kann, die Atemwege wieder zu öffnen, dann ist die Gefahr quo ad vitam zunächst gebannt. Unter Kopfschmerzen für einige Stunden bis Tage kann eine vollständige Erholung eintreten. Auch neurologische Ausfälle mit Halbseitenlähmung oder verwaschener Sprache, partieller Augenmuskellähmung, auch mit Wortfindungsstörungen, können mit meist guter Prognose zunächst zurückbleiben. Derartige Folgen der akuten Hypoxie bilden sich unter erfolgreicher Therapie meist innerhalb einiger Tage bis Wochen weitgehend zurück.

Therapie des Obstruktionskomas

Bei mechanischem Verschluß durch Aspiration kann es gelingen, den Fremdkörper durch Kopftieflage und mechanische Erschütterungen des Thorax zu lockern. Für die knappe zur Verfügung stehende Zeit ist dieses Vorgehen aber unzuverlässig. Intubation und bronchoskopischer

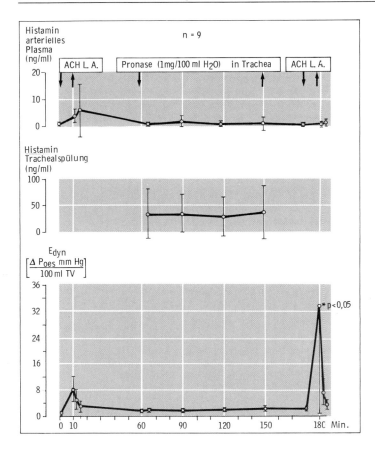

Abb. 6.3 Acetylcholintest in den unteren Atemwegen vor und nach Einbringen der 0,001 %igen Pronasetestlösung in einen umschriebenen Trachealbereich E_{dyn}, Histaminkonzentration in der Trachealspüllösung und arterielle Plasmahistaminkonzentration (von unten nach oben) (nach *Zimmermann* u. Mitarb.)

Versuch, den Fremdkörper zu beseitigen, sind die Sofortmaßnahmen, die um so eher Erfolg versprechen, je größere Erfahrung mit derartiger Instrumentation der Behandelnde hat.

Der bronchospastische Maximalverschluß läßt manchmal ebenfalls nicht viel Zeit zum Versuch zur medikamentösen Lösung des Bronchospasmus.

Intubation, Überdruckbeatmung mit Sauerstoff, bronchoalveoläre Lavage zum Absaugen von Schleim und Pus und medikamentöse Bronchospasmolyse sollen möglichst gleichzeitig eingesetzt werden. Ein alleinstehender Therapeut muß, je nach klinischer Situation, entscheiden, in welcher Reihenfolge die aufgeführten Maßnahmen einzuleiten sind. Die Intubation kann mit Überdruckbeatmung manchmal schlagartig Besserung bringen. Bei sehr schwerer Hyperkrinie und bei sehr starkem Bronchospasmus kann die Lunge aber nicht zu beatmen sein. Es läßt sich

dann wohl Atemgas in die Lunge drücken; während der Exspirationsphase fließt aber keine Atemluft zurück. Der Thorax wird dann rasch immer stärker überbläht, was zusätzlich die Kreislaufsituation, insbesondere die Belastung für das rechte Herz, erheblich verschlechtert.

Ist die Intubation nicht möglich, kann auch die Mund-zu-Mund-Beatmung (Atemspende) kritische Minuten bis zum Wirksamwerden der medikamentösen Therapie überbrücken.

Medikamentöse Therapie

1. Bronchodilatatoren, intravenöse (nur im Notfall intramuskulär):
a) Theophyllinpräparate, wie 1–2 Ampullen Solosin (i. v. bzw. i. m.) oder Euphyllin (i. v.) bzw. Euphyllin retard (i. m.);
b) β_2-Sympathikomimetika, wie z. B. Alupent, 1–2 Ampullen à 0,5 mg, Orciprenalinsulfat i. v. oder i. m.;

c) Atropinabkömmlinge, z. B. 1 Ampulle Itrop = 0,5 mg Ipratropiumbromid i. v.

Der Eintritt der Bronchospasmolyse – wenn durch diese Medikamente ein solcher noch zu erreichen ist – läßt sich wenige Sekunden bis wenige Minuten nach Applikation beobachten. Auch die β_2-Sympathikomimetika-Dosieraerosole, wie Berotec, Bricanyl, Sultanol, wie auch die Atropinabkömmlinge Ipratropiumbromid (Atrovent) oder Oxitropiumbromid (Ventilat) haben bei Einblasen in den Nasen-Rachen-Raum, wobei 4–10fach überdosiert werden kann, eine gute, rasch einsetzende bronchospasmolytische Wirkung, die ggf. mit ausgenutzt werden sollte (2, 8).

2. Die wasserlöslichen Glukokortikosteroide, z. B. Solu-Decortin, Volon-A-Solubile, Ultracorten-H „wasserlöslich" in Dosen von 100–500 mg, sind die sichersten bronchospasmolytisch wirkenden Medikamente. Sie machen das Bonchialsystem auch wieder ansprechbar auf die o. a. Bronchodilatatoren, wenn diese nicht mehr wirksam sind. Leider benötigen diese wasserlöslichen Glukokortikosteroide bis zum Wirkeintritt 15–25 Min. Diese Zeitspanne ist bei vollständigem Bronchialverschluß zu lange. Sie sollten aber immer sofort miteingesetzt werden, da diese Zeitspanne durch Beatmung, Sauerstoffzufuhr und durch direkte Bronchospasmolyse oft doch überbrückt werden kann. Das Wirksamwerden der Glukokortikosteroide verbessert die klinische Situation dann oft nach der angegebenen Zeitspanne dramatisch.

Chronische Hypoxie

Die chronische Hypoxie verursacht nur in sehr fortgeschrittenen Stadien Komata. Als Ursache für die chronische Hypoxie kommen Diffusionsstörungen in Frage, die eigentlich nur bei Lungenfibrosen, Alveolitiden und nach Bestrahlungen der Lunge oder auch nach Chemotherapeutika so dominieren können, daß hierdurch ein Koma entsteht. Die arteriellen Sauerstoffdrücke liegen dann unter 30 mm Hg.

Bei den anderen Lungenerkrankungen, die zu chronisch dominierender Hypoxie führen, spielen die „peripheral-airways-diseases" eine entscheidende Rolle, wobei die Verteilungsstörungen, z. T. auch die erheblichen Kurzschlußdurchblutungen, die wesentlichen pathophysiologischen Mechanismen darstellen. Hierbei kann der Sauerstoffdruck zu sehr niedrigen Werten ab-

sinken. Der arterielle Kohlensäuredruck kann über eine relative Hyperventilation von deutlich erniedrigten Werten über Normalbefunde bis hin zu mäßig erhöhten Werten ansteigen. Das klinische Bild wird aber von der schweren Hypoxie geprägt.

Klinisches Bild der chronischen Hypoxie

Da sich diese Krankheitsbilder meist über längere Zeiträume von Jahren bis Jahrzehnten entwikkeln, kommt es gewöhnlich zum chronischen Cor pulmonale und schließlich zu dessen Dekompensation. Neben der klinisch meist nur wenig auffallenden arteriellen Hypoxämie kommt es dann auch zum Absinken der venösen Sauerstoffwerte und hiermit zur Gewebehypoxie, wodurch die entsprechenden Bilder mit schwerer Zyanose entstehen. Häufig entwickeln sich dann auch periphere Ödeme, Lebervergrößerung (mit schmerzhafter Leberkapselspannung) und schließlich auch Aszites. Die reaktive Polyglobulie kann mit Werten über 20 g Hb % erhebliche Ausmaße annehmen. Hierdruch werden die Flußeigenschaften des Blutes zusätzlich verschlechtert: Thrombosegefahr. Kleine Lungenembolien verschlechtern oft intermittierend auch mit weiterem Absinken des arteriellen Sauerstoffdruckes das klinische Bild. Im hypoxischen Koma kann die Atmung deutlich gesteigert bis annähernd normal und im Endstadium sehr oberflächlich sein.

Die Dekompensation des rechten Herzen ist vorwiegend Folge der hypoxischen Widerstandserhöhung des Lungenkreislaufes, die partiell bis vollständig reversibel ist. Durch die Hypoxie wie die Polyglobulie kann es auch bei den oft älteren Patienten mit eingeschränkter Koronarreserve zusätzlich zur Linksherzinsuffizienz kommen. In Endphasen dieser Erkrankung werden dann auch gelegentlich Lungenödeme aller Schweregrade mitbeobachtet. Die Therapie hat diese Möglichkeit mit zu berücksichtigen.

Vor dem Eintreten des Komas werden nicht selten auch Sauerstoffmangelpsychosen manifest, die bei älteren Patienten auch schon bei höheren arteriellen Sauerstoffdrücken um 40–50 mm Hg vorkommen können. Die Patienten gleiten in das hypoxische Koma nach Stunden angestrengter Atmung mit Atemnot und unter den Zeichen der Rechtsherzinsuffizienz. Besonders die nächtlichen Verschlechterungen des Gasaustausches (4) lassen diese Patienten dann, ohne daß diese dramatische Symptomatik vermerkt werden muß, in das Koma absinken.

Therapie des Komas bei chronischer Hypoxie

So sehr diese Patienten Sauerstoff benötigen, so gefährlich kann in der Komasituation die Sauerstoffzufuhr zur Atemluft sein. Das Atmen reinen Sauerstoffes würde in dieser Situation sicher zunächst das sicherste Verfahren sein, um die Sauerstoffnot zu beheben. Trotz der Sauerstoffzufuhr kann aber der Erfolg begrenzt sein, da der wesentliche Anteil der Hypoxämie auf Kurzschlußdurchblutung in der Lunge zurückzuführen ist. Die wesentlich größere Gefahr droht aber in dem Verlust des hypoxiebedingten Atemantriebes. Geht dieser verloren, kann der Atemantrieb so erheblich absinken, daß mit dem Eintreten des Atemstillstandes eine neue Gefahr droht. Die Abnahme der alveolären Ventilation kann zu zusätzlichem Anstieg des Kohlensäuredrucks führen, der den gefährlichen Grad erreicht, noch bevor die hypoxiebedingten Schäden ausgeglichen sind.

Kontrollen der Blutgase bei derartigen Patienten sind erforderlich. Der Sauerstoffatmung hat unmittelbar die Intubation zu folgen. Wenn der geringste Zweifel besteht, daß unter der Sauerstoffzufuhr die alveoläre Ventilation abnimmt oder/und daß die Sauerstoffzufuhr keinen ausreichenden Effekt bringt, dann ist sofort mit der Beatmung zu beginnen, wobei in dieser Situation die Jetventilation nicht mit genügender Sicherheit die Leistung entsprechender Beamtungsgeräte mit kontrollierter, angepaßter Überdruckbeatmung erreichen kann. Unter der Beatmung lassen sich bei diesen Patienten häufig Kurzschlußareale aufdrücken. Erst hiermit gelingt oft die entscheidende Verbesserung der Sauerstoffversorgung (Tab. 6.1).

Der Erfolg kann nur sichergestellt werden, wenn gleichzeitig alle Maßnahmen anlaufen, die gegen die Grundkrankheit gerichtet sind: Lungenödem, Alveolitis, Bronchopneumonie, Lobärpneumonie, Bronchienverschluß durch Tumor, Exazerbation der chronisch obstruktiven Atemwegserkrankung.

Es muß versucht werden abzuklären, welche pathophysiologischen Mechanismen der chronischen Hypoxie, die zum Koma geführt hat, zugrunde liegen. Immer soll versucht werden, die anfänglich sicher nützliche hohe inspiratorische Sauerstoffkonzentration auf Werte unter 50 %

Tabelle 6.1 Beatmungserfolge mit positiv endexspiratorischen Drücken von 5 cm H_2O bei Koma durch chronische Hypoxie bei Patienten mit chronischer Muskelerkrankung und doppelseitiger Lungenembolisierung

	Spontanatmung 50 % O_2	Jetventilation 50 % O_2	Beatmungsgerät PEP = 5 cm H_2O
pO_2a (mm Hg)	38	41	110
pCO_2a	44	40	36
pHa	7,36	7,36	7,44

möglichst bald abzusenken. Auch sollte jede Beatmung so frühzeitig wie möglich abgebaut werden. Störungen des Reinigungsmechanismus des bronchopulmonalen Systems, wobei das Nicht-abhusten-Können nur ein Teil der möglichen Beatmungsnachteile ist, Schäden an der Trachea, drohende Schwierigkeiten mit der Entwöhnung von der Beatmung, die sehr häufig bei längerdauernder Beatmung vorhanden sind, müssen so klein wie möglich gehalten werden. Die dann einzuleitende medikamentöse Therapie entspricht derjenigen, wie sie in der Therapie des nächsten Abschnittes besprochen wird.

Hyperkapnisches Koma

Bei Prozessen, welche die Atemmechanik beeinträchtigen, kommt es häufiger als zu alleiniger arterieller Hypoxämie zur zusätzlichen alveolären Hypoventilation. Inwieweit die chronische Hypoxämie das klinische Bild, wie oben für die chronische Hypoxie beschrieben, beherrscht und inwieweit die Hyperkapnie ein entstehendes Koma mitbedingt oder sogar dieses Geschehen beherrscht, hängt von der Art der atemmechanischen Störung wie von der Regulationscharakteristik des Atemzentrums ab (14, 22).

Bei typischer chronischer alveolärer Hypoventilation sinkt der arterielle Sauerstoffdruck in mm Hg vom Normalwert ebenso weit ab wie der Kohlensäuredruck ansteigt. Geringgradige Verschlechterungen der Ventilationsverhältnisse wie auch der Zirkulationssituation pflegen die Blutgassituation zu übermäßiger Hypoxämie zu verschieben. Die zusätzlich einsetzende metabolische Azidose und auch deren Kompensation können die Kohlensäuredruck-pH-Relation erheblich von der normalen CO_2-Dissoziationskurve verschieben. Die Analyse anhand entsprechender Dissoziationskurven (entsprechend der Beurteilung des Base-Excess) erlaubt doch meist rasch, die Grundmechanismen und deren zeitlichen Ablauf zu erkennen.

Schwere atemmechanische Störungen wie chronische Atemwegsobstruktion mit peripherer Atemwegserkrankung, insbesondere bei der Exazerbation der Bronchitis, Störungen der Mechanik der Thoraxwand, z. B. bei schwerer Kyphoskoliose, oder ein Emphysem können bei mehr oder weniger akuter Verschlechterung der Grundsituation, wozu auch eine zusätzliche Herzinsuffizienz, z. B. nach Lungenembolie, beitragen kann, die entscheidende Verschlechterung bewirken. Venöse Stauung, Abnahme des Herzzeitvolumens und vor allen Dingen die Verschiebungen der Blutgase leiten dann das Koma ein. Im allgemeinen tritt das Koma bei Kohlensäurewerten > 90 mm Hg, pH < 7,2 und entsprechenden Sauerstoffdruckwerten < 40 mm Hg ein.

Klinisches Bild des hyperkapnischen Komas

Dort, wo die Hypoxie neben der Hyperkapnie vorwiegend das klinische Bild beherrscht, finden sich bei der Chronizität derartiger Leiden auch meist schon die Zeichen der vorwiegenden Rechtsherzinsuffizienz im Sinne des dekompensierten Cor pulmonale (17). Der Druck in der A. pulmonalis kann um 40 mm Hg liegen. Halsvenenstauung und Leberstauung sowie EKG-Zeichen vermehrter Rechtsherzbelastung wie röntgenologische Zeichen des Cor pulmonale sind fast immer nachweisbar. Unter den Vorzeichen deutlicher Unruhe, auch ausgesprochener Angstzustände, wobei auch Muskelfibrillieren und eine Konvergenzschwäche, starke Abgeschlagenheit geklagt werden und auch psychotische Bilder nicht selten vorhergehen, setzt das Koma ein.

Die Zyanose ist meist deutlich; die Polyglobulie kann erheblich sein, aber auch fehlen. Entsprechend der Chronizität der Erkrankung kann auch das Koma über mehrere Stunden bis Tage bestehen, bis – falls die Therapie nicht erfolgreich wird oder unterbleiben muß – der Exitus eintritt.

Die Tiefe des Komas kann alle Grade durchlaufen.

Therapie des hyperkapnischen Komas

Diesen Komata bei alveolärer Hypoventilation, meist mit Betonung der Hypoxämie, liegen ganz überwiegend Atemwegsobstruktionen zugrunde. Bei schwerem Emphysem kann die „Entspannungsobstruktion" die wesentliche Rolle spielen. Bei den bronchospastischen Formen können es die endobronchialen Reizzustände sein, welche das Krankheitsbild beherrschen. Auch primäre Schäden des Atemzentrums bei und nach Entzündungen oder bei Tumoren kommen ursächlich vor.

Die chronische Atemwegsobstruktion mit sich verschlechternder Ventilierbarkeit des Alveolarraumes, meist durch Exazerbation des entzündlichen Geschehens, bewirkt die Blutgasverschlechterungen bis zum Eintreten des Komas.

In bedrohlicher Situation muß die Beatmung einsetzen, womit meist in kurzer Zeit das Bewußtsein dieser Patienten wieder aufhellt. Auch hier gelingen mit leichter Überdruckbeatmung häufig überzeugende Effekte, wenn auch die medikamentöse Therapie gleichzeitig einsetzen muß, um das Krankheitsbild zu stabilisieren und um möglichst rasch wieder extubieren zu können. Nach längerdauernder Beatmung kann die Entwöhnung erhebliche Probleme verursachen. Meist ist bei der guten Effektivität der heute zur Verfügung stehenden Medikamente eine Beatmung nur für einige Stunden erforderlich.

Bei schwerer alveolärer Hypoventilation mit erheblicher Azidose sollte die Normalisierung der Kohlensäureverhältnisse nicht zu rasch erfolgen. Die innerhalb von Minuten manchmal mögliche Normalisierung der arteriellen pH- und Kohlensäuredruckwerte beinhaltet die Gefahr, schwere Herzrhythmusstörungen auszulösen. Da mit Sauerstoffanreicherung der Atemluft die Hypoxie oft gut unter der Atmung beeinflußt werden kann, ist mit Atemminutenvolumina, die um ca. 20–30 % über der Norm liegen, eine genügend rasche und damit ungefährliche Normalisierung der Kohlensäuredruck-pH-Verhältnisse möglich. pH-Verschiebungen zu weit in den alkalischen Bereich sind zu vermeiden, da mit der übermäßigen Ausscheidung alkalischer Valenzen im Urin die Induktion eines Nierensteinleidens möglich ist.

Die medikamentöse Therapie beruht auf drei Schwerpunkten:

1. Bronchospasmolyse,
2. Glukokortikosteroide,
3. Antibiotika.

Tabelle 6.2 Patient mit Kyphoskoliose und Atemwegsobstruktion. Koma bei alveolärer Hypoventilation, arterielle Blutgase vor und unter Beamtung in verschiedenen Phasen der Erkrankung

	Koma Spontan-atmung	Koma jetven-tiliert	Wach Respirator-beatmung	Wach Tag Spontan-atmung	Koma nachts Spontan-atmung	Wach nachts Beatmung
pO_2a	34	47	98	72	36	87
pCO_2a	97	82	46	56	94	48
pHa	7,07	7,14	7,45	7,33	7,06	7,40

Die Einzelheiten dieser Therapie sind auf S. 100 weitgehend beschrieben. Der Hydrierungsgrad derartiger Patienten ist besonders zu beachten, da ein Flüssigkeitsverlust Schuld am zähen, nicht abhustbaren Sputum mitträgt. Diese Patienten sistieren oft im Rahmen der Leidensverschlimmerung schon längere Zeit vor dem Eintritt des Komas mit der Flüssigkeits- und Nahrungsaufnahme. Auch Sekretolytika intravenös können angezeigt sein. Eine generelle venöse Stauung, aber auch eine Linksherzinsuffizienz kann bei entsprechenden Vorbedingungen ebenfalls vorliegen. Hier ist mit Saluretika und vorsichtiger Digitalisierung die Rekompensation anzustreben. Diese Maßnahmen können ebenso essentielle Bestandteile der oft lebensrettenden Therapie sein.

Bei schwerer mechanischer Störung der Ventilierbarkeit des Alveolarraumes, die durch eine Lungenembolie noch verschlechtert sein kann, kann die Beatmung rasch das Koma beseitigen (Tab. 6.2).

Nach Rekompensation unter Maschinenbeatmung kann die Situation aber dennoch äußerst kritisch sein. Im Tagesverlauf unter guter Vigilanz können passable Blutgase aufrechterhalten werden. In der Nacht, mit nachlassender Vigilanz, reicht der Atemantrieb nicht aus. Über eine Phase mehr oder weniger ausgeprägter ängstlicher Unruhe taucht der Patient wieder in das Hypoventilationskoma unter, aus dem er dann am nächsten Morgen nicht spontan wieder herauskommt.

Bei solchen Patienten kann es erforderlich sein, die Beatmung während der Nachtstunden durchzuführen; am Tag sollte, soweit möglich, versucht werden, auf die Beatmung zu verzichten. Prinzipielle Änderungen der Situation sind nur durch Verbesserung der atemmechanischen Gegebenheiten möglich. Am besten gelingt meist die Beseitigung einer obstruktiven Komponente mit den oben angeführten Medikamenten. Auch die Normalisierung einer Lungenkongestion mit Hilfe von Saluretika kann wesentlich sein.

Bei Endzuständen einer Lungenfibrose oder einer obstruktiven Emphysembronchitis kann es besserem ärztlichem Handeln entsprechen, auf den Einsatz der Beatmung zu verzichten. Diese Entscheidung erfordert Erfahrung und ist nur möglich, wenn der Patient dem Arzt seit längerer Zeit bekannt ist.

Lungenzirkulatorische Komata

Lungenembolie mit chronisch zirkulatorischer Insuffizienz

Rezidivierende Lungenembolien oder eine überstandene große Lungenembolie können bei ungenügender Lyse mit verbleibendem pulmonalem Hochdruck einhergehen. Schließlich kommt es zur Herzinsuffizienz. Pulmonalisdrücke über 50 mm Hg, wobei jüngere Probanden höhere Drücke, ältere nur noch niedrigere Drücke tolerieren, führen zur kardialen Dekompensation und so zum Koma bei chronisch verlaufender Herzinsuffizienz. Die abnehmende zerebrale Durchblutung bei mehr oder weniger ausgeprägter arterieller Hypoxämie bestimmt den Verlauf.

Rechtzeitige Diagnosestellung und entsprechende Rezidivprophylaxe, ggf. Lysetherapie und operative Beseitigung des embolischen Materials, auch wenn dies nur partiell gelingt (13), können entscheidend sein. Ein einmal auf dieser Basis aufgetretenes Koma ist oft nur schwer zu therapieren, wenn es nicht gelingt, die Kreislaufverhältnisse zu verbessern.

Akute große Lungenembolie

Klinisches Bild der akuten großen Lungenembolie

Das klinische Bild der großen Lungenembolie mit Koma kann vielgestaltig sein. Entsprechend den drei Phasen der großen Lungenembolie mit der Okklusionshypotonie (Phase I), der Gegenregulationsphase (Phase II) und der Phase der labilen Stabilisation (Phase III), aber auch entsprechend den zusätzlichen Gasaustausch- und zirkulatorischen Gegebenheiten, variiert das Bild (Abb. 6.4).

Von den an einer Lungenembolie versterbenden Patienten tritt bei ca. 80 % der Tod in der Phase I ein, ohne daß die Gegenregulationsphase erreicht wird. Patienten, welche die Gegenregulation mit ausreichender Effektivität erreichen, zeigen in der Phase I häufig ein kurzes Koma von wenigen Sekunden bis zu einigen Minuten. Das Koma setzt plötzlich ein, meist ohne daß sich der Patient später an den Beginn erinnern kann. Kurze Zeit später wird der Patient wieder wach, wo-

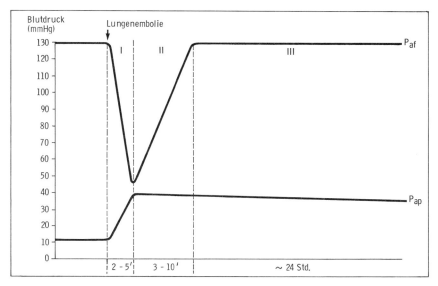

Abb. 6.4 Die drei Phasen der großen Lungenembolie:
I = Okklusionshypotonie,
II = Gegenregulationsphase,
III = labile Stabilisation.

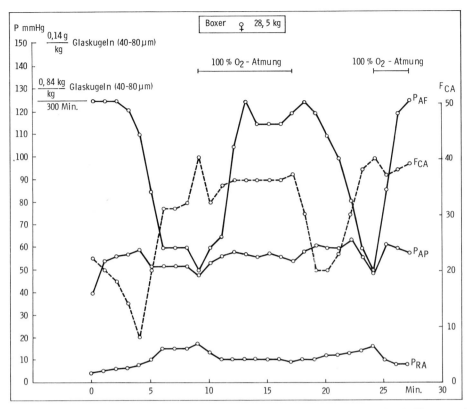

Abb. 6.5 Kreislaufzusammenbruch mit erneut einsetzendem Emboliekoma durch Absetzen der Sauerstoff-
atmung in der Phase der labilen Stabilisation bei experimenteller Lungenembolie.
P_{af} = Druck in der A. femoralis,
FCA = Flow in der A. carotis,
P_{ap} = Druck in der A. pulmonalis,
P_{ra} = Druck rechter Vorhof

bei die Frage der Beherrschbarkeit der Phase der labilen Stabilisation offenbleibt. Dieser Bewußt-seinsverlust in der Phase I kann auch nur ein kurzfristiges „Untertauchen" sein.

Wie rasch der Embolus weiter in die Peripherie des Lungenkreislaufes gepreßt wird, wie rasch ly-tische Prozesse einsetzen, wie stark zirkulatori-sche Regulationsmechanismen wirksam werden und wie stark die emboliebedingte Hypoxie ist, entscheiden über die Phase der labilen Stabilisa-tion.

Der Patient kann kurze Zeit nach diesem Unter-tauchen weitgehend beschwerdefrei sein und, wenn sich keine Lungeninfarzierung bildet, auch beschwerdefrei bleiben. Der Patient kann aber auch eine Phase einer äußerst bedrohlichen labi-

len Stabilisation durchmachen, in der geringste zusätzliche Belastungen, wie Lageveränderun-gen oder durch eine vorsichtige Sedierung (!), die gerade noch aufrechterhaltene Stabilisation zu-sammenbrechen lassen. Jede derartige Belastung leitet ein neues Koma ein, aus dem der Patient nach erneuter Stabilisation wieder auftaucht. Ein derartiges Schwanken der Bewußtseinslage in dieser Phase zeigt die Grenzsituation an, in wel-cher sich der Patient befindet. Dauer und Tiefe der Komata werden die einzuleitenden therapeu-tischen Schritte mitbestimmen.

Bei Patienten mit empfindlichem Bronchialsy-stem oder auch im Verlauf nach der Lungenem-bolie kann sich das Bild einer Atemwegsobstruk-tion entwickeln, das demjenigen einer Asthma-

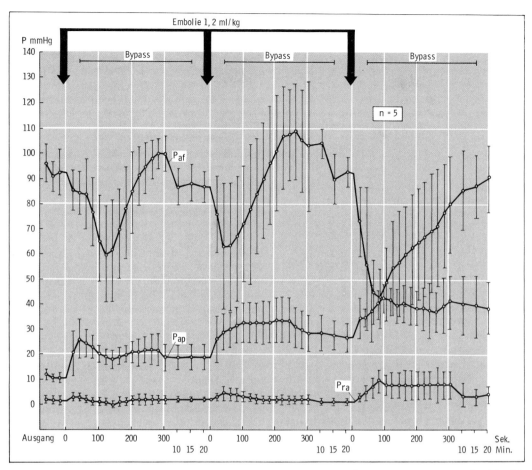

Abb. 6.6 Mittelwerte von Femoralisdruck (P_{af}), Pulmonalisdruck P_{ap}) und rechtem Vorhof (P_{ra}) im Versuchsablauf von drei rezidivierenden Lungenembolien im Abstand von jeweils 20 Min. Mit dem Absinken des Druckes wurde jeweils ein Bypass von V. femoralis zur A. femoralis mit einer Förderleistung von ~1500 ml/Min. eingeschaltet und für 15 Min. aufrechterhalten. 5 Tiere überlebten auch eine dritte Lungenembolie. Im Kontrollversuch endete schon die zweite Lungenembolie ausnahmslos tödlich

attacke gleicht. Zirkulatorisch-ventilatorische Mischbilder können entstehen, die zur adäquaten Deutung und Therapie sorgfältiger Differentialdiagnostik bedürfen (23, 24).

Therapie der Lungenemboliekomata

In den Phasen I–III ist eine meist leicht durchzuführende therapeutische Maßnahme die inhalative Zufuhr von reinem Sauerstoff. Experimentell konnte gezeigt werden, daß unter Sauerstoffatmung die sonst in der Phase I zugrunde gehenden Tiere alle überlebten (24). Auch das Absetzen der Sauerstoffatmung in dieser Phase der la-

bilen Stabilisation läßt gelegentlich sofort die Kreislaufverhältnisse zusammenbrechen mit Neuauftreten oder Vertiefung des Komas (Abb. 6.5).

Erst unter Sauerstoffatmung setzt die Phase II ein. Nach Absetzen des Sauerstoffes erneuter Zusammenbruch des Systemkreislaufs mit Absinken von P_{af}, was durch erneuten Einsatz von Sauerstoffatmung in Phase II überführt und damit beherrscht werden kann.

Darüber hinaus sind in dieser Phase, abhängig vom klinischen Bild, verschiedene therapeutische Möglichkeiten gegeben und zu entscheiden:

Eine kleine Herz-Lungen-Maschine mit einem Fördervolumen von ca. 2 l/Min., gefüllt mit einem Plasmaexpander, kann mit Ansaugen aus der V. femoralis und Rückführung in die A. femoralis über die kritischen Stunden genügend Druck aufrechterhalten, um das Herz und das Zentralnervensystem genügend mit Energie zu versorgen. Derartige Versuche brachten gute Resultate, und auch in der Praxis wurde über gute Erfolge berichtet (Abb. 6.6) (18, 19).

Dieses Verfahren läßt Zeit gewinnen, bis die Entscheidung zur Lysetherapie oder zur Thrombektomie getroffen wird (1).

Kommt der Thrombus nicht zur Lyse und zwingt die Situation nicht zur sofortigen Thrombektomie, so soll der Versuch einer Thrombolyse durchgeführt werden, wenn nicht Gegenindikationen bestehen. Die Lyse führen wir mit Urokinase wie folgt durch:

Initialdosis 4000–5000 IE/kg Körpergewicht
Erhaltungsdosis 4000–5000 IE/kg Körpergewicht und Stunde
Therapiedauer 12–24 Std. (15).

Die Schwierigkeiten der nicht ohne ernstere Komplikationen möglichen Lyse bestehen darin, daß frische Thromben wahrscheinlich gut und ältere wahrscheinlich schlecht lysieren. Gerade die frischen Thromben sind es aber, die eine gute Aussicht auf Spontanlyse und Rekanalisation haben.

Die nicht zu stabilisierende Phase III wie eine nicht genügend effektive Lyse mit Drücken über 35 mm Hg in der A. pulmonalis bzw. mit dem vollständigen Verschluß einer A. pulmonalis lassen die Indikation zur Thrombektomie stellen. Versuche zur Thrombektomie – wenn diese auch nur partiell gelingt –, auch noch nach Monaten bis zu Jahren, können durchaus erfolgreich sein.

Lungeninfarzierung

Kommt es zum Lungeninfarkt, so kann das infarzierte Gewebe nekrotisieren. Auch große Pneumonien können nekrotisieren und unter Narbenbildung ausheilen. Diese Phase der Nekrotisierung (mit oder ohne bakterieller Infektion) ist klinisch bedrohlich. In dieser Phase kommen Komata vor, denen kombinierte Ursachen zugrunde liegen:

1. toxische Gewebeschäden durch die Resorption des zerfallenden Gewebes mit Kreislaufschwäche und toxischer Schädigung des Zentralnervensystems und der Nieren;
2. Hypoxie infolge von Kurzschlußdurchblutung und Verteilungsstörung;
3. pulmonaler Hochdruck.

Die Therapie beruht auf Kreislaufstabilisation, Sauerstoffzufuhr durch O_2-Anreicherung der Atemluft (20) und Versuch der Kontrolle der toxischen Schäden. Die kritische Situation kann über mehrere Tage bestehen.

Ventilatorisch-zirkulatorische Mischbilder

Bei primären Störungen der Atemmechanik mit ventilatorischen Konsequenzen kommt es zu Zirkulationsstörungen, wobei sowohl das rechte Herz im Sinne des Cor pulmonale, aber auch das linke Herz betroffen sein kann.

Auch bei primären Störungen des Herzens kommt es zu Störungen der Ventilation durch Lungenstauung mit Verteilungsstörungen, Lungenkurzschlußdurchblutung und Lungenödem.

In den vorhergehenden Abschnitten wurden die Zusammenhänge geschildert, worauf im Bezug

auf Einzelheiten verwiesen sei. Hier sei betont, daß im Falle eines Komas sehr häufig ventilatorisch-zirkulatorische Mischbilder vorliegen, wobei die Therapie an beiden Systemen angezeigt sein kann. Im Falle eines Komas – auch wenn eindeutig ein System führt – sollte doch immer die Funktionsfähigkeit des anderen bei therapeutischen Konsequenzen mit erwogen werden. Sauerstofftherapie, Antibiotika, Ödembekämpfung, Bronchodilatatoren, Sekretolytika und ggf. Glukokortikosteroide und Beatmung in ihren verschiedenen Intensitätsgraden können auch bei Herzkomata den sekundären Lungenschaden so gering wie möglich halten und so das zirkulatorische Koma überwinden helfen. Ebenso gilt dies für primär pulmonale Komata, die zum Kreislaufversagen führen: Diuretika, Digitalis, antiarrhythmische Therapie können entscheidend sein für den guten Ausgang eines Lungenkomas.

Akutes Atemnotsyndrom des Erwachsenen (ARDS)

Verschiedenartige Schäden am Lungenkapillarsystem können zum Atemnotsyndrom des Erwachsenen führen: Toxische Schäden, z. B. durch Reizgase, wie SO_2 oder Zinknebel, virale Infekte, aber auch mechanische Schäden durch Beatmung mit hohen Drücken kommen in Frage. Die Grundmechanismen beruhen in einem Undichtwerden der Alveolarkapillarmembran mit Austreten eines Ödems, aber auch mit z. T. erheblichen Störungen der Atemmechanik. Die Körpertemperaturen können maximal erhöht, aber auch ganz normal sein, entsprechend der zugrundeliegenden Ursache.

Das klinische Bild mit zunehmender Atemnot kann rasch in ein Koma übergehen. Zunächst werden meist Bilder der Ventilationsinsuffizienz mit z. T. extrem niedrigem Sauerstoffdruck gemessen. Relativ spät kommt es zum Anstieg des Kohlensäuredruckes und damit zur Globalinsuffizienz. Komatöse Bilder treten schon in der Phase der Partialinsuffizienz auf, wobei der Patient meist auch das Bild einer Kreislaufinsuffizienz mit schockähnlicher Symptomatik bietet. Bei den z. T. erheblich erniedrigten Sauerstoffdruckwerten (unter 30 mm Hg), denen eine Kombination aller möglichen Gasaustauschstörungen, wie Kurzschlußdurchblutung, Verteilungs- und Diffusionsstörungen mit Totraumvergrößerung, zugrunde liegt, entwickelt sich auch eine zusätzliche metabolische Azidose.

Therapie des ARDS-Komas

In jedem Fall einer derartigen schweren Erkrankung muß intubiert und beatmet werden. Häufig läßt sich unter Beatmung mit Sauerstoffanreicherung die Blutgassituation drastisch verbessern, und das Koma kann schon hierdurch durchbrochen werden. Bei schwer toxischen oder infektiösen Schäden reicht hierzu die Beatmung manchmal nicht aus.

In jedem Fall ist abzuschätzen, welche zusätzliche medikamentöse Therapie erforderlich ist. Der Streit darüber, ob Glukokortikosteroide nützlich oder nicht nützlich sind, kann sicher nicht mit Ja oder Nein beantwortet werden. Unter gezieltem Glukokortikosteroideinsatz in angepaßter Dosierung kann sicher die Kapillarschädigung beeinflußt und eine Verselbständigung des Krankheitsprozesses verhindert werden. Je nach Kreislauf- und Elektrolytsituation können Furesonid (Lasix) und Aldosteronantagonisten (Aldactone) angezeigt sein. Daß der Kreislauf zu stabilisieren ist, muß nicht betont werden.

Die Glukokortikosteroiddosis kann zwischen 50 und 1000 mg in wasserlöslicher Form (z. B. Solu-Decortin, Urbason solubile oder Volon-A-solubile) in ein- bis mehrmaligen Tagesdosen schwanken. Nicht immer sind diese extrem hohen Dosen erforderlich. Die Dosierung muß bei sorgfältiger Beobachtung des Patienten mit Kontrollen der Blutgase und Kreislaufverhältnisse dem Krankheitsbild angepaßt sein.

Lungenkomata durch Lungenkompression und Lungenkollaps

Pleuraerguß

Sehr große Pleuraergüsse durch Herzinsuffizienz, nach Lungenembolien oder bei Pleuritis carcinomatosa oder exsudativa werden nur noch selten beobachtet. Bei älteren Patienten mit vorgeschädigtem Kreislauf können massive Pleuraergüsse eine Lunge vollständig aus dem Gasaustausch ausschalten und auch die Funktion der u. U. noch relativ gesunden Seite wesentlich beeinflussen. Die atemmechanische Belastung sowie die schlechten Blutgasverhältnisse, aber auch die Kreislaufsituation bedingen das Koma.

Therapie: Entlastung durch Ablassen des Pleuraergusses. Ist dies nicht sofort möglich, Sauerstoffatmung und ggf. Diuretika und Kreislaufstützung.

Unter dem Ablassen des Pleuraergusses kommt es oft zur raschen Besserung des Komas und zu einer raschen Erholung des Patienten. Vorsicht ist bei sehr großen Ergüssen geboten. Bei sehr raschem Ablassen des Ergusses kann es bei derartigen Patienten zum Kollaps kommen. In der sich entfaltenden Lunge kann ein Lungenödem entstehen. Es kann zweckmäßig sein, den Erguß zunächst nicht vollständig abzupunktieren.

Pneumothorax mit Koma

Normalerweise kommt es beim *normotensiven Pneumothorax* nicht zum Koma. Bei normotensivem Pneumothorax kann es aber dann zum Koma kommen, wenn das bronchopulmonale System schon vorgeschädigt ist, was nicht selten der Fall ist. Bei derartig vorgeschädigten Patienten liegt die Gefahr in dem Übersehen des Pneumothorax, da die Krankheitsverschlechterung auf das Grundleiden zurückgeführt wird. Diese Grundleiden sind Atemwegsobstruktion, obstruktives Emphysem und Lungenfibrosen.

Bei einer plötzlichen Verschlechterung des Krankheitsbildes sollte immer der Pneumothorax ausgeschlossen werden. Tritt bei einem derartigen Patienten ein Koma ein, so sind Lungenembolien, aber eben auch Pneumothoraces häufiger die wesentliche Ursache. Zeichen des Pneumothorax sind aufgehobenes Atemgeräusch bei hypersonorem Klopfschall auf der betroffenen Seite. Das Koma tritt innerhalb weniger Minuten bis zu Stunden nach dem Eintreten des Pneumothorax ein. Eine Phase zunehmender Atemnot geht dem Koma voraus, wobei meist eine deutliche Schnappatmung auftritt.

Die Therapie entspricht derjenigen des Hypertensionspneumothorax = Spannungspneumothorax.

Der Hypertensions-(Spannungs-)Pneumothorax kann durch Traumen entstehen; er kann aber auch idiopathisch auftreten. Manchmal empfinden die Patienten mit dem Einriß der Pleura bei innerem Pneu einen Schmerz, der differentialdiagnostisch an Lungenembolie oder Herzinfarkt denken läßt. Der Pneu kann zunächst normoton verlaufen und über längere Zeit kaum oder nur mäßige Beschwerden verursachen. Die Pleurahöhlenhypertension kann sich aber auch sofort entwickeln und innerhalb weniger Minuten zum Spannungspneu durch den Ventilmechanismus in der Pleura visceralis führen.

Auch hier findet sich ein hypersonorer Klopfschall bei aufgehobenem Atemgeräusch auf der betroffenen Seite. Klinisch fällt die Schnappatmung auf. Der Thorax befindet sich in maximaler Inspirationsstellung. Durch die Verdrängung des Mediastinums wird das Herz in die gesunde Seite verlagert bis zur Abknickung der großen Venen mit entsprechender Einflußstauung. Spätestens in dieser Phase tritt das Koma ein. Die Halsvenen sind gestaut, und die Leber ist vergrößert, u. U. mit Kapselspannungsschmerz. Diese relativ typische Konstellation ist gut zu erkennen. Da sich aus einem normotensiven Pneumothorax auch noch nach Stunden ein hypertensiver entwickeln kann, müssen Patienten mit Pneumothorax kontinuierlich überwacht werden.

Therapie: Punktion der Pleurahöhle, wobei die Druckentlastung innerhalb weniger Minuten eine entscheidende Verbesserung der Ventilations- und Kreislaufverhältnisse bringt. Meist bildet sich das Koma bei derartigen Patienten wenige Minuten später zurück.

Zur Punktion genügt zunächst eine relativ dünne Kanüle, die zur Sicherheit mit einem aufgeschlitzten Fingerling versehen sein kann, aber nicht muß. Der an die Kanüle angebundene Fingerling bringt den Vorteil einer Ventilwirkung, so daß Luft nicht in die Pleurahöhle eindringen kann, wodurch die Infektionsgefahr verkleinert wird. Auch durch kleine Kanülen können in kurzer Zeit größere Luftvolumina abströmen. Das Einbringen eines Plastikschlauches oder einer Plastikkanüle hat den Vorteil, daß weitere Verletzungsgefahren minimiert werden. Sobald wie möglich sollte dann eine regelrechte Saugdrainage über einen Plastikkatheter angeschlossen werden.

Literatur

1. Beall, A. C., D. A. Cooley: Experience with pulmonary embolectomy using temporary cardiopulmonary bypass. J. cardiovasc. Surg., Suppl. 201, 1965
2. Bugalho de Almeida, A. A., W. T. Ulmer, I. Zimmermann: Untersuchungen zum Wirkort von Sympathikomimetika (Fenoterol) bei Patienten mit Atemwegsobstruktion. Verh. dtsch. Ges. inn. Med. 88 (1982) 428–431
3. Empey, D. W., L. A. Laitinen, L. Jacobs, W. M. Gold, J. A. Nadel: Mechanisms of bronchial hyperreactivity in normal subjects following respiratory tract infection. Amer. Rev. resp. Dis. 113 (1976) 131–139
4. Fletcher, E. C., D. C. Levin: Cardiopulmonary hemodynamics during sleep in subjects with chronic obstructive pulmonary disease. Chest 85 (1984) 6
5. German, V. F., I. F. Ueki, J. A. Nadel: Micropipette measurement of airway submucosal gland secretion: laryngeal reflex. Amer. Rev. resp. Dis. 122 (1980) 413–416
6. Hochstraßer, K., K. Hochgesand, B. Rasche: Zur Frage der gleichzeitig vorhandenen proteolytischen und antiproteolytischen Aktivität im Sputum bei obstruktiven Atemwegserkrankungen. Respiration 31 (1974) 343
7. Hochstraßer, K., B. Rasche, R. Reichert, K. Hochgesand: Freie und gebundene Proteaseinhibitoren im Bronchialschleim von Patienten mit langjährigen chronisch obstruktiven Lungenerkrankungen. Pneumonologie 150 (1974) 253
8. Höltmann, B., D. Schött, I. Zimmermann, W. T. Ulmer: Verhalten der bronchialen Strömungswiderstände nach inhalativer, intranasaler und intravenöser Applikation nach

Ipratropiumbromid. Verh. dtsch. Ges. inn. Med. 90 (1984) 1920–1923

9. Lee, L.-Y., C. Dumont, T. D. Djokic, T. E. Menzel, J. A. Nadel: Mechanism of rapid, shallow breathing after ozone exposure in conscious dogs. J. appl. Physiol. 46 (1979) 1108–1114

10. Nadel, J. A.: New approaches to regulation of fluid secretion in airways. Chest 80S (1981) 849S-851S

11. Nadel, J. A.: Asthma und Hyperreaktivität der Atemwege. In: Das überempfindliche Bronchialsystem. Bochumer Treff 1982. Gedon & Reuss, München 1982 (16–25)

12. Nolte, D.: Asthma. Urban & Schwarzenberg, München 1980

13. Satter, P.: Die Embolektomie bei Lungenembolie. Verh. dtsch. Ges. inn. Med. 84 (1978) 356

14. Schlaefke, M.: Central chemosensitivity. Verh. Ges. Lungen- u. Atmungsforsch. 6 (1976) 33

15. Van de Loo, J.: Antikoagulantien und Thrombolytica in der Behandlung der akuten Lungenembolien. Verh. dtsch. Ges. inn. Med. 84 (1978) 348

16. Ulmer, W. T.: Pathophysiologische Grundlagen obstruktiver Atemwegserkrankungen. Dtsch. med. Wschr. 100 (1975) 1575

17. Ulmer, W. T.: Bronchitis, Asthma, Emphysem. In Schwiegk, H.: Handbuch der inneren Medizin, Bd. IV/2. Springer, Berlin 1979 (692)

18. Ulmer, W. T.: Tierexperimentelle Studien zur Lungenembolie und Postembolie-Lunge. Prax. Pneumol. 34 (1980) 295–300

19. Ulmer, W. T.: Lungenembolie: Das akute Ereignis und Langzeitergebnisse. Lebensversicherungsmedizin 33 (1981) 62–64

20. Ulmer, W. T.: Nutzen und Gefahren der Sauerstoffatmung. Dtsch. Ärztebl. 81 (1984) 1–5

21. Ulmer, W. T.: Das hyperreagible Bronchialsystem. Med. Welt 35 (1984) 786–791

22. Ulmer, W. T., J. Kowalski, I. Zimmermann: Pathophysiologie der Atmungsregulation. Verh. Ges. Lungen- u. Atmungsforsch. 6 (1976) 33

23. Ulmer, W. T., J. Kowalski, M. S. Islam: Klinik und Diagnostik der akuten Lungenembolie. Verh. dtsch. Ges. inn. Med. 84 (1978) 298

24. Ulmer, W. T., M. S. Islam: Lungenembolie: Experimentelle Ergebnisse und Therapie. Atemw.-Lungenkrkh. 7 (1981) 111

25. Ulmer, W. T., I. Zimmermann, M. S. Islam: Das überempfindliche Bronchialsystem: Experimental Facts III. In: Das überempfindliche Bronchialsystem. Bochumer Treff 1982. Gedon & Reuss, München 1982 (S. 26–49)

26. Zimmermann, I., W. T. Ulmer, M. A. Haxhiu: Untersuchungen zur Änderung der Empfindlichkeit des Bronchialsystems durch Histamin und Allergene. Prax. Pneumol. 36 (1982) 244–248

27. Zimmermann, I., W. T. Ulmer, S. H. Park: Histamin release into tracheal lumen and bronchial reactivity. II. The histamine liberation of proteolytic enzymes in the tracheal lumen in relation to the bronchomotoric reactivity. Res. exp. Med. 182 (1983) 167–175

7 Komata bei endokrinen Erkrankungen

W. Zidek und H. Vetter

Hypoglykämie

Definition

Die Definition einer Hypoglykämie ist schwierig, da das Auftreten von Symptomen nicht immer mit der Höhe des Serumglukosespiegels korreliert und auch im Rahmen physiologischer Vorgänge wie der Nahrungsaufnahme beträchtliche Schwankungen der Serum-Glukose-Konzentration auftreten können. Als Grenzwerte gelten bei morgendlicher Blutabnahme und nächtlicher Nahrungskarenz 60 mg/dl. Für den Hungerversuch mit 3tägigem Fasten beträgt der untere Normwert für Männer 55 mg/dl, für Frauen 45 mg/dl. Beim oralen Glukosetoleranztest wird 50 mg/dl als untere Grenze der reaktiven Hypoglykämie angesehen.

Bei der Einordnung hypoglykämischer Symptome ist grundsätzlich zwischen einer Nüchternhypoglykämie und einer postprandialen Hypoglykämie zu unterscheiden.

Ätiologie

Die postprandiale Hypoglykämie, die nur selten zum hypoglykämischen Koma führt, kommt sowohl idiopathisch als auch im Frühstadium des Erwachsenendiabetes vor. Ferner sind postprandiale Hypoglykämien im Rahmen des Dumpingsyndroms bei Zustand nach Gastrektomie nicht selten. In dieser Situation können die Glukosespiegel häufiger so tief sinken, daß eine zentralnervöse Symptomatik entsteht.

Eine Nüchternhypoglykämie kann aus einer großen Anzahl von Ursachen auftreten. Ein Großteil dieser Ursachen ist allerdings leicht zu erkennen, da hier die Hypoglykämie nur ein Begleitsymptom von sehr charakteristischen Krankheitsbildern darstellt.

Ursachen der Nüchternhypoglykämie

I. Substratmangel:
Fasten, Malabsorption, Kachexie

II. endokrine Ursachen:
1. Insellzelltumoren
2. extrapankreatische Tumoren
3. STH-Mangel
4. Hypocortisolismus

III. hepatisch (gestörte Glukoneogenese und Glykogenmangel):
Lebernekrosen, Infiltrationen, Hämochromatose, Metastasen

IV. Stoffwechseldefekte (s. unten)

V.: exogen (Insulin, orale Antidiabetika, Alkohol, Salizylate, Hypoglyzin).

Im Kindesalter tritt eine Reihe von genetischen Stoffwechselerkrankungen auf, die eine Hypoglykämie hervorrufen können und die aufgrund des Auftretens im frühen Kindesalter in der Regel von anderen Ursachen abzugrenzen sind.

Genetische Stoffwechseldefekte als Ursache von Hypoglykämien

– Glykogenspeicherkrankheiten Typen 1, 3 und 6
– Glykogensynthetasemangel
– hereditäre Fructoseintoleranz
– Galaktosämie
– Leucinhypersensitivität
– azetonämisches Erbrechen.

Die Pathophysiologie des ebenfalls mit Hypoglykämien einhergehenden azetonämischen Erbrechens im Kindesalter ist noch nicht völlig aufgeklärt. Ein Defekt in der Glukoneogenese ist zu vermuten.

Ein seltenes, überwiegend in Japan und Skandinavien beschriebenes Syndrom ist das Auftreten von Hypoglykämien zusammen mit Insulinanti-körpern. Man nimmt an, daß die Hypoglyk-ämien durch eine Freisetzung von Insulin aus der Antikörperbindung entstehen. Unter den exoge-nen Ursachen ist als Rarität die Intoxikation mit Hypoglyzin zu nennen, das in den unreifen Früchten des Baumes Blighia sapida enthalten ist. Der Verzehr dieser tropischen Früchte ist im wesentlichen nur auf Jamaika gebräuchlich.

Eine Hypoglykämie kommt auch bei extrapan-kreatischen Tumoren vor. Die häufigsten zugrun-deliegenden Tumoren sind große mesenchymale Tumoren im Brust- und Bauchraum, Leberzell-karzinome. Nebennierenrindenkarzinome, Neu-roblastome, Karzinoide, exokrine Pankreas-tumoren. Hierfür werden mehrere Mechanismen diskutiert:
1. ektope Insulinproduktion (Karzinoide, sehr selten: Liposarkome, Teratome, Zervixkarzino-me),
2. vermehrter Glukoseverbrauch durch den Tu-mor,
3. Sekretion anderer Substanzen mit hypoglyk-ämischer Wirkung (z. B. „non-suppressible insu-lin-like activity = NSILA"),
4. tumorbedingte Kachexie.

Wie bereits angedeutet, ist ein Großteil der mög-lichen Ursachen entweder relativ selten oder im Rahmen eines typischen Krankheitsbildes leicht zuzuordnen. Im Erwachsenenalter steht daher differentialdiagnostisch häufig die Frage nach ei-nem Insulinom bei Vorliegen einer Hypoglyk-ämie im Vordergrund.

Symptome

Ein hypoglykämisches Koma tritt im allgemei-nen rasch ein, d. h. innerhalb weniger Minuten. Die akute Entwicklung der Symptome ist für die Hypoglykämie charakteristisch. Subakute und chronische Verläufe der hypoglykämischen Sym-ptome sind selten. Das hypoglykämische Koma ist das Endstadium einer Reihe von vorangehen-den hypoglykämischen Symptomen (s. S. 63).

Diagnose

Anamnestische Anhaltspunkte sind die meist rasch eintretende und nur vorübergehende Be-wußtseinseintrübung, die Besserung durch Glu-kosezufuhr die allerdings nicht als spezifisch gel-ten kann, die Tendenz zur Gewichtszunahme so-

wie die Zeichen der adrenergen Gegenregula-tion. Die anamnestische Angabe, daß sich die Symptome durch Nahrungszufuhr bessern, ist unzuverlässig, da auch eine Reihe von psychove-getativen Beschwerden durch Nahrungszufuhr gebessert werden. Verdachtsmomente aus dem klinischen Befund sind die kalte feuchte Haut und die episodische Natur der Symptome. Bei bestehendem Verdacht ist der Nachweis einer Hypoglykämie leicht zu führen. Bei jeder unkla-ren Bewußtlosigkeit ist die rasche Blutzuckerbe-stimmung mittels eines Teststreifens sinnvoll.

Laborbefunde und weiterführende Diagnostik

Außer einer Hypoglykämie findet sich bei Insu-linüberdosierung gelegentlich auch eine vorüber-gehende Hypokaliämie, da Insulin den aktiven Kaliumeinwärtstransport an der Zellmembran stimuliert.

Der zweifelsfreie Nachweis einer Hypoglykämie (Definition s. S. 112) führt in der Regel zu weite-ren diagnostischen Maßnahmen, die den Nach-weis eines Insulinoms bezwecken. Wie oben dar-gestellt, lassen sich zahlreiche andere Ursachen einer Hypoglykämie bereits aufgrund der übri-gen Krankheitssymptome leicht abgrenzen. In diesem Zusammenhang hat wohl der Hungerver-such über 72 Std. mit kombinierter Bestimmung von Blutzucker, Insulin und C-Peptid die größte Aussagekraft. Für ein Insulinom spricht ein durch Hypoglykämie nicht supprimierbarer, er-höhter Insulinspiegel. Ein erhöhtes Insulin bei normalem oder erniedrigtem C-Peptid weist auf die exogene Zufuhr von Insulin hin. Extrapan-kreatische Tumoren, die durch die Sekretion an-derer humoraler Faktoren eine Hypoglykämie verursachen, verursachen in der Regel einen er-niedrigten Insulinspiegel, der durch Stimulation mit Calcium, Leucin oder Tolbutamid nicht an-steigt.

Diagnostische Tests bei Hypoglykämie

Nüchternblutzucker	
Glukosetoleranztest	(postprandiale Hypoglykämie)
Hungerversuch mit Insulin-, C-Peptid- und Blutzuckerbestimmung	(Insulinomdiagnostik)
Proinsulin	(relativ erhöht bei Insulinom)
Insulinstimulationsteste NSILA	(Insulinom, extra-prankreatische Tumoren)

Aktivität glykogenoly-tischer Enzyme im Lebergewebe (Entnahme in flüssigem N_2)	(Glykogenosen)
Insulinantikörper	(autoimmun bedingte Hypoglykämien)
Fructosetoleranztest	(hereditäre Fructoseintoleranz)
Leucinstimulationstest	(u. a. Leucinhyper-sensitivität)
Galaktose-1-Phosphat-Uridyltransferase. Galaktose-1-Phosphat in Erythrozyten	(Galaktosämie).

Differentialdiagnose

Aufgrund der oben angegebenen klinischen Charakteristika und der leicht durchführbaren Blutzuckerbestimmung mittels Teststreifen ist die Diagnose leicht zu stellen. Die klinischen Zeichen der sympathoadrenergen Gegenregulation werden bekanntlich durch Betablocker abgeschwächt oder aufgehoben. Anamnestische Angaben wie Schwitzen, Zittern und Besserung durch Nahrungsaufnahme sind auch bei psychovegetativen Erscheinungen nicht selten. Speziell die Angabe, daß sich die Beschwerden durch Nahrungsaufnahme bessern, sollte keinesfalls als spezifisch für Hypoglykämien angesehen werden. Die Bedeutung von unerkannten Hypoglykämien für zahlreiche psychiatrische, z. T. auch forensisch-psychiatrische Probleme ist in der Vergangenheit teilweise sehr stark betont worden, so daß auch gelegentlich von seiten der Patienten die Vermutung oder Erwartung besteht, daß bei ihnen Hypoglykämien mit atypischer Symptomatik vorliegen könnten. Daher sind angesichts der häufig unspezifischen anamnestischen Angaben um so mehr die exakte Dokumentation und die Korrelation von Hypoglykämiem mit den entsprechenden klinischen Symptomen zu betonen (s. S. 61 ff.).

Diagnostische Tests
Hungerversuch

Der Test kann nur unter stationären Bedingungen durchgeführt werden. Eine Ernährung, die u. a. etwa 200 g Kohlenhydrate/die enthält, ist für 3 Tage vor Testbeginn zu empfehlen. Während des Hungerversuchs wird alle 2 Std. Blut zur Glukose-, Insulin- und C-Peptidbestimmung abgenommen. Die letzteren beiden Untersuchungen sind nur bei Eintritt einer Hypoglykämie sinnvoll. Bei zentralnervösen Hypoglykämiesymptomen wird der Test abgebrochen. Am Ende der 72 Std. kann, falls keine Hypoglykämie eingetreten ist, eine körperliche Belastung erfolgen. Normale Insulinnüchternwerte liegen (je nach Labor) unter 10–20 mU/l. Eine Hypoglykämie bewirkt normalerweise eine Suppression unter 6 mU/l. Der zusätzliche diagnostische Gewinn durch Definition von Koeffizienten wie Insulin/Glukose ist umstritten.

Insulinstimulationsteste
Tolbutamidtest

Der Test sollte nur bei Glukosespiegeln > 55 mg/dl sowie in Bereitschaft zur i. v. Gabe von Glukose erfolgen. Nach i. v. Gabe von 1 g Tolbutamid nach 5, 15, 30, 60, 90, 120, 150, 180 und 240 Min. Glukose- und Insulinbestimmung. Abbruch und Glukoseinjektion bei zentralnervösen Hypoglykämiesymptomen. Der Test weist auf ein Insulinom hin, wenn der Blutzucker um mehr als 65 % des Ausgangswertes fällt oder für mehr als 3 Std. unter 40 mg/dl bleibt oder ein signifikanter und prolongierter Anstieg des Seruminsulins erfolgt. Falsch-positive und -negative Resultate setzen den Wert des Tests zur Insulinomdiagnostik herab.

Leucinstimulationstest

Vorbereitung wie bei Hungerversuch. Nach eintägigem Fasten wird am Morgen des 2. Tages Blut für die Glukose- und Insulinbestimmung abgenommen und anschließend 150 mg/kg Körpergewicht L-Leucin als Suspension oral verabreicht. Blutabnahmen für Glukose und Insulinbestimmung erfolgen nach 15, 30, 45, 90, 120, 150 und 180 Min. Abbruch und i. v. Gabe von Glukose bei zerebralen Hypoglykämiesymptomen. Grenzwerte: Blutzuckersenkung bis 50 % des Ausgangswertes, Insulinanstieg bis 30 mU/l.

Calciumstimulationstest

Zunächst erfolgt eine Glukoseinfusion, bis Blutzuckerwerte von 250–300 mg/dl erreicht sind. Unter weiterer Glukoseinfusion wird dann nach 15 Min. Calciumglukonat für 1–2 Std. i. v. gegeben (5 mg elementares Calcium/kg Körpergewicht und Std.). Alle 15 Min. werden Blutzucker- und Insulinbestimmungen vorgenommen. Beim Gesunden tritt keine zusätzliche Insulinstimulation durch Calcium auf.

Fructosetoleranztest

0,25 g Fructose/kg Körpergewicht werden oral oder i. v. gegeben. Danach erfolgt alle 15–30 Min. die Bestimmung von Fructose, Glukose, Phosphat und Kalium im Serum. Beim Gesunden steigt die Fructose von 5–10 mg/dl auf 30–40 mg/dl nach etwa 30 Min. an. Der maximale Glukoseanstieg wird nach 90 Min. gemessen. Bei hereditärer Fructoseintoleranz erfolgt ein Fructoseanstieg auf 50–60 mg/dl, während Glukose, Phosphat und Kalium abfallen.

Galaktosetoleranztest

1 g Galaktose/kg Körpergewicht wird i. v. gegeben. Danach werden Glukose, Galaktose und Lactat für 1 Std. alle 10 Min. gemessen. Beim Gesunden erfolgen ein Abfall der Galaktose und ein Anstieg der Glukose ohne Veränderungen des Lactats. Bei der Glykogenose Typ I findet sich kein Glukoseanstieg, jedoch ein Anstieg des Lactats infolge des Galaktoseabbaus.

Therapie

Therapie der Wahl beim hypoglykämischen Koma ist die i. v. Gabe von Glukose, möglichst nach Blutzuckerbestimmung oder Asservierung einer entsprechenden Blutprobe. Bei Verwendung hochprozentiger Glukoselösungen ist streng auf die korrekte intravasale Lage der Kanüle zu achten, um paravasale Gewebereizungen oder -nekrosen zu vermeiden. Die zur Behebung der Symptome nötigen Mengen an Glukose sind naturgemäß sehr unterschiedlich. Während z. B. bei Hypoglykämien durch kurzwirkende Insulinpräparate die Symptome entweder spontan oder nach kurzer Dauer der Therapie wieder verschwinden, können Intoxikationen mit langwirkenden Sulfonylharnstoffen langwierige, auch durch kontinuierliche Glukoseinfusionen machmal nur schwer beherrschbare Hypoglykämien hervorrufen. Die durch Tumoren hervorgerufenen Hypoglykämien erfordern gelegentlich eine dauernde Glukoseinfusion bis zum Einsetzen einer kausalen Therapie. Auf eine begleitende Hypokaliämie ist besonders bei digitalisierten Patienten zu achten.

In akuten Situationen kommt alternativ die i. v. (oder i. m.) Gabe von Glukagon (1–5 mg) in Betracht. Zink-Glukagon (5–10 mg 2mal tgl.) hat einen prolongierten Effekt. Glukagon wirkt nicht, wenn die Glykogenvorräte der Leber erschöpft sind.

Im Falle eines Tumors, der durch die Produktion von Insulin oder anderer Substanzen zur Hypoglykämie führt, kommt nach adäquater Diagnostik hinsichtlich der Ausbreitung des Tumors zunächst die chirurgische Therapie in Betracht. Im Falle maligner, nicht operabler Insulinome wird ferner Streptozotozin (1,5 g/m^2 Körperoberfläche 1mal wöchentlich) eingesetzt sowie zur symptomatischen Therapie Diazoxid (0,6 g/die am 1. Tag, dann 0,3 g/die). Letzteres Medikament weist wesentlich geringere Nebenwirkungen auf als das Streptozotozin.

Die postprandiale Hypoglykämie wird vor allem durch diätetische Maßnahmen wie Vermeidung von leicht aufschließbaren Kohlehydraten bekämpft. Zusätzlich wurden orale Antidiabetika, speziell Phenformin infolge seiner Hemmwirkung auf die intestinale Glukoseresorption, empfohlen, allerdings sind die Nebenwirkungen dieser Medikamente im Vergleich zur tatsächlichen Gefährdung durch postprandiale Hypoglykämien kritisch zu erwägen. Demgegenüber ist der Einsatz von Anticholinergika speziell beim magenoperierten Patienten zur Passageverzögerung ein relativ nebenwirkungsarmes Verfahren.

Addison-Krise

Definition

Bei einer Addison-Krise kommt es zu einer lebensbedrohlichen Entgleisung der Kreislauf- und Elektrolytregulation durch eine absolute oder relative Minderproduktion der Nebennierenrindensteroide.

Im allgemeinen ist die Koma erst im Spätstadium bzw. bei einer sehr schweren Symptomatik zu erwarten. Die Kreislaufdepression steht im Vordergrund; eine zerebrale Beeinträchtigung ist in der Regel die Folge der Kreislaufdekompensation.

Ätiologie

Die Ätiologie der Nebennierenrindeninsuffizienz ist in der Tab. 7.1 dargestellt. In den meisten Fällen handelt es sich um eine autoimmunologisch bedingte Genese oder um eine Nebennierentuberkulose. Seltenere Ursachen sind der zentral ausgelöste Morbus Addison durch eine Hypophysenvorderlappeninsuffizienz sowie die medikamentös ausgelöste Nebennierenrindeninsuffizienz. Sehr selten sind auch beidseitige Nebennierenmetastasen sowie Einblutungen im Rahmen einer Meningokokkensepsis (Waterhouse-Friedrichsen-Syndrom). Weiterhin kommen im Kindesalter angeborene Enzymdefekte der Steroidsynthese im Sinne des adrenogenitalen Syndroms in Betracht. Unter den Ursachen eines sekundären (hypophysären) Morbus Addison ist ein abruptes Absetzen einer Corticoiddauermedikation weitaus am häufigsten. Ferner ist speziell die Hypophysenapoplexie zu erwähnen. Während in der Regel der sekundäre Morbus Addison infolge Hypophysenerkrankungen mit der Störung anderer Funktionen des Hypophysenvorderlappens vergesellschaftet ist, spielt der Ausfall der ACTH-Sekretion für die Symptome der Hypophysenapoplexie eine besondere Rolle (s. unten). Die Hypophysenapoplexie ist durch eine akute Raumforderung infolge einer Einblutung im Rahmen von Hypophysentumoren, speziell den eosinophilen Adenomen, bedingt. Neben Kopfschmerzen, Sehstörungen, Augenmuskellähmungen, Zeichen der meningealen Irritation und neurologischen Ausfallserscheinungen treten selbstverständlich im weiteren Verlauf die Symptome der Hypophysenvorderlappeninsuffizienz hinzu. Speziell die sekundäre Nebennierenrindeninsuffizienz trägt bei fehlender Therapie erheblich zur Letalität bei diesem Krankheitsbild bei.

Akute Symptome der Hypophysenapoplexie

– Kopfschmerzen
– Erbrechen/Übelkeit
– Sehstörungen, Augenmuskellähmungen
– Bewußtseinstrübung
– Paresen
– Nackensteifigkeit
– choreiforme Bewegungen
– Schwäche
– Polyurie, Polydipsie
– Hypertonie.

Entsprechend der unterschiedlichen Ätiolgie werden neben den durch den Mangel an Nebennierenrindensteroiden bedingten Symptomen auch weitere Zeichen beobachtet, die einen Hinweis auf die Ätiologie des Morbus Addison geben:

– multiple endokrine Erkrankungen
– Pigmentstörungen
– Verlust der Körperbehaarung
– Kleinwuchs/Störung der Sexualentwicklung bei Kindern
– generalisierte Infektionen.

Tabelle 7.**1** Ursachen einer Nebennierenrindeninsuffizienz

Adrenale Ursachen	Zentrale Ursachen
1. idiopathisch/autoimmunologisch (ca. 80%)	1. Erkrankungen der Hypophyse
2. Tuberkulose (ca. 20%)	a. Ischämie (postpartal [„Sheehan-Syndrom"], Diabetes mellitus, Sichelzellanämie, entzündliche und degenerative Gefäßerkrankungen)
3. seltene Ursachen (ca. 1%)	
a. vaskuläre Ursachen: Blutungen (bei Sepsis, Gerinnungsstörungen, Traumen postoperativ), Infarkte	b. Hypophysentumoren und Hypophysenapoplexie
	c. Aneurysmen der A. carotis interna
b. Granulome (Mykosen, Morbus Boeck)	d. autoimmunologisch
c. Metastasen, Lymphome	e. Syndrom der leeren Sella
d. Amyloidose	f. granulomatöse Erkrankungen
e. Hämochromatose	g. Stoffwechselerkrankungen (z. B. Hämochromatose)
f. Bestrahlung	
g. bilaterale Adrenalektomie	h. Sinus-cavernosus-Thrombose
h. medikamentös: Metyrapon, Trilostan, Aminogluthetimid, op-DDD	2. Destruktionen des Hypophysenstiels (Traumen, Tumoren)
i. kongenital (z. B. adrenogenitales Syndrom)	3. hypothalamische Inusuffizienz

Symptome

Hypotonie
Übelkeit/Erbrechen
Exsikkose
Bauchschmerzen
Hyperthermie.

Die Symptomatik der Addison-Krise ist im wesentlichen durch eine Kreislaufdepression und eine Entgleisung des Elektrolythaushalts gekennzeichnet. In nahezu allen Fällen besteht eine deutliche Hypotonie mit systolischen Werten unter 100 mm Hg. Ausnahmen in dieser Beziehung sind naturgemäß bei Hypertonikern zu erwarten. Das Ausmaß der kompensatorischen Tachykardie kann u. a. von der Zerstörung des Nebennierenmarkes bei stimmten Formen des Morbus Addison sowie von der nicht selten erhöhten Körpertemperatur beeinflußt sein. Die Symptomatik ist durch eine Lethargie und Adynamie der Patienten gekennzeichnet. Die Adynamie zeigt sich in Form einer ausgeprägten muskulären Schwäche, die u. a. auf die infolge der Elektrolytverschiebungen gestörte Funktion der neuromuskulären Endplatte zurückgeführt wird. Daneben stehen die Zeichen der auslösenden Ursache für die Addison-Krise im Vordergrund. Die auslösende Ursache ist meist ein Infekt, eine Operation oder ein schweres Trauma.

Eine erhöhte Körpertemperatur ist nicht selten im Rahmen einer Addison-Krise zu beobachten. Dabei muß zwischen einer als Folge des Hypocortisolismus erhöhten Temperatur und einem zugrundeliegenden Infekt differenziert werden, der u. U. als Auslöser der Addison-Krise zu betrachten ist.

Gastrointestinale Symptome wie Übelkeit und Erbrechen sowie Bauchschmerzen stellen ebenfalls eine häufige Begleiterscheinung der Addison-Krise dar. Die Bauchschmerzen sind in der Regel diffus und gehen nicht mit einer typischen peritonealen Abwehrspannung einher. Dennoch kann im Einzelfall die Abgrenzung von einer eigenständigen abdominellen Erkrankung weitergehende diagnostische Maßnahmen erfordern.

Neben den geschilderten Symptomen, die als direkte Folge des Hypocortisolismus auftreten, sind in Abhängigkeit von der Ätiologie der Addison-Krise weitere Zeichen zu beobachten, die z. T. für eine spezielle Ursache richtungweisend sind:

1. Hyperpigmentierung: Die bekannte Hyperpigmentierung beim primären Morbus Addison tritt bevorzugt an der Mundschleimhaut sowie an der belichteten äußeren Haut, speziell im Bereich der Beugefalten (Handteller) sowie im Bereich von Narben auf. An der Mundschleimhaut sind besonders die bukkale Schleimhaut und der Gaumen Prädilektionsstellen. Neben der vermehrten Pigmentierung kommt auch eine Vitiligo beim Morbus Addison vor. Die Hyperpigmentierung ist speziell bei solchen Fällen zu erwarten, in denen sich die Nebennierenrindeninsuffizienz bereits über einen längeren Zeitraum entwickelt hat, bevor es zur akuten Dekompensation kam. Die Hyperpigmentierung kommt bekanntlich beim sekundären (hypophysären) Morbus Addison nicht vor. Falls die Nebennierenrindeninsuffizienz durch ein plötzliches Fehlen der Steroidhormone wie z. B. nach beidseitiger Adrenalektomie entsteht, fehlt die Pigmentierung naturgemäß ebenfalls.

2. Die verminderte sekundäre Behaarung aufgrund eines Androgenmangels ist meist, verglichen mit den sonstigen äußeren Zeichen, weniger auffallend.

3. Ein cushingoides Aussehen weist in der Regel auf eine vorangegangene längerdauernde Steroidmedikation hin und stellt somit einen wichtigen Hinweis auf die Ätiologie einer Addison-Krise dar.

4. Zeichen einer Virilisierung bei weiblichen Patienten und eine Pubertas praecox bei männlichen Patienten im Kindes- und Jugendalter lassen an einen kongenitalen Hypocortisolismus im Rahmen des sog. adrenogenitalen Syndroms denken. Zu den weiteren Symptomen zählt ein Minderwuchs bei Abschluß des Längenwachstums bzw. ein Wachstumsvorsprung in der Wachstumsphase.

5. Petechiale Blutungen in Haut und Schleimhäuten bei fehlenden äußeren Zeichen des Morbus Addison weisen auf eine akute Nebennierenrindeninsuffizienz im Rahmen einer fulminanten Sepsis hin. In diesen Fällen erfolgt der Ausfall der Nebennieren bekanntlich zu rasch, um die geschilderten Symptome des Morbus Addison entstehen zu lassen.

6. Wenige Tage nach einem akuten Ausfall der Nebennieren kann eine kleieförmige Schuppung der Haus eintreten.

Neben den geschilderten Akutsymptomen lassen sich bei der Addison-Krise im Rahmen einer länger bestehenden Nebennierenrindeninsuffizienz die üblichen Symptome dieser Erkrankung, u. a.

eine Adynamie und eine Gewichtsabnahme, eruieren.

Klinische Symptome des Morbus Addison (17):

– Schwäche	100%
– Gewichtsverlust	100%
– Appetitverlust	100%
– Hyperpigmentierung	92%
– Hypotonie	88%
– gastrointestinale Symptome	56%
– Salzhunger	19%
– Orthostase	12%

7. Der autoimmunologisch bedingte Morbus Addison ist in etwa 50% der Fälle mit anderen Erkrankungen autoimmunologischer Genese vergesellschaftet (in absteigender Häufigkeit: ovarielle Insuffizienz, Thyreoiditis/Morbus Basedow, Diabetes mellitus, Vitiligo, Hypoparathyroidismus, perniziöse Anämie). Zusätzliche Symptome aufgrund einer dieser Begleiterkrankungen können naturgemäß diagnostisch hilfreich sein.

8. Beim zentralen Morbus Addison fehlt die Pigmentierung; es sind in der Regel weitere Symptome der Hypophysenvorderlappeninsuffizienz zu beobachten (Hypothyreose, Amenorrhoe). Da in den meisten Fällen die Mineralocorticoidsekretion weitgehend erhalten ist, sind die Zeichen der Kreislaufdekompensation meist weniger gravierend als beim primären Morbus Addison.

Neben der Diagnose einer absoluten oder partiellen Nebennierenrindeninsuffizienz kommt auch der ätiologischen Differenzierung des Morbus Addison große Bedeutung zu.

Die autoimmunologische Genese kann in etwa $2/_3$ der Fälle durch den Nachweis von Antikörpern gegen Nebennierengewebe untermauert werden. Zum Nachweis der tuberkulösen Genese ist nach weiteren Organmanifestationen einer Tuberkulose zu suchen. Ferner sprechen Verkalkungen der Nebennieren für eine tuberkulöse Genese, so daß eine Abdomenleeraufnahme in jedem Fall zum Abklärungsprogramm des Morbus Addison gehört. Ein weiterer Hinweis auf eine tuberkulöse Genese ist eine verminderte Adrenalinsekretion, da bei der Tuberkulose, aber auch bei anderen destruierenden Erkrankungen wie Metastasen, auch das Nebennierenmark zerstört wird.

In den seltenen Fällen einer Metastasierung oder einer Infiltration anderer Art kommen als bildgebende Verfahren die Ultraschalluntersuchung und ggf. das Computertomogramm in Betracht.

Tabelle 7.2 Häufigste Typen des adrenogenitalen Syndroms. (+ = erhöht, – = vermindert/nicht vorhanden)

	21-Hydroxylasemangel	11-Hydroxylasemangel
Hypertonus	–	+
Mineralocorticoide	–	DOCA +
Pregnentriol, 170HProgesteron		
17Ketosteroide im Urin	+	+
Gefährdung durch Addison-Krise	+	–

Eine Amyloidose kann außer durch die anamnestischen Hinweise durch eine Rektumbiopsie im Großteil der Fälle verifiziert werden.

Weitere seltene Ursachen ergeben sich z. T. aus der Anamnese (Nebennierenoperationen, nebennierentoxische Medikamente).

Bei Verdacht auf ein adrenogenitales Syndrom sind spezielle Untersuchungen (17-Ketosteroide, 17-Hydroxyprogesteron, Pregnentriol) und ggf. weiterer Glucocorticoidmetabolite erforderlich, die im einzelnen der Spezialliteratur zu entnehmen sind (Tab. 7.2).

Differentialdiagnose

Schwierigkeiten bei der Abgrenzung von anderen Ursachen eines Komas ergeben sich im allgemeinen nicht. Es ist denkbar, daß eine mäßiggradige Hypoglykämie zu differentialdiagnostischen Überlegungen Anlaß gibt. Bei fehlenden äußeren Zeichen eines Morbus Addison kann gelegentlich ein Kreislaufschock anderer Genese angenommen werden. Neben einer sorgfältigen Anamnese kann in diesen Fällen auch ein vermindertes Ansprechen auf die üblichen Therapiemaßnahmen wie Gabe von Katecholaminen einen Hinweis auf einen Morbus Addison darstellen. Ferner hilft in diesen Fällen besonders die Beachtung der Serumelektrolyte, d. h. die Feststellung einer anders nicht erklärbaren Hyperkaliämie oder Hyponatriämie.

Laborbefunde (17) und weiterführende Diagnostik

Hyponatriämie	(88%)
Hyperkaliämie	(64%)
Azotämie	

Anämie
Eosinophilie
Lymphozytose
Hypoglykämie
Hyperkalzämie   (6%)

Unter den routinemäßig veranlaßten Laboruntersuchungen sind am häufigsten eine Hyponatriämie, eine Hyperkaliämie, eine Hyperkalzämie sowie eine Hypoglykämie zu finden. Ferner ist in der Regel eine leichte Erhöhung von Serumkreatinin und Serumharnstoff zu beobachten. Die letzteren Laborbefunde kommen durch eine herabgesetzte glomeruläre Filtration infolge der Hypotonie und des herabgesetzten Blutvolumens zustande. Eine Schädigung der Nieren liegt in der Regel nicht vor. Während die Hyperkaliämie und die Hyponatriämie durch den Wegfall der Aldosteronwirkung auf den distalen Tubulus zurückzuführen sind, besteht Unklarheit über die Ursache der meist leichten Hyperkalzämie. Unter anderem wird eine Hämokonzentration mit überwiegender Zunahme des proteingebundenen Ca^{++} infolge einer erhöhten Serumproteinkonzentration angenommen.

Die Diagnose einer Addison-Krise beruht in erster Linie auf den anamnestischen Angaben und dem klinischen Befund. Die spezielle Labordiagnostik erfordert in der Regel längere Zeit, so daß mit der Einleitung der Therapie nicht auf die Bestätigung der klinischen Verdachtsdiagnose durch die Messung der Hormonparameter gewartet werden darf.

Zur späteren definitiven Diagnose dienen:

1. Plasmacortisolspiegel. Der Plasmacortisolspiegel, der vor der Behandlung einer wahrscheinlichen Addison-Krise abgenommen wurde, ermöglicht in eindeutigen Fällen eines ausgeprägten Cortisolmangels die Diagnose. Daneben kommen bei weniger eindeutigen Fällen andere Verfahren zur Anwendung, die in der Regel erst nach Behebung der akuten Symptomatik vorgenommen werden können:

2. freies Cortisol im 24-Std.-Urin,

3. Cortisol-Tagesprofil,

4. ACTH-Spiegel.

Das genaue Vorgehen bei den einzelnen Testverfahren ist im folgenden dargestellt. Falls Cortisolbestimmungen durchgeführt werden, kann die Substitution auf nicht mit der Messung interferierende Steroide wie Dexamethason umgestellt werden. Zu den aufgeführten Testverfahren

ist zu bemerken, daß 4. nur bei bestimmten Indikationen, wie dem Verdacht auf eine partielle Nebennierenrindeninsuffizienz auf peripherer oder zentraler Ebene durchzuführen ist. Zur Primärdiagnostik genügen alternativ freies Cortisol im 24-Std.-Urin oder das Cortisoltagesprofil, wobei erstere Untersuchung als etwas aussagekräftiger angesehen werden kann. Die Zuordnung zur adrenalen oder hypophysären Genese gelingt in aller Regel klinisch; der ACTH-Spiegel ist nur selten unbedingt erforderlich. Auch die Vielzahl der publizierten Funktionsteste erbringt nur in wenigen Fällen eine entscheidende Zusatzinformation. Die beiden hauptsächlichen klinischen Merkmale des sekundären Morbus Addison gegenüber dem primären sind die fehlende Hyperpigmentierung und die in der Regel geringeren Kreislaufsymptome und Elektrolytverschiebungen. Letzterer Unterschied beruht darauf, daß beim sekundären Morbus Addison die Mineralocorticoidsekretion sowie die Basalsekretion der Glucocorticoide meist teilweise erhalten ist. Die Plasmaaldosteronkonzentration kann daher ebenfalls gewisse Hinweise für die Differenzierung zwischen primärem und sekundärem Morbus Addison liefern, wenngleich diese Zusatzinformation wohl selten unbedingt erforderlich ist.

Therapie

Hydrocortison i. v.,
Wasser-, Kochsalz- und Glucosezufuhr
(Antibiotika)
(Beseitigung auslösender Faktoren).

Die wesentlichen therapeutischen Maßnahmen bei der Addison-Krise bestehen in:

1. Substitution der Glucocorticoide: Im allgemeinen können 100 mg Hydrocortison i. v. als Bolus und anschließend 300 mg Hydrocortison über 24 Std. gegeben werden. Obwohl im Prinzip auch die Substitution mit anderen Glucocorticoidpräparaten möglich ist, wird im allgemeinen dem Hydrocortison der Vorzug gegeben, da es nicht erst durch den Leberstoffwechsel in eine aktive Form überführt werden muß, um wirksam zu werden.

2. Reichliche Zufuhr von Flüssigkeit und Kochsalz: Diese Maßnahme fördert die Wiederherstellung normaler Kreislaufverhältnisse und ist lediglich bei begleitender Herz- oder Niereninsuffizienz mit Vorsicht anzuwenden.

3. Infektprophylaxe bzw. -therapie: Häufig stellt ein Infekt den Auslöser für eine Addison-Krise dar. Im Rahmen des Morbus Addison besteht in der Regel eine Abwehrschwäche des Organismus. Somit kann bei dem nicht selten auftretenden Fieber ein Infekt als Ursache kurzfristig nicht ausgeschlossen werden. Aus diesen Gründen kann ein Breitbandantibiotikum bis zur Klärung der Situation verabreicht werden.

4. Therapie spezieller Begleiterkrankungen: In diesem Zusammenhang ist die adäquate Therapie der fulminanten Sepsis beim Waterhouse-Friedrichsen-Syndrom besonders zu erwähnen.

5. Mineralocorticoide: Eine Therapie mit Mineralocorticoiden ist in der Regel nicht erforderlich. Lediglich bei unzureichendem Effekt der Glucocorticoide auf den Kreislauf können zusätzlich Mineralocorticoide (z. B. Fludrocortison) gegeben werden.

5. Bei Vorliegen einer Hypophysenapoplexie als Ursache der Nebennierenrindeninsuffizienz ist grundsätzlich eine Therapie mit hohen Corticoiddosen erforderlich. Bei Progredienz der Symptome aufgrund einer Raumforderung im Hypophysenbereich kommt weiterhin auch ein chirurgisches Vorgehen in Betracht.

6. Bei der Therapie der sekundären Nebennierenrindeninsuffizienz ergibt sich gelegentlich folgende Besonderheit: Bei komplettem Ausfall sowohl des Hypophysenvorderlappens als auch der ADH-Sekretion kann nach Korrektur der sekundären Nebennierenrindeninsuffizienz ein Diabetes insipidus manifest werden. Der Grund hierfür liegt in der ADH-antagonistischen Wirkung der Glucocorticoide auf den distalen Tubulus und die Sammelrohre. Nach Normalisierung des Cortisolspiegels reicht dann die verminderte ADH-Sekretion zur Konzentration des Urins nicht aus.

Laboruntersuchungen

Serumcortisol

Normalwert morgens zwischen 10 und 20 μg/ml, spätnachmittags 5–10 μg/ml.

ACTH

Plasma-ACTH normal bis 80 pg/ml.

ACTH-Test

Nach i. v. Gabe von 0,25 mg Synacthen (= 25 E ACTH) Messung des Cortisolspiegels nach 30, 45 und 60 Min.; normal ist ein Anstieg um mindestens das Doppelte oder auf mindestens 20 μg/100 ml.

Nach chronischer Suppression der Nebennierenrinde kann eine längerdauernde Stimulation erforderlich sein, um einen Anstieg der Cortisolsekretion hervorzurufen, während die kurzfristige Stimulation durch ACTH keine Wirkung hat. In diesen Fällen kann Synacthen 0,25 mg über 8 Std. i. v. für 3–5 Tage gegeben werden, wobei vor Beginn und anschließend täglich das freie Cortisol im 24-Std.-Urin und ggf. 2mal täglich das Plasmacortisol gemessen wird.

Die gleichzeitige Messung der Aldosteronstimulation durch ACTH kann bei fehlender Stimulierbarkeit der Cortisolsekretion die Existenz funktionsfähiger Nebennierenrindengewebes anzeigen, da bei fehlender ACTH-Sekretion die aldosteronproduzierende Zona glomerulosa nicht derselben Atrophie unterliegt wie die cortisolbildenden Zellen.

Thyreotoxische Krise

Definition

Eine thyreotoxische Krise stellt eine lebensbedrohliche Stoffwechselentgleisung im Rahmen einer Hyperthyreose dar.

Ätiologie

Eine thyreotoxische Krise kann im Rahmen jeder Hyperthyreose vorkommen (Tab. 7.3). Dementsprechend liegen in der Mehrzahl der Fälle

Tabelle 7.3 Ursachen der Hyperthyreose

Primär	Ektop	TSH-Exzeß
Morbus Basedow Thyroiditiden (akut, subakut, nach Radiojodtherapie) Schilddrüsenadenom jodinduzierte Hyperthyreose (disseminierte Autonomie) Schilddrüsenkarzinom	Struma ovarii	Hypophysentumoren trophoblastische Tumoren, Teratome

ein Morbus Basedow, ein dekompensiertes Adenom, eine jodinduzierte Hyperthyreose bei Knotenstruma oder in seltenen Fällen eine Thyreoiditis zugrunde.

Symptome

Anamnestisch ist häufig eine länger bestehende Hyperthyreose zu eruieren. Zusätzlich ist nach Absetzen einer thyreostatischen Medikation oder einer Jodexposition (z. B. Kontrastmittel) zu fragen. Als auslösende Faktoren für eine thyreotoxische Krise kommen auch Infekte oder Traumen und chirurgische Eingriffe in Betracht.

Die wesentlichen Symptome der thyreotoxischen Krise sind neben der unterschiedlich stark eingeschränkten Bewußtseinslage eine erhöhte Körpertemperatur, eine Tachykardie sowie eine ausgeprägte Adynamie auch unabhängig von den zentralnervösen Symptomen.

An weiteren objektiven Zeichen sind meist eine erhöhte Blutdruckamplitude, eine feuchtwarme Haut, eine diffus oder knotig vergrößerte Schilddrüse sowie beim Morbus Basedow ein pulssynchrones Strömungsgeräusch über der Schilddrüse zu finden. Weiterhin sind in vielen Fällen die sonstigen äußeren Zeichen einer Schilddrüsenerkrankung zu finden (Exophthalmus, prätibiales Myxödem, Haarausfall).

Daneben finden sich nicht selten gastrointestinale Beschwerden wie Erbrechen, Übelkeit und Bauchschmerzen ferner Leberfunktionsstörungen, eine vergrößerte Leber und ein Ikterus. Gelegentlich ist eine leichte Splenomegalie festzustellen.

Die Entwicklung eines Komas im Verlauf einer Hyperthyreose stellt nur eine der zahlreichen Formen der zerebralen Beteiligung bei diesem Krankheitsbild dar. Die sonstigen zentralnervösen Symptome werden im folgenden kurz erläutert, da die Kenntnis dieser Symptome z. B. aus der Anamnese die Einordnung eines unklaren komatösen Zustandes erleichtern kann.

Die frühesten Veränderungen betreffen den psychischen Bereich, wobei neben der recht häufigen Apathie seltener auch neurotische, schizophrene, paranoide oder manisch-depressive Symptome vorkommen können. Für den Beginn einer thyreotoxischen Krise ist der Übergang von psychomotorischer Überaktivität zur Adynamie und Erschöpfung typisch. Das weitere Fortschreiten zum Koma findet sich in etwa 30% der Fälle; etwa weitere 30% entwickeln ein psychotisches Bild.

Weitere neurologische Symptome sind Augenmuskellähmungen im Rahmen der endokrinen Ophthalmopathie, ferner gelegentlich Symptome wie Sprach- und Schluckstörungen, die zusammen mit den Augenmuskellähmungen an das Bild einer Bulbärparalyse erinnern können. In den meisten Fällen werden diese Symptome durch eine Myopathie hervorgerufen.

Laborbefunde und weiterführende Diagnostik

Die routinemäßig erhobenen Laboruntersuchungen ergeben in der Regel kein charakteristisches Bild. Das Serum Cholesterin ist in der Regel herabgesetzt. In einigen Fällen findet sich eine Hyperkalzämie infolge eines erhöhten Knochenabbaus. Es besteht eine unterschiedlich stark ausgeprägte Erhöhung des freien T_4 und T_3. An die Möglichkeit einer isolierten T_3-Erhöhung und seltener eines isolierten T_4-Anstieges ist hierbei zu denken. Es besteht keine Korrelation zwischen der Konzentration der Schilddrüsenhormone und der Schwere der Symptomatik. Auf diesen Sachverhalt ist besonders hinzuweisen, da ohne Kenntnis dieser Tatsache die Gefahr besteht, daß eine thyreotoxische Krise aufgrund der nur mäßiggradig erhöhten Schilddrüsenhormone nicht adäquat diagnostiziert und behandelt wird. Der allgemeine Zustand des Patienten, begleitende Infekte sowie Begleiterkrankungen wie z. B. Zerebralsklerose oder Koronarsklerose beeinflussen die Schwere des Krankheitsbildes erheblich.

Nach Behebung der lebensbedrohlichen Situation ist zur Einleitung einer adäquaten Therapie eine weitergehende Abklärung der Hyperthyreose notwendig. Bei der Differenzierung zwischen einem autonomen Adenom und dem Morbus Basedow helfen der klinische Befund (endokrine Ophthalmopathie und diffuse Struma sprechen für Morbus Basedow), bildgebende Verfahren (Schilddrüsenszintigramm, Sonogramm) und evtl. Laboruntersuchungen (Schilddrüsenantikörper) weiter.

Eine hypophysär-hypothalamisch bedingte Hyperthyreose ist sehr selten. Ferner kommt eine analog ausgelöste, meist leichte Hyperthyreose beim Chorionkarzinom durch die TSH-artige Wirkung des HCG vor. Schließlich wird eine ebenfalls leichte Form der Hyperthyreose gelegentlich im Rahmen einer Akromegalie beobachtet, was durch eine begleitende TSH-Hypersekretion gedeutet wird.

Differentialdiagnose

Die Differentialdiagnose der thyreotoxischen Krise umfaßt vor allem hochfebrile Zustandsbilder mit Beeinträchtigung des Bewußtseins. Unter diesen sind vor allem septische Krankheitsbilder zu erwähnen, die gelegentlich aufgrund der klinischen Symptomatik schwer von der thyreotoxischen Krise zu unterscheiden sind. Die Gründe hierfür liegen u. a. darin, daß gelegentlich bei der thyreotoxischen Krise alle äußeren Zeichen der Hyperthyreose wie Schilddrüsenvergrößerung und Exophthalmus fehlen können. Andererseits sind die klassischen Zeichen der Infektion bei bestimmten Formen der Sepsis nicht ausgeprägt, und eine massive Hyperthermie sowie Zeichen einer hyperzirkulatorischen Kreislaufsituation können sowohl bei einer Hyperthyreose als auch bei einer Sepsis auftreten. Ferner muß immer auch das Zusammentreffen einer thyreotoxischen Krise mit einem schweren Infekt als einem möglichen Auslöser erwogen werden.

Therapie

Grundprinzipien der Therapie einer thyreotoxischen Krise sind:

1. Senkung der Schilddrüsenhormonkonzentration,

2. Normalisierung der Kreislaufsituation und der Hyperthermie,

3. Substitution von Nebennierenrindensteroiden,

4. Infektprophylaxe,

5. Bilanzierung des Wasser- und Elektrolythaushaltes.

Senkung der Schilddrüsenhormonkonzentration

Sie kann grundsätzlich auf folgenden Wegen erzielt werden:

– medikamentös
– chirurgisch
– extrakorporale Elimination.

Die medikamentöse Senkung der T_3- und T_4-Konzentration kann durch Gaben von Jod oder Perchlorat zur Blockierung der Jodaufnahme bzw. Hemmung der T_3- und T_4-Sekretion sowie durch Thyreostatika erfolgen, die die Jodierung der Hormonvorstufen hemmen.

Zur Hemmung der Sekretion von T_3 und T_4 wird im allgemeinen anorganisches Jod verabreicht. Kontraindikationen sind Allergien sowie die jodinduzierte Hyperthyreose. Die Dosis liegt zwischen 1 und 2 g Jod/die; die Verabreichung kann im Dauertropf oder in über den Tag verteilten Einzelinjektionen erfolgen. Bei Patienten, die eine orale Medikation zu sich nehmen können, kann auch Lugolsche Lösung in einer Dosis von 30–50 Tropfen täglich gegeben werden. Es ist zu empfehlen, daß die Gabe von Jod 1–3 Std. nach Beginn der Therapie mit Thyreostatika eingeleitet wird, um eine weitere Produktion von Schilddrüsenhormon unter Verwendung des zugeführten Jods zu vermeiden.

Neben der Blockierung der Hormonsekretion durch Jodid ist eine Hemmung der Hormonsynthese durch Thyreostatika erforderlich. Hierzu kann Propylthiouracil (Propycil, Thyreostat II) oder Methylmercaptoimidazol verwendet werden. Da Propylthiouracil neben der Synthesehemmung auch eine Blockierung der peripheren Konversion von T_4 zum wirksameren T_3 bewirkt, stellt es möglicherweise ein noch effektiveres

Mittel als Methylmercaptoimidazol (Favistan) dar. Eine Abnahme des Serums T_3 kann nach Gabe von Propylthiouracil schon nach einigen Stunden nachgewiesen werden, im Falle von Methylmercaptoimidazol hingegen erst nach einigen Tagen. Beim bewußtlosen Patienten ist das Propylthiouracil über eine Magensonde zu geben, während Methylmercaptoimidazol auch intravenös angewandt werden kann. Die übliche Dosis für Propylthiouracil liegt bei 600–1000 mg initial und 300–600 mg alle 6–8 Std.

Für Methylmercaptoimidazol gilt etwa $\frac{1}{10}$ dieser Menge als Richtdosis.

Im Falle einer jodinduzierten Hyperthyreose empfiehlt sich anstelle der Jodgaben die perorale Verabreichung von Perchlorat. Die Dosierung beträgt 1,5 g in den ersten 2 Std. und anschließend 0,3 g alle 4 Std. gelöst in 5 % Glukose über die Duodenalsonde.

Ebenso wie durch Jod läßt sich die Ausschüttung von Schilddrüsenhormon auch durch Lithium hemmen. Einen Nachteil des Lithiums stellen allerdings die Nebenwirkungen in Form von Tremor, Bewußtseinstrübungen sowie Elektrolytverschiebungen (Hyponatriämie) dar, so daß bei zentralnervöser Symptomatik infolge der thyreotoxischen Krise die Verlaufsbeurteilung erschwert werden kann. Aufgrund der häufigen Kochsalzverluste bei der thyreotoxischen Krise infolge des profusen Schwitzens ist die Gefahr einer Intoxikation bei der üblichen Dosierung erhöht. Aus diesen Gründen sieht man im allgemeinen von Lithiumgaben bei der thyreotoxischen Krise ab.

Das chirurgische Vorgehen (subtotale Thyroidektomie) stellt eine Ultima ratio bei fehlendem Ansprechen auf die konservative Behandlung dar. Das erhöhte Operationsrisiko kann u. a. durch die i. v. Gabe von Betablockern sowie die Vermeidung von Atropin (und Äther) gesenkt werden.

Bei fehlendem Ansprechen auf die medikamentöse Behandlung kommen extrakorporale Eliminationsverfahren zur Beseitigung des überschüssigen Schilddrüsenhormons in Betracht. Unter diesen können wohl die Hämoperfusion über Aktivkohle und die Plasmapherese oder Plasmaseparation als die effektivsten gelten. Beide Verfahren haben Vor- und Nachteile. Während die Membranplasmaseparation als das schonendste Verfahren angesehen werden kann, stellt sie andererseits eine relativ aufwendige Methode dar,

die nur an wenigen Einrichtungen notfallmäßig zur Verfügung steht. Die Plasmapherese mittels Zentrifugation ist billiger, aber pro Zeiteinheit weniger effektiv. Sofern es sich um das intermittierende Verfahren handelt, bei dem das Blut dem Körper zunächst entzogen wird und anschließend die Erythrozyten zusammen mit der Substitutionslösung rückinfundiert werden, kann es zur Kreislaufbelastung z. B. in Form eines Lungenödems infolge der Volumenschwankungen kommen, falls eine Herzinsuffizienz besteht. Die Haemocoalperfusion, bei der das Blut über Aktivkohle geleitet wird, weist ebenfalls gute Eliminationsraten für die Schilddrüsenhormone auf und erfordert im Vergleich zu den beiden anderen Verfahren eine vergleichsweise einfache apparative Ausstattung. Der Nachteil liegt u. a. in der gelegentlichen Auslösung einer Blutungsneigung infolge einer Thrombozytopenie. Die Indikation für eines der genannten Verfahren ergibt sich in jedem Fall aus der Therapieresistenz gegenüber der medikamentösen Behandlung.

Normalisierung der Kreislaufsituation und der Hyperthermie

Neben der kausalen Therapie sind bei der thyreotoxischen Krise weitere symptomatische Maßnahmen von besonderem Nutzen:

1. Kühlung durch physikalische Maßnahmen wie Eisbeutel u. ä.

2. Therapie der hyperzirkulatorischen Kreislaufsituation durch Betablocker (z. B. Propanolol). Die übliche Dosierung beträgt 2–10 mg Propanolol als Infusion alle 2–4 Std. oder oral 20–120 mg 4–6mal tgl. Alternativ zu den Betablockern wurden auch andere Sympatholytika wie Guanethidin oder Reserpin verwendet. Speziell das Reserpin stellt eine Alternative zum Betablocker dar, falls gegen letztere Kontraindikationen bestehen (Asthma bronchiale, insulinpflichtiger Diabetes mellitus, periphere arterielle Verschlußkrankheit, Herzinsuffizienz). Ansonsten sollte dem Propanolol der Vorzug gegenüber anderen Sympathikolytika gegeben werden.

Substitution von Nebennierenrindensteroiden

Im Rahmen einer thyreotoxischen Krise besteht in vielen Fällen eine relative Nebennierenrindeninsuffizienz infolge der vermehrten Stoffwechselaktivität. Aus diesen Gründen führt man in der Regel eine Substitution von Hydrocortison ähnlich wie bei der Addison-Krise durch, d. h., man verabreicht z. B. 300 mg Hydrocortison über 24 Std. i. v.

Infektprophylaxe

Da nicht selten Infektionen eine auslösende Rolle bei der thyreotoxischen Krise spielen und bei bestehender Hypertermie eine Infektion nicht kurzfristig ausgeschlossen werden kann, ist bei hinlänglichem Verdacht auf eine Infektion die

Gabe eines Breitbandantibiotikums gerechtfertigt.

Bilanzierung des Wasser- und Elektrolythaushaltes

Aufgrund der Hyperthermie und der stark erhöhten Wasserverluste durch Perspiration ist auf eine ausreichende Flüssigkeits- und Elektrolytzufuhr besonders zu achten.

Hypothyreotes Koma

Definition

Beim hypothyreoten Koma handelt es sich um eine lebensbedrohliche Beeinträchtigung des Stoffwechsels durch einen Mangel an Schilddrüsenhormon.

Ätiologie

Das hypothyreote Koma kann im Verlauf jeder Hypothyreose eintreten. Die häufigsten Ursachen der Hypothyreose sind abgeboren, entzündliche Schilddrüsenerkrankungen und exogene,

speziell iatrogene Einwirkungen. Eine eingehendere Auflistung der möglichen Ursachen ist in der Tab. 7.4 dargestellt. Speziell ist auf die Hypothyreose infolge Auslassens der Substitutionsdosis nach Thyroidektomie oder nach Radiojodtherapie zu achten.

Die hypothyreoten Symptome im Rahmen einer Hypophysenvorderlappeninsuffizienz treten im allgemeinen zusammen mit Ausfallserscheinungen von seiten anderer endokriner Organe wie Nebennieren und Genitalorgane auf.

Neben dem Absetzen einer Substitutionstherapie mit Schilddrüsenhormon kommen als weitere

Tabelle 7.4 Ursachen der Hypothyreose

Thyroidal	Hypophysär	Hypothalamisch	Verminderte Sensitivität der peripheren Erfolgsorgane
1. genetisch: Enzymdefekte, A-/Dysgenesien 2. entzündlich: Thyroiditiden, autoimmune Endokrinopathien (z. B. Schmidt-Syndrom) 3. iatrogen: Z. n. Thyroidektomie, Radiojodtherapie, Thyreostatika, Jod 4. Infiltrationen: Tumoren, granulomatöse Erkrankungen 5. Jodmangel	1. isolierter TSH-Mangel 2. Destruktionen/Infiltrationen des Hypophysenvorderlappens		

häufige Auslöser eines hypothyreoten Komas Kälte (vermehrtes Auftreten in den Wintermonaten), sedierende Pharmaka und Infekte in Betracht.

Symptome

Neben dem komatösen Zustand, der in der Regel allmählich über eine zunehmende Verlangsamung und Bewußtseinsstrübung entsteht, sind in der Regel die Symptome der Hypothyreose nachweisbar. Hierzu zählen im einzelnen:

1. Blasse, kühle Haut mit teigig-ödematöser Konsistenz des Unterhautbindegewebes (Myxödem). Infolge einer vermehrten Karotineinlagerung kann die Haut leicht gelblich gefärbt sein.

2. Bradykardie (in der Regel Sinusbradykardie).

3. Erniedrigte Körpertemperatur, beim hypothyreoten Koma meist unter 35 °C. Daher kann es sowohl zur Untermauerung der Diagnose als auch zur Verlaufskontrolle wesentlich sein, spezielle Thermometer zu verwenden, auf denen auch die unteren Temperaturbereiche erfaßt werden. Es ist allerdings darauf hinzuweisen, daß die Hypothermie zwar in den meisten, aber nicht in allen Fällen nachweisbar ist.

4. Struma. Eine Reihe von Schilddrüsenerkrankungen, in deren Verlauf es zu einer Hypothyreose kommen kann, geht mit einer Struma einher.

5. Kretinismus bei kongenitalen Schilddrüsenerkrankungen.

6. Verlust der Augenbrauen und Störungen des Nagelwachstums sind in einem Teil der Fälle ·hinweisend.

7. In einem Teil der Fälle treten Pleura- und Perikardergüsse auf.

Laborbefunde und weiterführende Diagnostik

Typische Laborbefunde sind eine Hyponatriämie und eine respiratorische Azidose. Die Hyponatriämie ist am ehesten durch eine Wasserretention aufgrund der vermehrten Bildung von Mukopolysacchariden zu erklären, wenngleich auch eine begleitende Nebennierenrindeninsuffizienz als Ursache diskutiert wird. Ferner ist in der Regel das Serumcholesterin, gelegentlich auch die Serumtriglyzeride erhöht.

Weitere typische, jedoch nicht richtungsweisende Befunde sind eine Anämie, in einigen Fällen auch eine Leuko- und Thrombopenie. Eine Erhöhung verschiedener Serumenzyme (CK, GOT, LDH, alkalische Phosphatase) ist nicht selten und kann Anlaß zu weiteren differentialdiagnostischen Überlegungen geben. Die Erhöhung der Enzyme ist allerdings bei Gabe von Schilddrüsenhormon reversibel.

Die spezifische Labordiagnostik besteht primär in der Bestimmung des freien T_4, in der Regel durch das Gesamt-T_4 und thyroxinbindendes Globulin. Sowohl T_4 als auch T_3 sind stark erniedrigt, die zusätzliche T_3-Bestimmung erbringt aber für die Diagnosestellung in der Regel keine Zusatzinformation.

Die Differentialdiagnose zwischen primärem und sekundärem Myxödem kann durch die Bestimmung des TSH im Serum entschieden werden, das bei sekundärer Hypothyreose erniedrigt ist.

Nach Behebung der akut bedrohlichen Situation ist die Ursache der Hypothyreose zu eruieren. Die bereits erwähnte Bestimmung des TSH im Serum sowie der TRH-Test geben Aufschluß über den Ort der Regulationsstörung (Schilddrüse, Hypophyse, Hypothalamus). Die sehr seltene hypothalamisch bedingte Hypothyreose wird durch das Verhalten des TSH nach Injektion von TRH von der hypophysären Form abgegrenzt.

Die Hashimoto-Thyreoiditis wird durch den hohen Titer der Schilddrüsenantikörper (Antihyreoglobulin- und antimikrosomale Körper), der meist über 1 : 200 000 liegt, und den typischen Befund der lymphozytären Infiltration bei der Feinnadelbiopsie gestellt. Die subakute Thyreoiditis ruft hingegen keine spezifischen Immunphänomene hervor und ist daher aufgrund des Lokalbefundes, der Anamnese und unspezifischer Entzündungsparameter zu diagnostizieren. Hinsichtlich der Schilddrüsenantikörper ist zu erwähnen, daß in einem Teil der Hypothyreosen Schilddrüsenantikörper gefunden werden, ohne daß klinische oder anamnestische Hinweise auf eine floride oder durchgemachte Thyreoiditis bestehen.

In den Jodmangelgebieten der verschiedenen Berggegenden ist ein exogener Jodmangel auch heute noch eine häufige Ursache der Hypothyreose. Ein Jodsubstitutionsversuch führt in diesen Fällen zur Normalisierung der Schilddrüsenhormone, während im Falle der seltenen genetisch bedingten Jodverwertungsstörungen keine Anhebung der Schilddrüsenhormone erfolgt.

Differentialdiagnose

Die hauptsächliche Differentialdiagnose des hypothyreoten Koma stellen andere Zustände mit Hypothermie dar.

Ursachen der Hypothermie

– Kälteexposition
– Schock/Hypovolämie
– Intoxikationen mit zerebral dämpfenden Substanzen
– endokrine Erkrankungen:
Hypoglykämie,
Morbus Addison,
Hypothyreose,
Hypophysenunterfunktion
– Hirndruck
– Kachexie bei konsumierenden Erkrankungen.

Therapie

Als therapeutische Maßnahmen sind 1. eine Substitution von Schilddrüsenhormon, 2. eine supportive Therapie der Kreislauf- und Stoffwechselfunktionen und 3. eine Behebung der Ursachen des hypothyreoten Komas durchzuführen.

1. Substitution von Schilddrüsenhormon: Grundsätzlich kann sowohl T_4 als auch T_3 substituiert werden. Im allgemeinen entscheidet man sich aber für die alleinige Gabe von T_4. Die hat u. a. den Grund, daß bei Behandlung mit T_4 stabilere Serumspiegel und geringere kardiovaskuläre Nebenwirkungen zu verzeichnen sind. Die Latenz bis zum Wirkungseintritt liegt bei T_4 bei 6–7 Std. im Falle des T_3 bei 3–4 Std.

Man kann die Substitutionstherapie oral oder intravenös durchführen. Letzteres ist bei komatösen Patienten u. U. vorzuziehen. Als Sättigungsdosis wird 500 µg T_4 als Bolus i. v. oder oral verabreicht, anschließend 50–70 µg T_4 i. v. bzw. 100–200 µg T_4 tgl. oral. Diese Dosisempfehlungen gründen sich auf Bestimmungen des extrathyroidalen T_4-Pools, der bei 700–800 µg T_4 liegt. Der hypothyreote Patient setzt davon etwa 7 % täglich um. Ein Verlust von über 50 % des T_4-Pools ist in der Regel beim hypothyreoten Koma anzunehmen.

Bei Gabe von T_3 sind die entsprechenden Dosen 50–75 µg als Sättigunsdosis und 12,5–25 µg als tägliche Substitutionsdosis i. v. Bei oraler Zufuhr werden initial 50–100 µg und anschließend 50 µg täglich gegeben.

Die Gabe von T_3 wird von einigen Autoren unter dem Gesichtspunkt befürwortet, daß die Umwandlung von T_4 zu T_3 bei schwerer Hypothyreose eingeschränkt sein kann und daraus eine Ineffektivität von alleinigen T_4-Gaben resultieren kann. Diese Ansicht ist jedoch umstritten. Die angegebenen Dosen von T_4 und T_3 sind als Maximaldosen zu verstehen, die beim tiefkomatösen Patienten verabreicht werden. Bei geringgradiger Bewußtseinseinschränkung sowie bei Vorliegen einer koronaren Herzkrankheit oder zerebrovaskulärer Erkrankungen empfiehlt sich eine Reduktion dieser Dosen.

2. Da im Falle der schweren Hypothyreose zahlreiche Abweichungen der Kreislauf- und Stoffwechselfunktionen bestehen, bieten sich in der Regel zahlreiche unspezifische Maßnahmen an. Als Grundregel kann hierbei gelten, daß die Korrektur entgleister Parameter durch unspezifische Maßnahmen nur bei vitaler Bedrohung oder unzureichendem Ansprechen auf die Substitutionstherapie mit Schilddrüsenhormon sowie sehr behutsam erfolgen sollte. Dies gilt insbesondere für die Therapie einer Hypotonie oder Bradykardie durch Flüssigkeitszufuhr, die angesichts der herabgesetzten kardialen Funktionen ein Lungenödem hervorrufen kann, sowie für die Gabe von Katecholaminen, die zusammen mit Schilddrüsenhormonen Arrhythmien auslösen können. Ebenso kann auch der Ausgleich einer Hyponatriämie zu einer nachteiligen kardialen Belastung führen. Eine Erwärmung des Patienten sollte ebenfalls nur allmählich und unter Aussparung des Gesichts vorgenommen werden. In den meisten Fällen, in denen die oben beschriebene kausale Therapie durchgeführt wird, ist die normale Zimmertemperatur ausreichend.

Schließlich ist die Gabe von Nebennierenrindensteroiden zu erwähnen, die unter der Vorstellung verabreicht werden können, daß die Nebennierenrinde bei längerdauernden schweren Hypothyreosen nicht mehr die Sekretionskapazität für eine z. B. unter Streßsituationen erforderliche Mehrleistung aufbringt. Ferner ist auf die Möglichkeit hinzuweisen, daß bei Vorliegen einer Hypothyreose im Rahmen einer Hypophysenvorderlappeninsuffizienz gleichzeitig eine Nebennierenrindeninsuffizienz besteht, deren Auswirkungen bei der reduzierten Stoffwechselaktivität zuncähst nicht manifest sind. Nach Substitution von Schilddrüsenhormon kann dann als Folge eine Nebennierenrindeninsuffizienz akut manifest werden.

Im Falle einer kritischen Hypoventilation sollte die Indikation zu einer vorübergehenden maschinellen Beatmung nach den üblichen Kriterien gestellt werden.

Die Pharmakokinetik zahlreicher Medikamente ist bei Hypothyreosen im Sinne eines verlangsamten Abbaus verändert. Falls eine zusätzliche Pharmakotherapie aufgrund von Begleiterkrankungen erforderlich wird, muß in jedem Falle eine entsprechende Dosisadjustierung erwogen werden. Am besten bekannt ist die erhöhte Digitalisempfindlichkeit hypothyreoter Patienten aufgrund der genannten Mechanismen.

Literatur

Allgemeine Literatur

1. Aita, J. A.: Neurologic Manifestations of General Diseases. Thomas, Springfield/Ill. 1964
2. Herman, E. J., A. Prusinski: Neurologische Syndrome bei inneren Krankheiten. Schattauer, Stuttgart 1973
3. Soenksen, P. H., C. Lowy: Endocrine and Metabolic Emergencies. Saunders, Philadelphia 1980
4. Ismail, A. A. A.: Biochemical Investigations in Endocrinology. Academic Press, London 1981
5. Abe, K.: Endocrinology of Cancer. Saunders, Philadelphia 1980
6. Watts, N. B., J. H. Keffer: Practical Endocrine Diagnosis. Lea & Febiger, Philadelphia 1982
7. Valenta, L. J., M. A. Afrasiabi: Handbook of Endocrine and Metabolic Emergencies. Medical Examination Publishing, Flushing/N. Y. 1981
8. Bolinger, R. E.: Endocrinology – New Directions in Therapy. Medical Examination Publishing, Flushing/N. Y. 1982

Spezielle Literatur

9. Fajans, S., J. C. Floyd: Fasting hypoglycaemia in adults. New Engl. J. Med. 294 (1976) 766
10. Cahill, G. F., J. S. Soeldner: A non-editorial on nonhypoglycemia. New Engl. J. Med. 291 (1974) 905
11. Broder, L. E., S. K. Carter: Pancreatic islet cell carcinoma. Clinical features of 52 patients. Ann. intern. Med. 79 (1973) 105
12. Ichihara, K., K. Shima, Y. Saito, K. Nonaka, S. Tarni, M. Nishikawa: Mechanism of hypoglycemia observed in a patient with insulin autoimmune syndrome. Diabetes 26 (1979) 500
13. Permutt, M. A.: Postprandial hypoglycemia. Diabetes 25 (1976) 719
14. Breuer, R. I., H. Moses, T. C. Hagen, L. Zuckerman: Gastric operations and glucose homeostasis. Gastroenterology 62 (1972) 1109

15. Seltzer, H. S., S. S. Fajans, J. W. Conn: Spontaneous hypoglycemia as an early manifestation of diabetes mellitus. Diabetes 5 (1956) 437
16. Seltzer, H. S.: Drug-induced hypoglycemia – A review based on 473 cases. Diabetes 21 (1972) 955
17. Baxter, J. D., J. B. Tyrell: The adrenal cortex. In Felig, P., J. D. Baxter, A. E. Broadus, L. A. Frohman: Endocrinology and Metabolism. McGraw-Hill, New York 1981 (pp. 385–510)
18. Finkelstein, M., J. M. Schaefer: Inborn errors of steroid biosynthesis. Physiol. Rev. 59 (1979) 353
19. Knowlton, A. I.: Addison's disease: A review of its clinical course and management. In Christy, N. P.: The Human Adrenal Cortex. Harper & Row, NewYork, 1971 (pp. 329–358)
20. Dunlop, D.: Eighty-six cases of Addison's disease. Brit. med. J. 1963/II, 887
21. Irvine, W. J., A. D. Toft, C. M. Feek: Addison's disease. In James, V. H. T.: The Adrenal Gland. Raven Press, New York 1979 (pp. 131–164)
22. Mattingly, D., P. Sheridan: Simultaneous diagnosis and treatment of acute adrenal insufficiency. Lancet 1976/I, 432
23. Irvine, W. J., E. W. Barnes: Adrenocortical insufficiency. Clin. Endocr. 1 (1972) 549
24. Guttman, P. H.: Addison's disease: A statistical analysis of 566 cases and a study of the pathology. Arch. Path. 10 (1930) 742
25. Xarli, V. P., A. A. Steele, P. J. Davis, A. S. Büscher, C. N. Rios, R. Garcia-Bunuel: Adrenal hemorrhage in the adult. Medicine 57 (1978) 211
26. Stuart-Mason, A., T. W. Mead, J. A. H. Lee, J. N. Morris: Epidemiological and clinical picture of Addison's disease. Lancet 1968/II, 744
27. Maisey, M. N., M. H. Lessof: Addison's disease: A clinical study. Guy's Hosp. Rep. 118 (1969) 363
28. Turkington, R. W., H. E. Lebovitz: Extra-adrenal endocrine deficiency in Addison's disease. Amer. J. Med. 43 (1967) 499
29. Greendyke, R. M.: Adrenal hemorrhage. Amer. J. clin. Path. 43 (1965) 210
30. Moshang, T., R. L. Rosenfield, A. M. Bongiovanni, J. S. Parks, J. A. Amrhein: Familial glucocorticoid insufficiency. J. Pediat. 82 (1973) 821
31. Thompson, D. G., A. Stuart-Mason, F. J. Goodwin: Mineralocorticoid replacement in Addison's disease. Clin. Endocr. 10 (1979) 499
32. Kaplan, M. M., R. D. Utiger: Diagnosis in hyperthyroidism. Clin. Endocr. 7 (1978) 97
33. Oddie, T. H., C. M. Boyd, D. A. Fisher, I. B. Hales: Incidence of signs and symptoms in thyroid disease. Med. J. Aust. 2 (1972) 981
34. Mackin, J. F., J. J. Canary, C. S. Pittman: Thyroid storm and its managment. New Engl. J. Med. 291 (1974) 1396
35. Watanakunakorn, C., R. E. Hodges, T. C. Evans: Myxedema: A study of 400 cases. Arch. intern. Med. 116 (1965) 183

8 Komata bei Störungen im Wasser-, Elektrolyt- und Säure-Basen-Haushalt

H. ZUMKLEY

Einleitung

Zentralnervöse Symptome zählen zu den eindrucksvollsten Zeichen ausgeprägter Störungen des Wasser-, Elektrolyt- und Säure-Basen-Haushaltes. Neben depressiven Zustandsbildern können Unruhe, Reizbarkeit, Desorientiertheit, herdförmige oder generalisierte neurologische Ausfälle mit Kopfschmerzen, Steigerung der Sehnenreflexe, pathologische Reflexe der Babinski-Gruppe, Krampfanfälle von tonisch-klonischem Charakter sowie andere Symptome auftreten. Schließlich kommt es zur Bewußtseinstrübung und zum Koma. Im Gegensatz hierzu können Abweichungen im Wasser-, Elektrolyt- und Säure-Basen-Haushalt jedoch auch Folge zerebraler Erkrankungen sein. Durch rechtzeitig einsetzende, gezielte therapeutische Maßnahmen lassen sich selbst schwere komatöse Zustände infolge Elektrolytstörungen oft wieder beseitigen. Voraussetzung einer erfolgversprechenden Behandlung, insbesondere bei bereits eingetretenem Koma, ist die genaue Kenntnis der Ursachen, Symptome und therapeutischen Möglichkeiten.

Diagnostik

Komata stellen naturgemäß Notfallsituationen dar, die den raschen, gezielten Einsatz therapeutischer Maßnahmen erforderlich machen. Die Ergebnisse zeitraubender und technisch oft schwieriger Laboruntersuchungen können häufig nicht abgewartet werden. Es ist daher sinnvoll, in vielen Fällen sogar von vitaler Bedeutung für den Patienten, die Diagnostik zunächst auf solche Maßnahmen zu beschränken, die schnell durchgeführt werden können, einen relativ hohen Aussagewert besitzen und sich letztlich nicht mit anderen, gleichzeitig durchgeführten Maßnahmen in überflüssiger Weise überschneiden.

Anamnese

Da eine Eigenanamnese bei komatösen bzw. bewußtseinsgetrübten Patienten nicht erhoben werden kann, ist die gezielte Fremdanamnese von erheblicher Bedeutung für die Erkennung des bedrohlichen Zustandes. Bei der Erhebung der Anamnese ist gezielt nach Erkrankungen zu fahnden, die erfahrungsgemäß zu Abweichungen im Wasser-, Elektrolyt- und Säure-Basen-Haushalt führen können. Wichtig ist ferner die genaue Erhebung der Medikamentenanamnese, da mit zunehmender Anwendung hochwirksamer, den Elektrolythaushalt beeinflussender Medikamente immer häufiger schwere Elektrolytstörungen beobachtet werden, die letztlich zu komatösen Zuständen führen können.

Körperlicher Untersuchungsbefund

Charakteristische klinische Befunde prägen nicht selten die Krankheitsbilder, die durch Abweichungen im Wasser-, Elektrolyt- und Säure-Basen-Haushalt bedingt sind. Besonders hinzuweisen ist auf Änderungen der Hautbeschaffenheit, Geruchsphänomene, kardiovaskuläre Zeichen, Ventilationsstörungen sowie Palpations- und Auskultationsbefunde. An der Haut ist vornehmlich auf die Zeichen der Exsikkose oder Überwässerung zu achten. Typische Geruchsphänomene finden sich bei Coma diabeticum, hepaticum und urämicum. Eine Kussmaulsche Atmung ist Hinweis für eine metabolische Azidose (Coma diabeticum, hepaticum, urämicum). Die sog. Fischmaulatmung kann Ausdruck eines „hypokalämischen" Komas sein.

Laboruntersuchungen

Im allgemeinen reichen zur schnellen Erkennung und Einleitung therapeutischer Maßnahmen die Analysen der Elektrolytkonzentrationen sowie die Parameter des Säure-Basen-Haushaltes des Blutes aus. Nur im Einzelfall ist die Bestimmung der Elektrolytkonzentrationen im Urin oder in den Zellen (z. B. Erythrozyten) für die Erkennung erforderlich. So finden sich bei Digitalisintoxikation deutlich erhöhte Natriumkonzentra-

tionen in den Erythrozyten (WESSELS 1980). Osmolaritätsbestimmungen im Serum sind insbesondere bei Abweichungen im Natrium- und Wasserhaushalt von Bedeutung. Weitere Parameter, die Änderungen im Natrium- und Wasserhaushalt anzeigen können, sind die Hämatokrit- und Hämoglobinwerte sowie die Erythrozytenzahl. Der zentrale Venendruck gibt ebenfalls Hinweise auf das Ausmaß einer Exsikkose bzw. Überwässerung.

Elektrokardiogramm

Zur Standarddiagnostik komatöser Zustände zählt die Ableitung eines Elektrokardiogramms. Hierdurch lassen sich zum einen kardiale Ursachen eines Komas erkennen; zum anderen gibt das EKG oft Hinweise auf Elektrolytstörungen. Charakteristische Veränderungen im EKG finden sich vorwiegend bei Abweichungen im Kalium- und Calciumhaushalt. Einschränkend ist jedoch zu beachten, daß zwischen Ausmaß der Elektrolytveränderungen und Ausbildung entsprechender charakteristischer Abweichungen im Elektrokardiogramm nicht immer enge Korrelationen bestehen. Aus diesem Grunde sollte das Elektrokardiogramm nur als zusätzlicher diagnostischer Parameter herangezogen werden. Es leistet oft gute Dienste zur Verlaufs- und Therapiekontrolle.

Häufigkeit

Die Inzidenz von Elektrolytkomata ist im Vergleich zu anderen stoffwechselbedingten Komata unerwartet hoch. Auch bei Nichtberücksichtigung fraglicher Fälle, bei denen die Ursache des Komas nicht von der Grunderkrankung zu trennen war, lagen die Elektrolytkomata im eigenen Krankengut statistisch hinter den Leberkomata an zweiter Stelle stoffwechselbedingter Bewußtseinsstörungen. Diabetische und urämische Komata werden aufgrund besserer therapeutischer Möglichkeiten naturgemäß in den letzten Jahren weniger häufig beobachtet. In unserem Kranken-

gut mit stoffwechselbedingten Komata wiesen 39,5 % ein Leberkoma und 19 % ein gesichertes Elektrolytkoma auf. Zusätzlich fanden sich eine große Zahl fraglicher Elektrolytkomata im Rahmen anderer Stoffwechselerkrankungen. So bestand in 64 % der diabetischen Komata, in 60 % der urämischen und in 46 % der hepatischen Komata der Verdacht einer Mitbeteiligung an der Komaursache durch Elektrolytverschiebungen. Die Letalität betrug in unserem Krankengut bei gesicherten Elektrolytkomata 58 %.

Natrium- und Wasserhaushalt

Zwischen Natrium- und Wasserhaushalt bestehen enge Beziehungen, die sich aus der Bedeutung beider für die Aufrechterhaltung des extrazellulären Volumens und der Osmolarität ergeben. Grundsätzlich lassen sich in Abhängigkeit vom Verhalten der Natriumkonzentration im Serum sowie von der Tatsache, ob ein Wassermangel oder -überschuß vorliegt, sechs verschiedene Störungen abgrenzen (Tab. 8.1).

Tabelle 8.1 Pathogenese und Diagnostik der Störungen im Natrium- und Wasserhaushalt

Art der Störung	Pathogenese		Diagnostik	
	Na$^+$	H$_2$O	Na$^+$/ Plasma	Hämato- krit
Dehydration				
isotone	↓	↓	normal	↑
hypotone	↓↓	↓	↓	↑
hypertone		↓↓	↑	↑
Hyperhydration				
isotone	↑	↑	normal	↓
hypotone		↑↑	↓	↓
hypertone	↑↑	↑	↑	↓

Isotone Dehydration

Zu dieser Störung kommt es, wenn Natrium- und Wasserverluste in etwa gleichem Verhältnis auftreten. Die Natriumkonzentrationen im Plasma sowie die Osmolarität bleiben normal; dagegen ist das extrazelluläre Volumen vermindert. Zu einer isotonen Dehydration führen vor allem länger anhaltende Durchfälle, Erbrechen sowie Darmfisteln. Auch in der postoperativen Phase ist auf die Entwicklung einer isotonen Dehydration zu achten.

Im Vordergrund des klinischen Bildes stehen die Zeichen der Exsikkose. In charakteristischer Weise finden sich eine trockene Haut, eine trockene borkige Zunge und das Stehenbleiben der Hautfalten nach Anheben. Die renale Flüssigkeitsausscheidung nimmt im allgemeinen ab (Oligurie). Ferner können Gewichtsverlust, Hypotonie und Kollapserscheinungen das klinische Bild modifizieren. Der zentralvenöse Druck ist erniedrigt; die Patienten klagen, sofern sie nicht bereits bewußtseinsgetrübt sind, über Durstge-

fühl und Leistungsschwäche; gelegentlich können Wadenkrämpfe und Kopfschmerzen hinzutreten. Die Pulsfrequenz ist zumeist erhöht. In schweren fortgeschrittenen Fällen kommt es zur Bewußtseinseintrübung und zum Koma.

Die Behandlung besteht in der ausreichenden Zufuhr isotoner Kochsalzlösungen. Ein zu schneller Flüssigkeitsausgleich ist, um eine Kreislaufüberlastung zu vermeiden, um wünschenswert. Innerhalb von 24 Std. sind häufig 4–6 l Flüssigkeit erforderlich; pro Stunde sollten jedoch nach Möglichkeit nicht mehr als 500 ml infundiert werden. Bezüglich der zuzuführenden Gesamtflüssigkeitsmenge sollte man sich letztlich nach der Besserung des klinischen Bildes sowie der Normalisierung des zentralvenösen Druckes richten. Die Prognose der Störung ist im allgemeinen gut, sofern rechtzeitig mit einer Substitutionstherapie begonnen wird.

Hypotone Dehydration

Hierzu kommt es, wenn der Körper neben Flüssigkeit erhebliche Mengen an Natrium verliert. Die Folge ist eine Dehydration mit gleichzeitiger Verminderung der Natriumkonzentratiom im Plasma. Das intrazelluläre Volumen sowie die Osmolarität sind vermindert.

Die Ursachen einer hypotonen Dehydration sind erhöhte Natriumverluste und selten eine verminderte Natriumzufuhr. Erhebliche Hyponatriämien mit Wassermangel können bei chronischen Nierenerkrankungen auftreten (Salzverlustniere). Besonders ausgeprägte und bedrohliche Zustände mit Auftreten zerebraler Symptome werden gelegentlich dann beobachtet, wenn diese Patienten entweder zusätzlich eine kochsalzarme Diät erhalten oder durch Erbrechen bzw. Durchfälle zusätzlich Natrium- und Flüssigkeitsverluste erleiden. Innerhalb von Stunden bis Tagen entwickelt sich dann das schwere Krankheitsbild der hypotonen Dehydration.

Unkontrollierte Diuretikagaben können ebenfalls bei Niereninsuffizienz eine hypotone Dehydration verstärken oder auslösen. Die Addison-Krise (Nebennierenrindeninsuffizienz) wird z. T. durch das Bild einer hypotonen Dehydration geprägt. Ferner können Natrium- und Wasserverluste bei Erkrankungen des Magen-Darm-Traktes, die mit Erbrechen, Diarrhoe oder Fisteldrainagen einhergehen, beobachtet werden. Manche Formen des adrenogenitalen Syndroms (AGS-Syndrom) sind mit einem Salz- und Flüssigkeitsverlust verbunden. Gelegentlich wird auch ein zerebrales Salzverlustsyndrom (nach Operationen, Traumata, Entzündungen) diskutiert. Hierbei soll es infolge zerebraler Regulationsstörungen zu einem Salzverlust kommen (27).

Neben den klinischen Zeichen der Dehydration finden sich Schwäche, Apathie, Wadenkrämpfe, Blutdruckabfall, Tachykardie, Kopfschmerzen und Erbrechen. Schließlich können sekundäre Nierenfunktionsstörungen mit Oligurie und Anstieg der harnpflichtigen Substanzen folgen (extrarenales Nierenversagen nach Nonnenbruch). Die zusätzliche Einschränkung der Nierenfunktion ist insbesondere dann fatal, wenn die hypotone Dehydration im Verlauf einer bereits vorhandenen Nierenerkrankung auftritt.

Bei komatösen Zuständen infolge einer hypotonen Dehydration ist die sofortige intravenöse Zufuhr von Natrium und Flüssigkeit erforderlich. Im allgemeinen reicht die Zufuhr isotoner Kochsalzlösungen aus. Nur selten, bei extrem erniedrigter Natriumkonzentration im Serum, ist die Infusion einer hypertonen (5,8 %ige NaCl-Lösung) notwendig. Die zu verabreichenden Natrium- und Flüssigkeitsmengen richten sich nach dem Ausmaß des Defizits. Die Besserung des klinischen Bildes, des zentralen Venendruckes sowie labortechnischer Parameter (Serumnatriumkonzentration, Osmolarität, harnpflichtige Substanzen) dienen als Parameter.

Gelegentlich kann es unter der Therapie mit NaCl-Lösungen zu einer Hyperchlorämie mit reaktivem Abfall der Bikarbonatkonzentration im Plasma kommen. Aus diesem Grunde sollte die Flüssigkeitssubstitution nicht längere Zeit ausschließlich mit Kochsalzlösungen erfolgen, sondern teilweise (zu einem Fünftel) mit Natriumbicarbonat oder Natriumlaktat.

Problematisch ist der Versuch der exakten Berechnung des Natriumdefizits und des Flüssigkeitsbedarfes. Folgende Berechnungsmöglichkeiten des Natriumbedarfes werden angeboten:

1. Gewichtsverlust (kg) × Natrium im Serum (mval/l) = Natriumbedarf (mval)

2. Natriumsoll – Natrium-Ist (Serum) × 0,6 × Körpergewicht = Natriumbedarf (mval).

Häufig sind derartig große Natriummengen, wie sie aufgrund der Berechnungen ermittelt werden, nicht notwendig bzw. wünschenswert, da mit zunehmender Infusionsdauer eine gesteigerte Wasserausscheidung durch die Nieren eintritt. Hierdurch kommt es bereits zu einem Anstieg der Natriumkonzentrationen im Serum.

Bei erheblich eingeschränkter Nierenfunktion mit Anstieg der harnpflichtigen Substanzen ist eine Hämodialyse als besonders günstige therapeutische Maßnahme anzusehen. Auch die Prognose der hypotonen Dehydration ist im allgemeinen günstig, sofern rechtzeitig mit einer Flüssigkeits- und Natriumsubstituion begonnen wird.

Hypertone Dehydration

Die Ursache ist ein Wassermangel infolge ungenügender Zufuhr oder erhöhter Verluste. Laborchemisch zeigen sich eine erhöhte Natriumkonzentration und Osmolarität im Blut.

Grundsätzlich können alle mit einer Polyurie einhergehenden Erkrankungen (chronische Niereninsuffizienz in der polyurischen Phase, Diabetes mellitus, Hyperkalzämie unterschiedlicher Genese) zu einer hypertonen Dehydration führen. Die Entwicklung einer Bewußtseinseintrübung wird nicht selten durch eine falsche Infusionstherapie begünstigt oder eingeleitet, wenn bei bereits bestehender hypertoner Dehydration kochsalzhaltige Infusionen verabreicht werden (35). Neben renalen können extrarenale Flüssigkeitsverluste (Erbrechen, Durchfall, Fisteldrainagen, insbesondere bei gleichzeitiger Polyurie) zur hypertonen Dehydration führen. Ferner kann im Verlauf einer vorwiegenden Sondenernährung ein Wassermangel auftreten. Die Sondenernährung ist im allgemeinen reich an Eiweiß und Glukose, jedoch arm an Flüssigkeit. Durch den vermehrten Anfall harnpflichtiger Substanzen aus dem Nahrungseiweiß kommt es zu einer osmotischen Diurese mit erheblichem Wasserverlust, der durch die Zufuhr oft nicht gedeckt wird.

Eine besondere Rolle in der Entwicklung einer Hypernatriämie kommt der Durstempfindung zu, die normalerweise schon bei geringen Erhöhungen der Osmolarität bzw. der extrazellulären Natriumkonzentration die sofortige Flüssigkeitsaufnahme veranlaßt. Es ist daher verständlich, daß bewußtseinsgetrübte Patienten in der postoperativen Phase, Zerebralsklerotiker, Säuglinge, Kleinkinder, die ihren Durst nicht empfinden bzw. nicht adäquat auf ihn reagieren können, besonders gefährdet sind (26, 35).

Chronische Hypernatriämien können aber auch ohne Durstgefühl und klinische Symptome bestehen. Dieses von TRUNIGER (26) als „zentrale Störung der Osmoregulation" interpretierte Phänomen entsteht wahrscheinlich durch eine Neueinstellung der Osmorezeptoren auf einen höheren Normwert, z. B. hervorgerufen durch Tumoren. WETL (1956) bezeichnete diesen Zustand als essentielle, KUHLMANN (14) als zentrale Hypernatriämie.

Gelegentlich wird eine hypertone Dehydration durch eine alleinige hohe Kochsalzzufuhr ausgelöst. Über schwere lebensbedrohliche Zustände infolge Kochsalzintoxikation wurde vor allem im pädiatrischen Schrifttum wiederholt berichtet.

Die meisten hypernatriämischen Komata treten bei Kindern in den ersten beiden Lebensjahren, besonders häufig beim älteren Säugling auf (EMMRICH u. STECHELE 1973). Darmkrankheiten stehen an erster Stelle der Ursachen bei Kindern, da Durchfälle, Appetitlosigkeit und Erbrechen zu Wasserverlust und unzureichender Flüssigkeitsaufnahme führen (10). MACAULY (1961) fand bei 30 von 100 Kindern mit Diarrhoe hypernatriämische Werte bis zu 200 mval/l. Von diesen Kindern waren 14 bewußtseinsgetrübt, 10 boten Krämpfe. 3 der 30 hypernatriämischen Kinder starben und wiesen autoptisch deutliche zerebrale Veränderungen auf (Nekrosen, Hämorrhagien, Infarkte).

Ein eindrucksvolles Beispiel einer alimentären Kochsalzintoxikation im Kindesalter zeigt eine Publikation von FINBERG aus dem Jahre 1963 (10). Damals war bei der Nahrungszubereitung für 14 Kinder, meist Neugeborene, 5 Tage lang Zucker mit Salz verwechselt worden. Die Serumnatriumkonzentrationen, die nur bei 8 der 14 Patienten bestimmt wurden, lagen zwischen 160 und 274 mval/l. Von den 14 Kindern zeigten 11 zentralnervöse Komplikationen (Krämpfe, Koma, Muskelflattern). Nur 6 der 14 Kinder überlebten dieses Unglück. Weitere entsprechende Beispiele wurden von SAUNDERS u. Mitarb. (19) und DE YOUNG u. DIAMOND (5) publiziert. Auch hier wurde Zucker mit Salz verwechselt.

In diesem Zusammenhang wird ferner immer wieder vor der Anwendung von Natriumchlorid als Emetikum insbesondere bei Kindern gewarnt. Auch über eine intraamniotische Installation hochkonzentrierter Kochsalzlösungen zur

Schwangerschaftsunterbrechung mit nachfolgender Natriumintoxikation wurde berichtet (23).

Die Prognose der Komata infolge hypertoner Dehydration ist äußerst ernst; die Letalität wird im Kindesalter mit 20% angegeben. In 8–10% der überlebenden Kinder werden Defektheilungen beschrieben.

Umgekehrt können Hypernatriämien und eine Hyperosmolarität auch als Folge zerebraler Erkrankungen auftreten (2, 33).

Über entsprechende Beobachtungen wurde bei Enzephalitiden, Hirnblutungen (insbesondere das frontale bzw. das Stromgebiet der A. cerebri anterior und das Zwischenhirn betreffende Areale) nach Hirnoperationen sowie bei Poliomyelitis berichtet (3). Derartige Störungen können auch gelegentlich passager bei zerebralen Erkrankungen auftreten (22).

Pathologisch-anatomisch finden sich Schrumpfungen des Gehirns, petechiale und fokale Blutungen, Infarkte, Erweichungen, zystische Degenerationen, Einrisse kleiner Venen und Thrombosen. Alle diese Veränderungen werden unter dem Begriff der hämorrhagischen Enzephalopathie zusammengefaßt (20).

Im Vordergrund des klinischen Bildes stehen neben der Exsikkose zerebrale Symptome, die schließlich zum sog. „hypernatriämisch-hyperosmolaren Koma führen können (32, 33).

Die Symptomatik des hypernatriämisch-hyperosmolaren Komas entwickelt sich zumeist allmählich über mehrere Tage. Neben den klinischen Zeichen der Exsikkose treten initial psychische Veränderungen wie Unruhe, Reizbarkeit, Angstzustände, aber auch Apathie, Uninteressiertheit, Verwirrtheit sowie Depressionen auf. Es folgen herdförmige oder generalisierte neurologische Ausfallserscheinungen, Bewußtseinstrübungen und schließlich ein tiefes Koma. Während des Komas kann es zu generalisierten Krämpfen kommen, die sich besonders häufig im Kindesalter manifestieren.

Die Behandlung der hypertonen Dehydration bzw. des hypernatriämisch-hyperosmolaren Komas besteht in der ausreichenden Zufuhr elektrolytfreier Lösungen. Hierzu eignen sich nach unseren Erfahrungen z. B. 5%ige Glukose- oder Lävuloselösungen. Wichtige Hilfsmittel zur Einschätzung des Schweregrades der Exsikkose bzw. des Wasserverlustes sind die klinischen Parameter, die Beobachtung des zentralen Venen-

Tabelle 8.2 Blut-Liquor-Schranke. Hirnödem bei zu schnellem Ausgleich einer hypertonen Dehydration (Hypernatriämisch-hyperosmolares Koma) (33).

Blut	Liquor
Na$^+$ ↑ Osmolarität ↑ ↓ Cave: zu schneller Ausgleich ↓ Osmolarität normal	Na$^+$ ↑ Osmolarität ↑
Flüssigkeit	→ Hirnödem

druckes sowie der Natriumkonzentration im Serum. Der Ausgleich des Defizits sollte, insbesondere bei schwerer Exsikkose, schonend, d. h. langsam erfolgen. Ein Zeitraum von 48 Std. könnte als optimal bezeichnet werden.

Ein zu schneller Ausgleich der Hypernatriämie und der damit verbundenen Hyperosmolarität kann zu ernsthaften Komplikationen führen. So können beim abrupten Ausgleich einer hypertonen Dehydration infolge Ausbildung osmotischer Konzentrationsdifferenzen zwischen Blut und Liquorraum zusätzlich zerebrale Symptome auftreten. Aus einem bereits weitgehend normalisierten Extrazellulärraum diffundiert Flüssigkeit in den noch hypertonen Liquorraum, da ein Ausgleich zwischen beiden Flüssigkeitsräumen nur langsam vor sich geht. Die Folge kann ein vital bedrohliches oder sogar zum Tode führendes Hirnödem sein (22). Diese Zusammenhänge sind schematisch in der Tab. 8.2 aufgezeigt. Um ein zu schnelles Absinken der Natriumkonzentration und des damit einhergehenden osmotischen Druckes zu verhindern, sollte neben der 5%igen Glukose- oder Lävuloselösung intermittierend physiologische Kochsalzlösung trotz erhöhter oder bereits normalisierter Natriumkonzentration im Serum verabreicht werden. Zusätzliche Saluretikagaben können zur Senkung der Natriumkonzentration beitragen. Im Einzelfall kann, insbesondere bei renaler Insuffizienz, eine Hämodialysebehandlung zusätzlich herangezogen werden. Zur Senkung der Hypernatriämie bzw. zur Beseitigung der Hyperosmolarität sind Dialyseverfahren grundsätzlich nicht notwendig, da hierdurch oft ein zu schneller Ausgleich herbeigeführt wird.

Isotone, hypotone, hypertone Hyperhydration

Bei den verschiedenen Formen der Überwässerung treten im allgemeinen weniger häufig Bewußtseinseintrübungen auf. Eine Ausnahme bildet die hypotone Hyperhydration. Dieser Zustand wird als „Wasservergiftung" bezeichnet.

Die Ursachen der Hypoosmolarität sind vielfältig. Nach TRUNIGER (28) lassen sie sich in vier große Gruppen einteilen: exzessive Wasserzufuhr, inadäquat erhöhte ADH-Sekretion, inadäquat erhöhte ADH-Sekretion (Schwarz-Bartter-Syndrom), Störungen der renalen Ausscheidungsmechanismen.

Die fehlerhafte exzessive Zufuhr hypotoner Infusionen kann zur Hypoosmolarität führen. Bei Kindern besteht ferner die Möglichkeit, daß eine erhöhte Wasseraufnahme über die Lungen auftritt. Es wird über einen Neugeborenen berichtet, der nach Anwendung eines leistungsstarken Ultraschallverneblers ödematös und hyponatriämisch wurde. Andere Autoren beobachteten hyponatriämische Komata aufgrund einer psychischen Polydipsie (1). Gelegentlich werden entsprechende Symptome auch bei erheblichem Bierkonsum (Beerdrinkerhypoosmolarität) beschrieben (4).

Eine inadäquat erhöhte ADH-Sekretion findet sich bei kardialen, hepatischen, renalen Ödemen, bei verminderter Wandspannung im linken Vorhof des Herzens, bei akutem und chronischem intravaskulärem Volumendefizit sowie bei akut und chronisch vermindertem Herzminutenvolumen (28). Eine weitere Ursache einer Hypoosmolarität sind inadäquat erhöhte ADH-Sekretionen.

Die häufigste Ursache einer gestörten Wasserelimination ist das akute oder chronische Nierenversagen.

Eine Hypoosmolarität ruft in den meisten Fällen nur geringe oder unspezifische klinische Symptome hervor. Von seiten des zentralen Nervensystems kann es zu Müdigkeit, Schwäche, Kopfschmerzen, Nausea, Anorexie, Apathie oder Ruhelosigkeit, Verwirrtheitszuständen, Delier sowie zu Krampfanfällen und schließlich zum Koma kommen.

Kaliumhaushalt

Komata infolge Störungen im Kaliumhaushalt sind relativ selten. Ein „Coma hypocaliämicum" kann grundsätzlich jedoch bei allen Erkrankungen, die mit erheblichem Kaliummangel einhergehen, auftreten.

Ursachen der Hypokaliämie

unzureichende Zufuhr:
Appetitlosigkeit, Mangelernährung (Anorexia nervosa);

erhöhte Verluste:
1. Magen-Darm-Trakt: Erbrechen, Durchfall (Kolitis, Enteritis usw.), Malabsorptionssyndrome (einheimische Sprue, Morbus Whipple), Pankreasadenome (Zollinger-Ellison-Syndrom, Verner-Morrison-Syndrom), villöser Dickdarmtumor.
Fisteldrainagen (Pankreas, Gallenblase usw.)
iatrogen (Laxantienabusus, Absaugen von Mageninhalt, Spülen mit elektrolytfreien Lösungen.
2. renal: Polyurie (chronische Niereninsuffizienz, Diabetes mellitus, Diabetes insipidus, Hyperkalzämie), Tubulopathien (angeborene und erworbene tubuläre Azidose), Zystinose, iatrogen (Saluretika, forcierte Diurese Amphotericin-B.)
3. Endokrin: Morbus Conn, Morbus Cushing, ACTH- und Steroidmedikation, sekundärer Hyperaldosteronismus, Bartter-Syndrom, Pseudo-Bartter-Syndrom, Pseudo-Conn-Syndrom, Morbus Liddle;

Verteilungsstörung:
iatrogen (nach Glukose und/oder Insulin, Adrenalinpräparate (Asthmamittel), Alkalose hypokaliämische familiäre Parese;

Pseudohypokaliämie:
Blutverdünnung.

Erfahrungsgemäß werden sie vornehmlich bei akut eintretenden Hypokaliämien beobachtet. So kann nach Therapiebeginn eines Coma diabeticum mit großen Dosen Insulin plötzlich eine erhebliche Erniedrigung des Serumkaliumspiegels infolge Einschleusens von Kalium durch das Insulin in die Zellen auftreten. Bei nicht rechtzeitiger ausreichender Kaliumsubstitution besteht die Gefahr, daß ein sog. hypokaliämisches Koma auftritt. Gelegentlich besteht in diesen Fällen ein fließender, oft unbemerkt verlaufender Über-

gang vom ursächlichen diabetischen in das hypokaliämische Koma.

Bei erheblicher Leberfunktionsstörung werden selten hypokaliämiebedingte Komata beobachtet. Ursächlich sind vielfach iatrogene Faktoren anzuschuldigen. So kann eine bereits bestehende geringe Hypokaliämie durch unkontrollierte Saluretikagaben (Thiazide, Schleifendiuretika) sowie Erbrechen und Durchfall bedrohlich zunehmen. Durch Gabe antikaliuretischer Saluretika läßt sich in diesen Fällen eine erhebliche Hypokaliämie vermeiden. Selten sind renale oder gastrointestinale Kaliumverluste so erheblich, daß zerebrale Symptome die Folge sind. Nur in Ausnahmefällen führt eine Hypokaliämie zu Kammerflimmern und dadurch bedingter Bewußtseinstrübung (16).

Bewußtseinstrübungen bei Hyperkaliämie (s. unten) treten dann auf, wenn Kammerflimmern besteht (18).

Ursachen der Hyperkaliämie

Niereninsuffizienz (oligurisches oder anurisches Stadium)

Kaliumverschiebung vom intra- in den extrazellulären Raum:
Zerstörung von Körpergewebe (Operation, Trauma, Verbrennungen, Eiterungen, Hämolyse, verstärkter Katabolismus, Azidose)

übermäßige Zufuhr (von Bedeutung praktisch nur bei Oligurie oder Anurie)
kaliumhaltige Nahrungsmittel
kaliumhaltige Infusionen und Medikamente (z. B. Uralyt U, KCl-haltiger Kochsalzersatz, Penicillin G)
alte Blutkonserven

antikaliuretische Medikamente
Aldosteronantagonisten
Triamteren
Amiloride

Nebennierenrindeninsuffizienz
(Morbus Addison)

paroxysmale Hyperkaliämie
Gamstorp-Syndrom oder Adynamia episodica hereditaria

Bei erheblicher Hypokaliämie kommt nur eine intravenöse Substitutionstherapie mit Kalium in

Frage. Trotz bedrohlicher Symptomatik sollte ein zu schneller und abrupter Ausgleich der Hypokaliämie vermieden werden (nicht mehr als 20–40 mval/Std., nicht mehr als 150 mval/24 Std. Kalium). Eine Normalisierung des Serumkaliumspiegels ist im Verlauf von Tagen anzustreben. Bei zu schneller Normalisierung der Serumkaliumkonzentrationen kann es zu bedrohlichen kardialen Komplikationen, insbesondere Kammerflimmern, kommen (relative Hyperkaliämie).

Calciumhaushalt

Unter den Störungen des Calciumhaushaltes führen insbesondere hyperkalzämische, seltener hypokalzämische Zustände zu bedrohlichen zerebralen Symptomen einschließlich Komata.

Hyperkalzämie

Ursachen der Hyperkalzämie

Primärer Hyperparathyreoidismus
tertiärer Hyperparathyreoidismus
Neoplasien mit Skelettbeteiligung
Neoplasien ohne Skelettbeteiligung
(paraneoplastisches Syndrom = Pseudohyperparathyreoidismus)
Hyperthyreose
Polyadenomatose
Vitamin-D- bzw. A. T. 10-Überdosierung
Morbus Boeck
idiopathische infantile Hyperkalzämie
Milch-Alkali-Syndrom (Burnett-Syndrom)
calciumhaltige Medikamente
Gabe von Thiaziddiuretika
Immobilisation
Glucocorticoidmangel (Morbus Addison)
„Hartes-Wasser"-Syndrom
(Hard-water-Syndrom)

Bei dem Krankheitsbild des primären Hyperparathyreoidismus handelt es sich um ein autonomes Epithelkörperchenadenom mit vermehrter Sekretion von Parathormon. Die Folge ist eine gesteigerte Freisetzung von Calcium aus dem Skelett bei gleichzeitiger Zunahme der Calciumausscheidung im Urin. Besonders häufig finden sich Hyperkalzämien bei malignen Erkrankungen mit Skelettbeteiligung infolge übermäßiger

Kalkmobilisierung (Plasmozytom, Leukämie, Metastasen). Auch bei neoplastischen Erkrankungen ohne Skelettbeteiligung kann es zur Hyperkalzämie kommen, wenn im Tumor Parathormon oder wirkungsähnliche Substanzen gebildet werden. Da laborchemisch die gleichen Abweichungen wie beim primären Hyperparathyreoidismus vorliegen, wird dieses paraneoplastische Syndrom auch als „Pseudohyperparathyreoidismus" bezeichnet. Weitere Ursachen einer Hyperkalzämie können sein: Hyperthyreose, Polyadenomatose, Morbus Boeck, Vitamin-D- und -A-Überdosierung, Milch-Alkali-Syndrom, calciumhaltige Medikamente.

Klinisch zeigen sich bei Hyperkalzämie neben Abgeschlagenheit, Müdigkeit und Adynamie nicht selten eine erhöhte Reizbarkeit sowie depressive Zeichen (Psychosyndrom). In fortgeschrittenen Stadien kommt es zur Bewußtseinseintrübung und zum Koma. Es bestehen eine Hypo- bzw. Areflexie, in Einzelfällen allerdings auch eine Hyperreflexie. Elektromyographisch zeigen sich gelegentlich Veränderungen wie bei Myositis. Weiterhin können eine zerebrale Ataxie, Dysartrie, Dysphagie, Geruchs- und Hörstörungen sowie Abweichungen im Elektroenzephalogramm (Encephalopathia hypercalcämia) beobachtet werden. Aufgrund dieser ausgeprägten neurologischen und psychischen Veränderungen gelangen die Patienten nicht selten zunächst in nervenärztliche oder psychiatrische Betreuung, ehe sie einer internistischen Untersuchung zugeführt werden.

Weitere Symptome der Hyperkalzämie betreffen die Nieren (Nephrokalzinose, rezidivierende Nephrolithiasis), den Magen-Darm-Trakt (rezidividierende Magenulzera, redzidivierende Pankreatitiden) und das Herz-Kreislauf-System (Tachykardie, EKG-Veränderungen, erhöhte Digitalisempfindlichkeit). Neben der bereits erwähnten Nephrokalzinose können auch Verkalkungen im Bereich des Pankreas, des Myokards, der Lungen, der Gelenkkapseln und der Augen (Bandkeratitis) auftreten. Die Prognose der durch eine Hyperkalzämie bedingten Komata ist ungünstig. Die Mortalität liegt bei etwa 50 % (13).

Im Vordergrund der Behandlung steht die Therapie des Grundleidens (z. B. operative Beseitigung eines Nebenschilddrüsenadenoms). Von besonderer Bedeutung ist die Therapie der hyperkalzämischen Krise. Bei normaler Nierenfunktion läßt sich durch Infusion physiologischer Kochsalzlösungen (4–6 l/24 Std.) die Calciumausscheidung fördern. Eine Überwässerung bzw. Hypernatriämie sollte auf jeden Fall vermieden werden. Zusätzlich ist Furosemid (evtl. hochdosiert 500 mg/24 Std.) zu verabreichen, da hierdurch eine weitere Steigerung der renalen Calciumausscheidung erreicht werden kann. Hierbei gilt es zu beachten, daß infolge der starken Diurese erhebliche Kalium- und Magnesiumverluste auftreten können. Weitere therapeutische Maßnahmen sind die intravenöse Gabe von Kortikosteroiden sowie von Kalzitonin. Die Gabe von Kalzitonin allein reicht zur Senkung des Calciumspiegels zumeist nicht aus. Insbesondere bei Hyperkalzämien, hervorgerufen durch maligne Prozesse, kann eine Behandlung mit Mitramycin indiziert sein. Hierbei handelt es sich um ein Antibiotikum mit zytostatischer Wirkung. Geht die hyperkalzämische Krise mit einem Nierenversagen einher, so ist frühzeitig mit einer Hämodialysebehandlung zu beginnen. Auch bei extremer, ansonsten nicht ausreichend beeinflußbarer Hyperkalzämie ohne Nierenversagen kann eine Hämodialyse in Erwägung gezogen werden.

Hypokalzämie

Ursachen der Hypokalzämie

Hypoparathyreoidismus (parathyreopriver, idopathischer)
Pseudohypoparathyreoidismus
DD. Pseudo-Pseudohypoparathyreoidismus
Niereninsuffizienz (sekundärer Hyperparathyreoidismus)
DD. Tertiärer Hyperparathyreoidismus
nach Exstirpation eines Nebenschilddrüsenadenoms (Rekalzifizierungstetanie)
Mangelernährung
Malabsorptionssyndrome (Morbus Whipple, einheimische Sprue)
Pankreatitis (akute Nekrose)
Vitamin-D-Mangel
osteoplastische Skelettkarzinose
Vergiftung mit Oxalsäure, Fluoriden, Zitratinfusionen
medikamentös nach ACTH, Steroiden, EDTA, Furosemid (Lasix)

Die Hypokalzämie führt relativ selten zu komatösen Zuständen. Nach operativer Entfernung der Nebenschilddrüsen (z. B. bei Struma maligna) können gelegentlich erhebliche Hypokalzämien beobachtet werden, die schließlich auch zu bedrohlichen zentralnervösen Symptomen führen. Im Vordergrund stehen zunächst oft extrapyramidale Symptome wie parkinsonähnliche Hypokinesen, choreiforme und atetotische Hyperkinesen, Koordinationsstörungen, bulbäre Zeichen, hirnorganische Anfälle, Hirndrucksymptome mit Stauungspapille sowie hirnorganische Psychosyndrome. Nicht selten wird durch diese Symptomatik – ähnliches gilt auch für andere Elektrolytstörungen mit zerebraler Herdsymptomatik – ein Hirntumor vorgetäuscht („pseudotumor cerebri").

Chronische hypokalzämische Zustände werden oft durch auffällige psychische Veränderungen geprägt, wie insbesondere Depressionen, die Anlaß zur Einweisung in eine psychiatrische Klinik sein können. Erhebliche zerebrale Veränderungen (Oligophrenie) werden fast regelmäßig beim Pseudohypoparathyreoidismus beobachtet. Die weiteren Symptome einer Hypokalzämie sind Tetanie, trophische Störungen an der Haut sowie Verkalkungen im Bereich verschiedener innerer Organe.

Die Behandlung der Hypokalzämie besteht in der intravenösen Zufuhr von Calcium. Die Menge der Zufuhr sollte sich nach dem klinischen Bild und dem Anstieg der Serumcalciumkonzentration richten. Hierbei leistet die Beobachtung des EKGs wertvolle Dienste. Bei ausgeprägter Hypokalzämie zeigt sich eine verlängerte QT-Strecke, die nach der Therapie rückläufig ist. Weitere therapeutische Möglichkeiten bei Hypokalzämie bestehen in der Zufuhr von Vitamin D oder AT 10.

Magnesiumhaushalt

Ausgeprägte zerebrale Symptome einschließlich Komata bestimmen das klinische Bild einer Magnesiumintoxikation. Erhebliche Hypermagnesiämien treten jedoch fast nur auf, wenn bei renaler Insuffizienz, die ihrerseits bereits zu erhöhten Magnesiumkonzentrationen im Serum führt, zusätzlich Magnesium (enteral oder parenteral) verabreicht wird. Nur selten werden Magnesiumintoxikationen bei normaler Nierenfunktion beobachtet.

Therapeutisch sind bei bedrohlicher Hypermagnesiämie intravenös Calciumpräparate zu verabreichen. Hierdurch lassen sich die toxischen Wirkungen des erhöhten Magnesiumspiegels auf das zentrale Nervensystem, die neuromuskuläre Erregbarkeit sowie das Herz weitgehend abschwächen oder aufheben. Bei gleichzeitiger Dehydration ist für eine genügende Flüssigkeitszufuhr Sorge zu tragen. Durch eine Hämodialyse kann der erhöhte Serummagnesiumspiegel schnell gesenkt werden. Die Zusammensetzung der Dialyseflüssigkeit ist so zu modifizieren, daß sie praktisch kein Magnesium enthält. Weiterhin ist Physostigmin bei akuter Magnesiumintoxikation wirksam.

Eine Hypomagnesiämie führt nur äußerst selten, bei extrem erniedrigten Magnesiumkonzentrationen, zu zentralnervösen Symptomen. Die neuromuskulären Zeichen ähneln denen der Hypokalzämie. Es besteht eine gesteigerte neuromuskuläre Erregbarkeit mit Ausbildung tetaniformer Zustände. Das Chvosteksche Zeichen soll häufiger als das Trousseausche bei Hypomagnesiämie positiv sein.

Ferner finden sich gelegentlich depressive Zustandsbilder, Verwirrtheit oder Halluzinationen. Bei sehr starker Abnahme der Magnesiumkonzentration im Serum können schließlich eine Somnolenz und ein Koma auftreten.

Säure-Basen-Haushalt

Respiratorische Alkalose

Die respiratorische Alkalose ist charakterisiert durch eine Erniedrigung des arteriellen CO_2-Druckes (PCO_2). Der pH-Wert kann noch normal oder erhöht sein. Die Ursache einer respiratorischen Alkalose beruht auf einer alveolären Hyperventilation.

Im Verlauf eines Hyperventilationssyndromes (Effort- oder Da-Costa-Syndrom) treten zunächst Parästhesien, oft an Händen und Füßen, periorale Spasmen, Konzentrationsunfähigkeit, Verwirrtheitszustände, gelegentlich eine auffallende Euphorie sowie Schwindelerscheinungen und tetaniforme Krämpfe (normokalzämische Tetanie) auf. Schließlich kann es in ausgeprägten Fällen zu Bewußtlosigkeit kommen.

Die Behandlung des Hyperventilationssyndromes, das im allgemeinen vegetativ bedingt ist, besteht darin, daß versucht wird, durch Anhalten der Atmung oder durch Rückatmung in eine Cellophanhülle kohlensäurehaltige Luft wieder anzureichern. Bei hyperventilierten, maschinell beatmeten Patienten muß die Ventilation gedrosselt werden. Die tetaniforme Symptomatik läßt sich durch intravenöse Calciumgaben zusätzlich günstig beeinflussen. Die Prognose der respiratorischen Alkalose ist im allgemeinen günstig. Zusätzliche medikamentöse Maßnahmen erübrigen sich zumeist.

Respiratorische Azidose

Bei der respiratorischen Azidose handelt es sich um eine Hyperkapnie, d. h. eine Erhöhung des arteriellen CO_2-Druckes.

Die Symptomatik der respiratorischen Azidose

wird vornehmlich durch die Grunderkrankung, d. h. im allgemeinen durch die Lungenerkrankung geprägt. Infolge der alveolären Hypoventilation kommt es in Abhängigkeit vom Ausmaß der Abweichungen im Säure-Basen-Haushalt zu zentralen Störungen. Zunächst klagen die Patienten über Schwäche, Müdigkeit, Kopfschmerzen, Desorientiertheit. Ferner können eine planlose Aktivität sowie manische Perioden auffällig sein (8). Da im Schlaf die Hypoventilation sich verstärken kann, sind Unruhe und Schlaflosigkeit nicht selten lästige Begleitsymptome. In fortgeschrittenen Stadien kommt es nach vorübergehender Hyperreflexie und Tremor zu abgeschwächten bzw. erloschenen Reflexen. Schließlich tritt bei längerdauernder Azidose eine Bewußtseinseintrübung und schließlich ein Koma ein. Infolge einer Zunahme des Liquordruckes können Veränderungen im Sinne eines zerebralen Pseudotumors mit Stauungspapille hinzutreten. Eine neurologische Herdsymptomatik verstärkt oft die Vermutung auf Vorliegen eines raumfordernden zerebralen Prozesses. Differentialdiagnostisch sind zum Ausschluß eines raumfordernden Prozesses insbesondere die Anamnese und eine ausreichende Analyse des Säure-Basen-Status von Bedeutung.

Die Behandlung ist abhängig vom Grundleiden und von der Schwere der Störung im Säure-Basen-Haushalt. Eine Obstruktion oder entzündliche Veränderungen im Bereich der Bronchien sind möglichst schnell zu behandeln.

Bei entsprechender Symptomatik sollte frühzeitig mit einer Respiratortherapie begonnen werden. Der Beginn dieser Therapie ist bei akuter respiratorischer Azidose im allgemeinen frühzeitiger erforderlich als bei chronischen Formen, da sich die Patienten häufig an einen Zustand der Hyperkapnie adaptiert haben. Während bei leichteren Fällen eine assistierte Atmung mit intermittierendem Überdruck ausreichend ist, sollte bei schwerer respiratorischer Azidose, bei bewußtlosen oder fast bewußtlosen Patienten die kontrollierte Atmung durchgeführt werden. Bei längerer Respiratortherapie ist eine Tracheotomie erforderlich. Die intravenöse Bikarbonattherapie empfiehlt sich nur, wenn zusätzliche metabolische Störungen vorliegen. Die Therapie mit Azetazolamid (Diamox) ist von fraglichem Wert. Bei chronischer respiratorischer Insuffizienz infolge einer Obstruktion im Bereich der Atemwege kann gelegentlich durch Spironolactone eine Besserung der alveolären Ventilation erreicht werden (8).

Metabolische Alkalose

Die metabolische Alkalose ist bedingt durch einen Überschuß an Bikarbonat oder einen übermäßigen Verlust an Wasserstoffionen. Blutchemisch zeigt sich eine Verschiebung des arteriellen pH-Wertes zur alkalischen Seite mit erhöhtem Bikarbonat bei normalem oder erhöhtem Kohlensäurepartialdruck. Häufigste Ursache einer metabolischen Alkalose ist der Kaliummangel (s. S. 134).

Das klinische Erscheinungsbild wird durch die Grundkrankheit sowie durch die Zeichen einer Tetanie (s. S. 136) und/oder Hypokaliämie (s. S. 134) geprägt. Bei erheblicher Alkalose können Rhythmusstörungen auftreten. Zerebrale Symptome sind relativ selten und kommen nur bei schwersten metabolischen Alkalosen mit pH-Werten oberhalb von 7,7 zur Beobachtung.

Die Behandlung besteht in der Beseitigung der auslösenden Ursache sowie der Korrektur des Flüssigkeits- und Elektrolytdefizits. Nur in äußerst seltenen vital bedrohlichen Fällen ist die unmittelbare Titration des überschüssigen Bikarbonats durch die Infusion von Salzsäure angezeigt. Hierbei werden durch einen Zentralvenenkatheter in isotonischer, 0,15 normaler Lösung je nach Ausmaß der Alkalose 150–1200 mval über 6 Std. bis 3 Tage gegeben. Statt Salzsäure kann Arginin-Hydrochlorid verabreicht werden (11). Ammoniumchlorid wird heute praktisch nicht mehr gegeben.

Metabolische Azidose

Die metabolische Azidose wird durch einen erhöhten Anfall saurer Valenzen infolge vermehrter Produktion oder verminderter Ausscheidung bzw. durch Bikarbonatverluste hervorgerufen.

Die akute und insbesondere die chronische Niereninsuffizienz führt nahezu regelmäßig zu einer metabolischen Azidose infolge Beeinträchtigung der Ausscheidung saurer Valenzen oder durch spezifische Störungen der beteiligten tubulären Transportvorgänge. Eine erhöhte Säureproduktion findet sich beim Diabetes mellitus (diabetische Ketoazidose) im Hungerzustand, bei Unterernährung, bei Alkoholikern, bei Thyreotoxikose und Fieber. Hinzuweisen ist ferner auf das azetonämische Erbrechen im Kindesalter, das wahrscheinlich auf einer vermehrten hepatischen Bildung von Ketonkörpern beruht. Ein lebensbedrohliches Krankheitsbild stellt oft die Milchsäureazidose dar. Dieses Krankheitsbild tritt im Schock, bei Diabetes mellitus (besonders unter Biguanidtherapie und schweren Infektionen), bei Leukosen, Anämien, Alkoholabusus, nach schwerer Muskelarbeit und bei Herzinsuffizienz auf. Weitere Ursachen einer metabolischen Azidose sind die Nebennierenrindeninsuffizienz, Bikarbonatverluste durch Erbrechen, Diarrhoe, Gallen-Pankreas-Fistel. Iatrogen bedingte Formen werden nach Äthylalkohol, Paraldehyd-äthylenglykol, nach Salizylaten sowie nach übermäßiger Zufuhr hypertoner Kochsalz-, Ammoniumchlorid- oder Calciumchloridlösungen beobachtet. Ferner können nach Gabe von Aldosteronantagonisten sowie Carboanhydrasehemmern metabolische Azidosen auftreten.

Das klassische klinische Zeichen der schweren metabolischen Azidose ist die Kußmaulsche Atmung, die differentialdiagnostisch nicht mit einer pulmonal oder kardial bedingten Dyspnoe verwechselt werden darf. Es handelt sich bei dieser Form der Atmung um eine kompensatorische Hyperventilation zwecks vermehrter Ausscheidung von Kohlensäure. Die Atmung ist vertieft und beschleunigt. Ferner können Übelkeit, Erbrechen, Kopfschmerzen, abdominale Schmerzen sowie eine periphere Vasodilatation auftreten. Bei erheblicher metabolischer Azidose kommt es regelmäßig zu zentralnervösen Ausfallserscheinungen. Zunächst zeigen sich Lethargie und Orientierungsstörungen; in fortgeschrittenen Stadien kommt es zum Bewußtseinsverlust und zu tiefem Säurekoma. Bei Niereninsuffizienz wird dieses „pseudourämisch-azidotische Koma" oft fehlgedeutet und als Finalstadium der chronischen Niereninsuffizienz angesehen (32).
Neben der Behandlung der Grunderkrankung ist eine Substitutionstherapie notwendig. Bei schwerer metabolischer Azidose, insbesondere bei bereits bestehender Bewußtseinseintrübung, gilt als Therapie der Wahl die intravenöse Zufuhr isotoner Natrium-Bikarbonat-Lösungen (1,3 %ig). Des weiteren ist eine Hämodialysebehandlung zu erwägen. Natriumlactat sollte nur dann verabreicht werden, wenn keine Leberinsuffizienz besteht und die potentielle Gefahr einer Lactazidose nicht gegeben ist. Die Gabe von Trispuffer bieten keine weiteren Vorteile. Wie bei schweren Störungen im Elektrolythaushalt sollte auch bei metabolischer Azidose nicht zu plötzlich die Beseitigung der Störung angestrebt werden, da an-

sonsten zentralnervöse Komplikationen infolge relativer Hypoventilation auftreten können. Als Regel gilt, daß innerhalb der ersten Stunden die Plasmabikarbonatkonzentrationen nicht mehr als um 4–6 mval/l zu erhöhen sind. Später kann dann eine weitere Anhebung erfolgen. Der Bedarf läßt sich nur annähernd durch folgende Formel berechnen: Körpergewicht in kg × 0,5 × gewünschte Zunahme der Bikarbonatkonzentration. In der Praxis müssen häufig größere Bikarbonatmengen als die mit dieser Formel berechneten verabreicht werden.

Bei leichten oder mäßigen metabolischen Azidosen ist eine orale Substitutionstherapie im allgemeinen ausreichend. So verabreichen wir bei chronischer Niereninsuffizienz im allgemeinen Acetolyt. Unter dieser Therapie kann es allerdings gelegentlich zu erheblichen Hyperkalzämien kommen (s. S. 135).

Die Prognose der Säurekomata ist bei rechtzeitig einsetzender Substitutionstherapie im allgemeinen günstig. Selbst Patienten mit schweren metabolischen Azidosen mit pH-Werten unter 7,0 lassen sich durch intensive therapeutische Maßnahmen retten.

Literatur

1. Alexander, E. R., T. J. Crow, S. M. Hamilton: Water intoxication in relation to acute psychotic disorder. Brit. med. J. 1973/I, 1035
2. Bolte, H. D., B. Lüderitz: Störungen des Wasser- und Elektrolythaushaltes (Natrium, Kalium). Fortschr. Med. 89 (1971) 877
3. Bodechtel, G.: Differentialdiagnose neurologischer Krankheitsbilder, 3. Aufl. Thieme, Stuttgart 1974; 4. Aufl. 1984
4. Demant, J. C., M. Bonnyns, H. Bleiberg, C.: Stevens-Rocmans: Coma due to water intoxication in beer drinkers. Lancet 1971/II, 1115
5. De Young, V. R., E. F. Diamond: Possibility of iatrogenic factors responsible for hypernatremia in dehydrated infants. J. Amer. med. Ass. 173 (1960) 1806
6. Emmerich, P., U. Stechele: Intensivtherapeutische Maßnahmen beim exzessiven hyperosmolaren Syndrom. Tagung der Süddeutschen Kinderärzte, Tübingen 1973
7. Ferlinz, R., W. Schmidt: Klinik der respiratorischen Alkalose. In Zumkley, H.: Klinik des Wasser-, Elektrolyt- und Säure-Basen-Haushaltes. Thieme, Stuttgart 1977
8. Ferlinz, R., W. Schmidt: Klinik der respiratorischen Azidose. In Zumkley, H.: Klinik des Wasser-, Elektrolyt- und Säure-Basen-Haushaltes. Thieme, Stuttgart 1977
9. Finberg, L.: Hypernatremic (hypertonic) dehydration in infants. New Engl. J. Med. 289 (1973) 196
10. Finberg, L., J. Killy, Ch. Lutrell: Mass accidental salt poisoning in infants. A study of a hospital disaster. J. Amer. med. Ass. 184 (1963) 187

11. Hodler, J.: Klinik der metabolischen Alkalose. In Zumkley, H.: Klinik des Wasser-, Elektrolyt- und Säure-Basen-Haushaltes. Thieme, Stuttgart 1977

12. Hodler, J.: Klinik der metabolischen Azidose. In Zumkley, H.: Klinik des Wasser-, Elektrolyt- und Säure-Basen-Haushaltes. Thieme, Stutgart, 1977

13. Kistler, H.: Primärer Hyperparathyroidismus. Eine Analyse von 152 Patienten unter besonderer Berücksichtigung akuter lebensbedrohlicher Komplikationen (akuter Hyperparathyroidismus). Schweiz. med. Wschr., Suppl. 3 (1976)

14. Kuhlmann, U.: Differentialdiagnostische Bedeutung biochemischer Serum- und Urinwerte. In Hegglin, M., W. Siegenthaler: Differentialdiagnose innerer Krankheiten. Thieme, Stuttgart 1975; 15. Aufl. 1984

15. Macaulay, D., M. Watson: Hypernatremia in infants as a cause of brain damage. Arch. Dis. Childh. 42 (1967) 485

16. Mathey, D., W. Bleifeld, S. Effert, K. W. Heinrich, W. Merx: Rezidivierendes Kammerflimmern bei renalem Kaliumverlust. Dtsch. med. Wschr. 98 (1973) 213

17. v. Mühlendahl, K. E., T. Lennert, E. G. Krienek: Intoxikation nach Gabe von Kochsalz als Emetikum. Dtsch. med. Wschr. 101 (1976) 335

18. Riecker, G.: Lebensbedrohliche Störungen des Kaliumhaushalts. Verh. dtsch. Ges. inn. Med. 80 (1974) 873

19. Saunders, N., J. W. Balfe, B. Laski: Severe salt poisoning in an infant. J. Pediat. 88 (1976) 285

20. Schachinger, H.: Hyperosmolare Dehydration im Kindesalter. Dtsch. med. Wschr. 27 (1975) 149

21. Schachinger, H., F. Hahnefeld, H. D. Frank, R. Baethke: Hypertone Dehydration, ein lebensbedrohlicher Zustand. Dtsch. med. Wschr. 23 (1974) 1248

22. Scheler, F., W. Wiggerl, E. Quellhorst, B.: Winius: Zur Klinik des Hypernatriämie-Syndroms. Verh. dtsch. Ges. inn. Med. 72 (1966) 640

23. Reches, A., Y. Beyth, E. Telmad, R. Silvesterberg: Reversible hypernatremic coma following therapeutic abortion with hypertonic saline. Harefuah 89 (1975) 209

24. Sollberg, G.: Chronischer sekundärer Hypoparathyreoidismus und Pseudotumor cerebri. Dtsch. med. Wschr. 100 (1975) 2213

25. Tamura, K., T. Tamura, S. Yoshida, M. Inui, N. Fukuhara: Transient recurrent fibrillation due to hypopotassemia with special note on the u-wave. Jap. Heart J. 8 (1967) 652

26. Truniger, B.: Pathophysiologie und Ursachen der Hypernatriämie. Dtsch. med. Wschr. 95 (1970) 521

27. Truniger, B., P. Richards: Wasser- und Elektrolythaushalt. Thieme, Stuttgart 1974; 5. Aufl. 1985

28. Truniger, B.: Hyponatriämie. Hypoosmolarität und Wasservergiftung. Med. Klin. 70 (1975) 1071

29. Wessels, F., B. Brisse: Sodium and potassium concentrations in red blood cells as criterion of effective digitalis therapy and digitalis intoxication. In Zumkley, H., H. Losse: Intracellular Electrolytes and Arterial Hypertension. Thieme, Stuttgart 1980

30. Wetl, W. B., W. M. Wallace: Hypertonic dehydration in infancy. Pediatrics 17 (1956) 171

31. Zumkley, H., H. Losse, S. Westerboer: Hypernatriämie als Ursache urämischer Encephalopathie. In Watschniger, B.: VI. Symposium der Gesellschaft für Nephrologie. Verlag der Wiener Medizinischen Akademie für Nephrologie, Wien 1969

32. Zumkley, H.: Differentialdiagnose renaler Komata. Intensivmedizin 12 (1975) 377

33. Zumkley, H., R. Koch, F. Wessels, K. Dorst: Hypernatriämisch-hyperosmolare Komata. Therapiewoche 24 (1974) 37

34. Zumkley, H., F. Wessels, R. Winter, D. Palm: Magnesiumintoxikation bei Niereninsuffizienz. Med. Klin. 69 (1974) 587

35. Zumkley, H.: Komata. In Zumkley, H.: Klinik des Wasser-, Elektrolyt- und Säure-Basen-Haushaltes. Thieme, Stuttgart 1977

36. Zumkley, H.: Das Koma als Notfall. Urologe 277 (1976) 1

37. Zumkley, H., H. Losse: Klinik und Therapie der Hypercalcämie. Med. Klin. 72 (1977) 1151

38. Zumkley, H.: Diagnostische Sofortmaßnahmen bei komatösen Zuständen. In Losse, H., U. Gerlach, E. Wetzels: Rationelle Therapie in der inneren Medizin. Thieme, Stuttgart 1976; 2. Aufl. 1980

9 Komata bei Störungen im Spurenelementehaushalt

H. Zumkley

Akute Intoxikationen mit Schwermetallen können zu zerebralen Symptomen einschließlich Bewußtseinsverlust und Koma führen (Arsen, Barium, Nickel etc.). Unabhängig hiervon treten bei chronischer Aufnahme zahlreicher Spurenelemente, wie sie insbesondere für therapeutische Zwecke Verwendung finden, zerebrale Symptome auf.

Aluminium

Aluminium hat in den letzten Jahren in der Medizin steigendes Interesse gefunden. Dieses beruht nicht zuletzt auf der zunehmenden Verwendung aluminiumhaltiger Medikamente, insbesondere in der Nephrologie. So werden bei chronischer Niereninsuffizienz zur Beeinflussung der Hyperphosphatämie und damit der renalen Osteopathie seit Jahren aluminiumhaltige Phosphatbinder verabreicht. Darüber hinaus ist Aluminium in dem Kationenaustauscher Sorbisterit in Aluminium-Phase, der zur Prophylaxe und Therapie der Hyperkaliämie verwandt wird, sowie in zahlreichen Antazida, die bei chronischer Niereninsuffizienz nicht selten zusätzlich zu den Phosphatbindern gegeben werden, enthalten. Aluminium findet sich ferner in zahlreichen äußerlich angewandten medizinischen Substanzen (Antiseptika, Adstringentien, essigsaure Tonerde, desodorierende Sprays, Gurgelwässer, Verbandsstoffe etc.).

Im Jahre 1970 wurden erstmals von BERLYNE u. Mitarb. (4) erhöhte Aluminiumkonzentrationen bei chronischer Niereninsuffizienz nach Einnahme von Antazida beobachtet. 2 Jahre später beschrieben ALFREY u. Mitarb. (3)in Denver das Krankheitsbild der sog. „progressiven Dialysedemenz" bzw. Dialyseenzephalopathie, das bei Patienten, die über längere Zeit einer Hämodialyse unterzogen worden waren, auftrat. Die vorherrschenden klinischen Zeichen dieser Erkrankung waren neben Sprachstörungen, die sich vornehmlich am Ende oder kurz nach Beendigung der Dialyse entwickelten, Schreibschwierigkeiten, Konvulsionen, Myoklonie, unkoordinierte Bewegungen und Ataxie. Als besonders auffällig imponierten ferner psychische Veränderungen wie Agitation, aggressives oder depressives Verhalten und Halluzinationen. Schließlich trat eine im allgemeinen progressiv verlaufende Demenz hinzu.

Als Ursache der Dialyseenzephalopathie wurde 1976 von ALFREY u. Mitarb. (2) eine Aluminiumintoxikation mit Anstieg der Aluminiumkonzentrationen im Blut und in verschiedenen Geweben verstorbener Patienten mit Dialyseenzephalopathie nachgewiesen. Besonders deutlich erhöhte Aluminiumkonzentrationen fanden sich im Hirn dieser Patienten.

Weitere Organmanifestationen einer Aluminiumintoxikation bei chronischer Niereninsuffizienz sind eine Dialyseosteomalazie, hervorgerufen durch eine Anreicherung von Aluminium im Knochen, die Verschlechterung einer renalen Anämie sowie eine Myopathie und der Porphyria cutania tarda ähnlichen Hautveränderungen.

Als Quellen der Aluminiumanreicherung bei chronischer Niereninsuffizienz kommen neben aluminiumhaltigen Medikamenten ein aluminiumreiches Dialysat sowie eine Kontamination in Frage (9–11).

Im Vordergrund der therapeutischen Bemühungen steht die verminderte Aluminiumzufuhr. Bei erhöhter Aluminiumkonzentration im Dialysat ist eine Umkehrosmose zur Reinigung des Dialysewassers dringend erforderlich. Durch Gabe des Chelatbildners Desferroxamin (Desferal) lassen sich insbesondere die Knochenveränderungen günstig beeinflussen. Unter dieser Therapie kommt es relativ schnell zu einer Abnahme der Aluminiumkonzentration im Knochen bei gleichzeitiger Besserung der Knochensymptomatik (1). Unter dieser Behandlung kann es jedoch gelegentlich zu einer Verschlechterung der zerebralen Symptomatik kommen mit Auftreten generalisierter Krämpfe, Bewußtseinsstörungen hin bis zum Koma. die Ursache hierfür beruht wahrscheinlich auf einer erheblichen Freisetzung von Aluminium aus dem Knochen. Dieses Aluminium wird, da es nicht sofort ausgeschieden werden kann, in anderen Organen, insbesondere wahrscheinlich im Hirn, abgelagert. Unabhängig hiervon kann es bei Patienten mit Aluminiumintoxikation bei chronischer Niereninsuffizienz dann zu einer Verschlechterung oder erst zum Auftreten zerebraler Symptome kommen, wenn diese Patienten über längere Zeit aus unterschiedlichen Gründen bettlägrig werden. Wahrscheinlich kommt es dann ebenfalls infolge der Immobilisation zu einer erhöhten Freisetzung von Aluminium aus dem Knochen, das in gleicher Weise wie unter Therapie mit Desferal z. T. im Hirngewebe angelagert wird.

Blei

Im Vordergrund der Symptomatik einer Bleiintoxikation stehen Bleikoliken, Gelenkschmerzen, Paresen. Ferner kann es zu einer zerebralen Mitbeteiligung im Sinne einer Enzephalopathie kommen. Von dem Patienten wird häufig ein süßlicher Geschmack angegeben. Zähne und Mundschleimhaut können bläulich-graue Pigmentierungen, die gesamte Haut sowie die Skleren einen etwas gelblichen Ton (Bleigelbsucht) aufweisen. Im fortgeschrittenen Stadium ist die Kachexie typisch.

Chrom

Bei einem Chrommangel können gelegentlich zerebrale Symptome auftreten. So wurde bei einem Patienten, der 5 Monate nach einer Darmresektion ausschließlich parenteral ernährt worden war, neben einer schweren Glukoseintoleranz und einem Gewichtsverlust Verwirrtheitszustände, wie sie bei metabolischer Enzephalopathie auftreten, beobachtet. Nach Zufuhr von 150 μg Chrom tgl. kam es zur Normalisierung der Laborabweichungen sowie zum Verschwinden der Enzephalopathie (7).

Kupfer

Eine charakteristische, durch einen Kupfermangel bedingte Erkrankung ist das „Menkes-Kinky-Hair-Syndrom". Es wurde zunächst als eine progredient verlaufende kindliche Hirnerkrankung von MENKES u. Mitarb. (8) beschrieben. Die Erkrankung ist X-chromosomal rezessiv erblich. Das Syndrom ist charakterisiert durch eine Kräuselung der Haare, Krämpfe, zerebrale Zeichen (Retardierung), Abweichungen im Metaphysenanteil der langen Röhrenknochen, abnormes elastisches Gewebe der Arterien, Schlängelung der zerebralen Gefäße, Aneurysmabildung und Hypothermie (6). In Serum, Leber- und Hirngewebe dieser Patienten sind die Kupfer- und Zeruloplasminkonzentrationen vermindert. Im Gegensatz hierzu zeigt sich beim Morbus Wilson eine mit einem Kupferüberschuß einhergehende Erkrankung, eine neurologische Symptomatik mit Tremor, Salbengesicht, Rigidität, erhöhtem Speichelfluß, Dystonie, Akinese, Dyskinese. Psychische Veränderungen können gelegentlich im Vordergrund des Krankheitsbildes stehen. Ferner findet sich der sog. „Kaiser-Fleischer-Kornealring", eine Leberbeteiligung, Nierenveränderungen sowie Abweichungen am Skelettsystem.

Wismut

Seit einigen Jahren werden Fälle von Wismutenzephalopathien beschrieben. Die ersten Beobachtungen kamen aus Frankreich, Belgien und Australien. Die charakteristischen Symptome sind Desorientiertheit, Halluzinationen im Wechsel mit Schläfrigkeit, nichtrhythmische Myoklonie, Intensionstremor, choreaähnliche Bewegungen, Sprachstörungen und generalisierte Krämpfe. Die Wismutkonzentrationen im Körper werden hierbei erhöht gefunden. Auffallenderweise finden sich keine Berichte über entsprechende Enzephalopathien bei parenteraler Verwendung löslicher Wismutsalze im Rahmen der früher durchgeführten Syphilisbehandlung. Dieses beruht möglicherweise darauf, daß die löslichen Salze schneller ausgeschieden werden, die relativ unlöslichen jedoch infolge einer Ablagerung zur Enzephalopathie führen können. Der Chelatbildner BAL hat keinen kurativen Effekt bei dieser Form der Enzephalopathie (5).

Literatur

1. Ackrill, P., A. J. Ralstone, J. P. Day, K. C. Hodge: Successful removal of aluminium from patient with dialysis encephalopathy. Lancet 1980/I, 692
2. Alfrey, A. C., G. R. Le Gendre, W. D. Kaehny: The dialysis encephalopathy syndrome. New Engl. J. Med. 294 (1976) 184
3. Alfrey, A. C., J. B. Mishell, J. Burcks, S. R. Contiguglia, H. Rudolph, E. Lewin, J. H. Holmes: Syndrome of dyspraxia and multifocal seizures associated with chronic hemodialysis. Trans. Amer. Soc. artif. Org. 18 (1972) 257
4. Berlyne, G. M., J. Ben-Ari, D. Pest, J. Wennberger, G. R. Gilmore, R. Levine: Hyperaluminemia from aluminium resin in renal failure. Lancet 1970/II, 494
5. Berman, E.: Toxic Metals and their Analysis. Heyden & Sohn, London 1980
6. Danks, D. M.: Copper transport and utilization in Menkes syndrome and mottled mice. Inorg. Perspect. Biol. Med. 1 (1977) 73
7. Freund, H., S. Atamian, J. E. Fisher: Chromium deficiency during total parenteral nutrition. J. Amer. med. Ass. 241 (1979) 496
8. Menkes, J. H., M. Alter, G. K. Steigleder, D. R. Weakley, J. H. Sung: A sex-linked recessive disorder with retardation of growth, peculiar hair and focal cerebral and cerebellar degeneration. Pediatrics 29 (1962) 764
9. Zumkley, H.: Aluminium in der Nephrologie – Dialyseencephalopathie. Dustri, Deissenhofen b. München 1981
10. Zumkley, H.: Spurenelemente, Dialyse, Osteomalacie. Dustri, Deissenhofen b. München 1984
11. Zumkley, H.: Spurenelemente. Grundlagen, Ätiologie, Diagnose, Therapie. Thieme, Stuttgart 1983

10 Komata infolge Hyperviskositätssyndroms und Paraproteinämie

D. Kamanabroo

Flüssigkeiten, die sich zwischen zwei festen parallelen Oberflächen befinden, setzen der Bewegung dieser Flächen gegeneinander einen Widerstand entgegen, den man als Viskosität bezeichnet. Diese Reibungskoeffizienz entsteht dadurch, daß in einer laminaren Strömung die Geschwindigkeit der durch die Bewegung der einen Oberfläche mitgerissenen Flüssigkeit zur ruhenden Oberfläche in Schichten abnimmt. Die Dimension ist 1 Poise (P, Dyn.s.cm^{-2}) bzw. 1 cP (10^{-2} P). Die Viskosität des Wassers beträgt bei 20°C 1 cP.

Bei dem in der Endstrombahn herrschenden Geschwindigkeitsgradienten strömen die Erythrozyten völlig dispergiert unter Profilabflachung und in Aufrichtung ihres Längsdurchmessers in Fließrichtung. Bei dieser Strömungsform herrscht der geringste Reibungswiderstand zwischen den einzelnen Flüssigkeitsschichten. Sinkt die Strömungsgeschwindigkeit ab, so ist unter Bildung von Erythrozytenaggregaten (Rouleaux-Formation) ein Abfall der Perfusion innerhalb der Mikrozirkulation zu erwarten. Berücksichtigt man, daß die kleineren Venen und Venolen bis zu 60% des Gesamtblutvolumens enthalten, so kommt der Änderung der Blutviskosität und der Strömungsgeschwindigkeit eine große Bedeutung zu, da eine gesteigerte Aggregatbildung von zellulären Elementen und die Erhöhung der Blutviskosität für die Sauerstoffversorgung der Gewebe von Bedeutung sind; denn die maximale Sauerstofftransportfähigkeit bei normaler Lungenfunktion liegt bei einem Hämatokritwert von 30% und einer Blutviskosität von 4 cP. Eine Erhöhung der Blutviskosität bzw. des Hämatokritwertes über die Norm führt zu einer Abnahme der Sauerstofftransportfähigkeit des Blutes (4, 10).

Die Blutviskosität kann in folgenden Krankheitsgruppen erhöht sein:

A. durch Serumprotein bedingt
  1. Paraproteinämien:
    a) Makroglobulinämie Waldenström
    b) Plasmazytome
    c) Kryoglobulinämien
  2. Hypercholesterinämie:
    a) homozygote familiäre
    b) heterozygote familiäre
B. durch Blutkörperchen bedingt
  1. vermehrte Zellzahl:
    a) Polycythaemia vera
    b) Polyglobulie
    c) Leukämien
  2. verminderte Verformbarkeit der Erythrozyten:
    a) Sichelzellanämie
    b) Makrozytose
    c) Sphärozytose

Die Plasmaproteine, hauptsächlich die Globuline, sind von maßgeblicher Bedeutung für die Aufrechterhaltung der Viskosität des Plasmas, die eine homogene Blutzellsuspension garantiert. Vermehrte Globuline wie bei der Makroglobulinämie Waldenström, beim Plasmozytom und bei der Kryoglobulinämie führen zu erhöhter Viskosität des Serums, die ihrerseits zur Bluthyperviskosität führt. Der Zusammenhang zwischen erhöhter Serumviskosität und Hypergammaglobulinämie ist seit 1931 bekannt. Reimann (8) und Albers beschrieben die erhöhte Serumviskosität bei Patienten mit multiplem Myelom. Wintrobe u. Buell (11) beschrieben die Eigenschaften der Kryoglobuline und damit verbundene Hyperviskosität. 1944 berichtete Waldenström (10) zum erstenmal über erhöhte Serumviskosität bei Patienten mit Makroglobulinämien. Die klinische Symptomatik, die auf das Hyperviskositätssyndrom zurückzuführen ist, wird durch eine In-vivo-Rouleaux-Formation der Erythrozyten in der Endstrombahn verursacht. Gewöhnlich stehen Retinopathie, neurologische und hämatologische Symptomatik im Mittelpunkt des Geschehens.

Im Augenhintergrund kommt es zu Exsudationen und Blutungen, Venenstau und Papillenödem, die zu Sehstörungen führen.

Die neurologische Manifestation des Hyperviskositätssyndroms ist mannigfaltig. Kopfschmer-

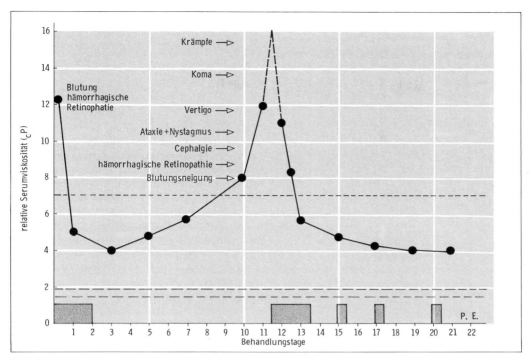

Abb. 10.1 Klinischer Verlauf eines IgM-Hyperviskositätssyndroms. Durch Plasmaaustausch kann die relative Viskosität des Serums sehr schnell in den asymptomatischen Bereich herabgesetzt werden. 1 Woche danach war es zum kontinuierlichen Anstieg der relativen Viskosität und beginnender klinischer Symptomatik gekommen mit Blutungsneigung, hämorrhagischer Retinopathie, Cephalgie und Ataxie sowie Vertigo. Der Patient wurde komatös und wies generalisierte Krämpfe auf. Nach Austausch von 2,5 l Plasma war der Patient bereits nicht mehr komatös, und nach zwei weiteren Plasmapheresen konnte die relative Viskosität des Serums in den symptomfreien Bereich gesenkt werden (3).

zen, Schwindel, Somnolenz, Stupor, Jackson Anfälle oder gar generalisierte Anfälle treten auf, die auf die durch Hyperviskosität bedingten zerebralen Durchblutungsstörungen zurückzuführen sind. Terminal treten bei Plasmozytomen und Makroglobulinämien nicht selten präkomatöse und komatöse Zustände auf, die WUHRMANN (12) als Komaparaproteinämikum bezeichnet hat. Ihnen liegen ursächlich weder eine Urämie noch Leberstörungen oder organische Veränderungen am Zentralnervensystem zugrunde. Diese Zustandsbilder werden als Stoffwechselenzephalosen aufgefaßt, die unbehandelt irreversibel sind und nach Tagen bis Wochen tödlich enden.

Die Viskositätsschwelle, an der die klinischen Symptome auftreten, ist bei verschiedenen Patienten unterschiedlich, dennoch sind die Patienten mit einer relativen Viskosität von 2–4 im allgemeinen symptomfrei. Bei einer relativen Viskosität von 8–10 sind bei den meisten Patienten und

bei einer relativen Serumviskosität über 10 bei allen Patienten Symptome des Hyperviskositätssyndroms wahrzunehmen (Abb. 10.1).

Plasmaaustauschtherapie bei der Behandlung des Hyperviskositätssyndroms

Führen die exzessiv vermehrten Blutkörperchen oder die beeinträchtigte Verformbarkeit der Erythrozyten in einer Reihe der Erkrankungen zur Perfusionsstörung der Gewebe, so ist eine Zytopharese bzw. eine normvolämische Hämodilution die symptomatische Therapie der Wahl. Bei einer anderen Gruppe der Erkrankungen, bei der erhöhte Plasmaproteine, hauptsächlich Globuline (IgM, IgA, IgG, Kryoglobuline, Lipoproteine) zum Hyperviskositätssyndrom und zu dessen klinischen Symptomen führen, ist die Plasmaaus-

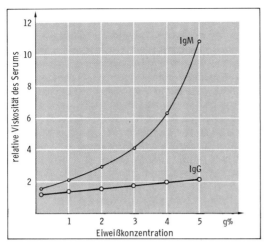

Abb. 10.2 Die relative Viskosität des Serums verläuft bei steigender Konzentration der IgG linear im Gegensatz zur Viskositätskurve des IgM, die bei Zunahme der IgM-Konzentration parabelförmig verläuft. Bei steigender IgM-Konzentration steigt die Serumviskosität exponentiell an

tauschtherapie die Behandlung der Wahl, da alle durch das Hyperviskositätssyndrom hervorgerufenen Symptome durch diese Behandlungsmaßnahme gelindert, behoben oder gar verhindert werden können. Mit Hilfe dieser Methode, vor allem unter Berücksichtigung der z. Z. zur Verfügung stehenden technischen Hilfsmaßnahmen

können pathogene Proteine und eiweißgebundene Substanzen, die nicht dialysabel sind, aus dem Kreislauf entfernt und durch Albuminlösungen, Fremdplasma oder sonstige Ersatzflüssigkeiten ersetzt werden. Es muß jedoch betont werden, daß es sich bei der Plasmaaustauschtherapie um eine symptomatische Behandlung handelt und die ursächliche Therapie des Hyperviskositätssyndroms in der Behandlung der zugrundeliegenden Erkrankung liegt. Die klinischen Symptome des Hyperviskositätssyndroms sind häufiger bei Makroglobulinämie Waldenström anzutreffen als beim Plasmozytom. PRUZANSKI u. WATT (7) fanden in einem Beobachtungszeitraum von 5 Jahren bei 10 von 238 Patienten (4,2 %) mit IgG-Plasmozytom die klinischen Symptome des Hyperviskositätssyndroms. Diese Tatsache beruht auf folgenden Faktoren.

1. IgM-Globuline sind Makroglobuline mit einem Molekulargewicht von ca. 1 000 000 Daltons und befinden sich zu 80 % im intravasalen Raum im Gegensatz zum IgG mit einem Molekulargewicht von 160 000 Daltons, die nur zu 40 % im intravasalen Raum zu finden sind.

2. Setzt man die relative Viskosität des Serums in Relation zur Serumskonzentration des IgG bzw. IgM, stellt man fest, daß die Viskositätskurve des IgM bei Zunahme der Konzentration nicht linear, sondern parabelförmig verläuft, da bei steigender IgM-Konzentration die Zunahme der Viskosität exponentiell ansteigt. Im Gegensatz dazu ist bei ansteigender IgG-Konzentration im

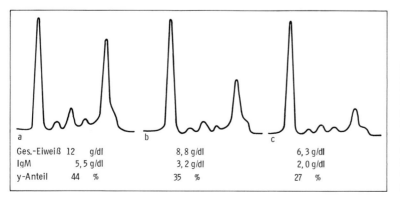

Abb. 10.3 a–c Wirkung der Plasmaaustauschtherapie bei der Behandlung des IgM-Hyperviskositätssyndroms: Es ist jeweils die Serumeiweißelektrophorese mit Angabe von Gesamteiweiß, Anteil der Gammaglobuline und IgM-Gehalt des Serums dargestellt.

a   unmittelbar vor der Plasmaaustausch-Therapie,
b   unmittelbar nach Austausch von 2,5 l Patientenplasma gegen Albuminlösung,
c   unmittelbar nach einem weiteren Austausch von 2,5 l Patientenplasma gegen die gleiche Menge Albuminlösung 1 Woche später

Serum eine lineare Erhöhung der relativen Viskosität zu vermerken (Abb. 10.**2**). Bei einem IgM-Spiegel im Serum führt die Reduktion um 15–20% der Makroglobuline zu einer Viskositätsabnahme um 50–70%. Gewöhnlich reicht bei IgM-bedingter Hyperviskosität der Austausch von 50% des Plasmavolumens eines Patienten, um die Serumviskosität signifikant und klinisch effektiv zu senken. Ist durch diese Behandlung ein Rückgang der klinischen Symptome erzielt worden, so sollte die Therapie je nach der Natur der Erkrankung in Abständen wiederholt werden, da die symptomatische Wirkung dieser therapeutischen Maßnahmen im allgemeinen von passagerer Natur ist (vgl. Abb. 10.**1**).

Die Plasmaaustauschtherapie gilt als eine effektive Behandlung bei familiärer Hypercholesterinämie (Lipoproteinämie Typ II), besonders bei homozygoter Form. Dadurch wird nicht nur der Cholesterinspiegel im Serum signifikant gesenkt; außerdem können die Xanthelasmen zur Rückbildung gebracht und das weitere Fortschreiten an den Arterien gebremst werden oder gar zurückgehen. Der Austausch von 2–3 l Plasma in Abständen von 2–3 Wochen kann zur Normalisierung der Hyperviskositätssymptomatik bei Paraproteinämien und Normalisierung des Cholesterinspiegels bei familiärer Hypercholesterinämie führen.

Bei Krankheiten mit vermehrten Blutkörperchen wie Polycythaemia vera, Polyglobulien und besonders myeloischer Leukämie mit hoher Zellzahl ist die Blutviskosität durch den erhöhten Hämatokrit überproportional gesteigert. Eine bis auf 9 gesteigerte relative Blutviskosität wurde bei Patienten mit chronischer myeloischer Leukämie

mit hoher Zellzahl berichtet. Komatöse Zustände, Tetraplegien und Arterienverschluß werden bei Patienten mit akuter Leukämie mit besonders hohen Zahlen auch beobachtet. Eine depletorische Behandlung mit Hilfe von Zellseparatoren kann schnelle symptomatische Abhilfe schaffen.

Literatur

1. Albers, D.: Multiple Myelome und Viscosität. Z. Klin. Med. 132 (1937) 807
2. Berger, G. M. B., J. L. Miller, F. Bonnici et al.: Continuous flow plasma exchange in the treatment of homozygous familial hypercholesterolemia. Amer. J. Med. 65 (1978) 243
3. Fahey, J. L., W. F. Barth, A. Solomon: Serum hyperviscosity syndrome. J. Amer. med. Ass. 192 (1965) 464
4. Kamanabroo, D.: Plasmapheresetherapie von Hyperviskositäts-Syndrom. Internist 24 (1983) 39–42
5. MacKenzie, M. R., T. K. Lee: Blood viscosity in Waldenström macroglobulinemia. Blood 49 (1974) 87
6. Nygaard, K. K., M. Wilder, J. Berksan: The relation between viscosity of the blood and the relative volume of erythrocytes (hematocrit value). Amer. J. Physiol. 114 (1935) 128
7. Pruzanski, W., J. G. Watt: Serum viscosity and hyperviscosity syndrome in IgG multiple myeloma. Ann. intern. Med. 77 (1972) 853
8. Reimann, H. A.: Hyperproteinemia as cause of autohemagglutination: Observations in case of myeloma. J. Amer. med. Ass. 99 (1932) 1411
9. Solomon, A., J. L. Fahey: Plasmapheresis therapy in macroglobulinemia. Inn. intern. Med. 58 (1963) 789
10. Waldenström, J.: die Makroglobulinämie. Ergebn. inn. Med. Kinderheilkd. 9 (1978) 591
11. Wintrobe, M. M., M. V. Buell: Hyperproteinemia associated with multiple myeloma. Bull. Johns Hopk. Hosp. 52 (1933) 156
12. Wuhrmann, F.: Über das Coma paraproteinaemicum bei Myelom und Makroglobulinämien. Schweiz. med. Wschr. 86 (1956) 623–625

11 Komata in der Intensivmedizin

M. Wendt, J. Hansen, H.-J. Hannich und H. Schoeppner

Einführung

Die Intensivmedizin ermöglicht vielen Patienten, eine Phase gestörter körperlicher Homöostase zu überstehen. Eine drohende oder manifeste Organinsuffizienz läßt sich durch verbesserte Frühtherapie wie auch detaillierte Diagnostik begrenzen. Die Einschränkung des Bewußtseins repräsentiert – erwünscht wie unerwünscht im Rahmen therapeutischer Intervention, als primär zentrale wie als sekundär metabolisch/humorale Noxe – eine der bedrohlichsten Störungen des Menschen.

Definitionen

„Koma" kann mit einem so weitgehenden Versagen der Hirnfunktion gleichgesetzt werden, daß in der Regel das Überwachen bzw. Sichern vitaler Funktionen im Rahmen der Intensivtherapie erforderlich ist (11). „Coma designates states in which psychological and motor responses to stimulation are either completely lost or reduced to only rudimentary reflex responses" (31). Da der Begriff „Koma" eine erhebliche Bedeutungsbreite hat (Coma scale), scheint es sinnvoll zu sein, ein gestörtes oder herabgesetztes Bewußtsein als Ausdruck einer Hirnfunktionsstörung davon abzugrenzen. Der Begriff Koma ist eher mit versagender Hirnfunktion (Brain failure nach Plum u. Posner [31]) gleichzusetzen. Unabhängig von der Ursache gestörter oder versagender Hirnfunktion (mechanisch/infektiös, metabolisch/nutritiv/ durch Intoxikation) ist die zentrale Regulation vitaler Funktionen beeinträchtigt.

Ein Koma stellt zugleich die schwerste Ausprägung einer organischen (symptomatischen) Psychose dar (7).

Ätiologie komaartiger Zustände

Dispositionelle Faktoren:
Alter
chronisch konsumierende Erkrankungen
Abusus (Medikamente, Drogen)

Präexistente Störung:
primär neurogen (Stoffwechselstörungen):
– infektiös (Enzephalitis, Meningitis)
– mechanisch (traumatisch, verdrängend, e vacuo)
kardial/hämodynamisch (hypovolämischer Schock, Embolie)
respiratorisch (Hyperkapnie, Hypoxie)
Blutzusammensetzung (Elektrolytverschiebung)
metabolisch (Urämie, Leberversagen)

Unter Intensivtherapie entstehende Störung:
endogen:
sekundär neurogen (Entwicklung z. B. eines Hirnödems, Hydrocephalus internus)
kardial/hämodynamisch (Infarkt, „low output")
respiratorisch (Hyperkapnie)
Blutzusammensetzung (Hyperosmolarität)
metabolisch (Leberausfall, humorale Entgleisung)

exogen:
Verwendung von Hypnotika/Sedativa/Analgetika:
– relative Überdosierung bei eingeschränkter hepatischer/renaler Clearance
– hohe Dosierung bei
  Tetanus, Epilepsie
  hyperkinetisches Syndrom (Agitiertheit)
  – bei Entzugsdelir
  – posttraumatisch
  – aufgrund situativer Faktoren
  (z. B. Schlafentzug, sensorische Deprivation)
  Kühlung (Fieber)
  übersteigerter Atemarbeit
– zur Schock- und Schmerzbehandlung.

Die gestörte oder versagende Hirnfunktion kann Indikation zur Intensivtherapie sein, sie kann aber auch erst unter Intensivtherapie entstehen.

Das Auftreten eines Komas und seiner Vorstufen auf der Intensivstation repräsentiert als akuter exogener Reaktionstyp im Sinne BONHOEFFERS (9) eine unspezifische Folge des Zusammenwirkens der verschiedenen ätiologischen Faktoren: Jeder komaartige Zustand auf einer Intensivstation ist somit als Ausdruck eines multikonditionalen Geschehens zu begreifen.

Ätiologie komaartiger Zustände nach Schädel-Hirn-Trauma

Am Beispiel schädel-hirn-traumatisierter Patienten soll nun das Zusammenwirken der verschiedenen ätiologischen Faktoren erläutert werden.

Das Schädel-Hirn-Trauma bewirkt eine abgestufte Desintegration des für die neuronale Funktion verantwortlichen Wirkverbundes von Perfusion, Energiemetabolismus und Membranpolarisation mit potentieller sekundärer Schädigung der mikrostrukturellen Einheit Kapillare – Astroglia – Neuron.

Über das primär traumatisch betroffene Hirnareal hinaus breitet sich nach GRAHAM u. Mitarb. (19) die Schädigung durch sekundär ischämische Veränderungen auf benachbarte Hirnregionen aus. Besondere Bedeutung haben dabei Anstiege des intrakraniellen Druckes, hypoxische Perioden und intrakranielle Hämatome. Hierbei reagieren Hippokampus und N. amygdalae bevorzugt auf Sauerstoffmangel, weil die Muskelzellen ihrer Gefäßwände im Vergleich zu anderen Gefäßen einen verminderten Calciumgehalt aufweisen (29). Grenzbereiche in den Versorgungsgebieten unterschiedlicher Gefäße sind darüber hinaus gefährdet (13).

Die normale mittlere zerebrale Perfusion liegt bei etwa 55 ml/100 g Hirnsubstanz/Min. Das Ausmaß bleibender zerebraler Funktionsminderung nach einem Trauma hängt vom Unterschreiten eines kritischen Perfusionsvolumens ab (Zusammenstellung nach SCHOEPPNER [32, 33]):
1. Nach einem Trauma kommt es zu einer initialen Hyperämie infolge reaktiver Dilatation pialer Gefäße (Bayliss-Effekt).
2. Die Reduktion der Perfusionsrate von 55 auf 30 ml/100 g/Min. bewirkt eine zunehmende Entkoppelung von Perfusion und Metabolismus bei Verlust der Autoregulation und Anstieg der anaeroben Glykolyserate.
3. Eine transitorische Phase (30–20 ml/100 g/Min.) ohne zunehmende strukturelle Läsion wird bei weiter sinkender Flußrate durch selbststeuernde metabolische Mechanismen bewirkt (Akti-

vierung der Glutaminsäuredecarboxylase/Inhi-
bierung der GABA-Transaminase [34a]). Bei einem Restflow von 18 ml/100 g/Min. erlischt die
bioelektrische Aktivität.
4. Das Unterschreiten einer Perfusion von
12 ml/100 g/Min. führt zur Entwicklung sekundär ischämischer Hirngewebeschäden (4) infolge
hypoxischer Membrandepolarisation mit mikrostruktureller Läsion.

Unterhalb eines arteriellen pO_2 von etwa 50 Torr
(6,66 kPa) kommt es zu neuralem Funktionsver-
lust mit abnormem Verhalten und schließlich
Eintrübung wie auch zu einer vermehrten Glykolyse mit Laktatanstieg und Versiegen der Produktion inhibitorischer Transmitter (GABA) sowie
vermehrter Freisetzung exitatorischer Neurotransmitter (Glutamin) (24, 25). Eine hirnorganische Schädigung kann beim Patienten ohne
Schädel-Hirn-Trauma bei guter Perfusion und
dem ständigen Abpuffern saurer Metabolite
auch unter arteriellen O_2-Partialdrücken von
20 Torr (2,66 kPa) verhindert werden (eigene Beobachtung).

Hirnödem

Leistungsfähigkeit und struktureller Bestand des
Gehirnes basieren auf der Funktionseinheit Kapillare – Astroglia – Neuron (5, 33). Schädel-
Hirn-Traumen bedingen eine abgestufte Desintegration dieses morphologisch-funktionellen Ver-
bundes. Begleitend kommt es zum Ödem, nachdem über lokale Vasokonstriktion mit folgendem
ATP-Mangel, Hemmung der die Zellpolarität
wahrenden Membranpumpen Wasser dem Sog
gliär akkumulierten Natriums folgen kann (33).
Eine Ausbreitung der Flüssigkeitsdurchtränkung
im Sinne eines Ödems (extrazelluläre Wasseran-
sammlung (31a) erfolgt angesichts des Vorhan-
denseins interstitieller Räume besonders im Bereich des Marklagers; im Bereich des Cortex cerebri ist infolge Fehlens funktionell extrazellulä-
rer Räume der Kernvorgang in einer Reduktion
des Membranpotentials der Endothel-Glia-Bar-
riere infolge ungenügender ATP-Produktion mit
gliärer Na^+-Akkumulation zu sehen. Das Wasser
folgt dem elektrostatischen Zug des retinierten
Natriums und führt zur gliären Schwellung
(31a).
Solange die mikrostrukturelle Kontinuität Kapil-
largitterfaser – Protoplasmapseudopodium-

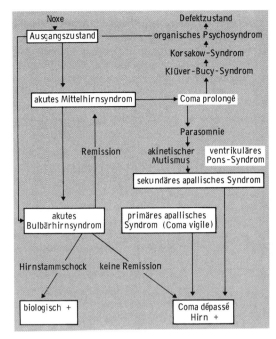

Abb. 11.1 Mögliche Verlaufsformen nach akutem
Mittelhirnsyndrom (nach SCHOEPPNER)

Membran gewahrt ist, ist das Ödem reversibel
(kompensiert). Dissoziation des Zellverbandes
und massiver Plasmaeintritt charakterisieren
dann das meist irreversible (dekompensierte)
Ödem.

Etwa 10% des Schädelkavums können als Kom-
pensationsraum eines zunehmenden Ödems herangezogen werden. Dessen Erschöpfung kann
zur Massenverschiebung führen mit Herniation
mediobasaler Temporallappenanteile unter die
Falx oder in den Tentoriumschlitz mit womöglich arteriellen Rhexisblutungen in den meso-
dienzephalen Bereich, dem akuten Mittelhirnsyndrom. Bei geringen strukturellen Schäden am
Hirnstamm kann das Syndrom reversibel sein.
Bei fortschreitendem Ödem kann die Impression
des Hirnstammes in das Foramen occipitale magnum mit Bulbärhirnsyndrom und Tod folgen.
Ein Überleben des Mittelhirnsyndromes kann
über stufenweise Reintegration kortikaler Funktionen zur Defektheilung, gelegentlich sogar zur
vollkommener Remission führen (Abb. 11.1).

Initialdiagnostik

Respiration und Hämodynamik

Im Vordergrund initialer Diagnostik steht die Beurteilung von Hämodynamik und Respiration. Flache Atmung ist hinsichtlich ihrer Suffizienz schwierig zu beurteilen. Zur Beurteilung der Hämodynamik ist ein arterieller Zugang (bei Vorliegen eines Schocks Kanülierung der A. femoralis) und zumindest ein zentralvenöser Katheter (auch zur Beurteilung zentralvenöser Blutgase) erforderlich. Eine kontinuierliche arterielle Druckmessung ist erforderlich. Ebenso ist die initiale und intermitterende arterielle Blutgasanalyse zwingend erforderlich.

Verschiedene Atemmuster können bestimmte Schädigungsebenen lokalisieren. Eine Laktazidose führt zur Maschinenatmung (15a), und induziert durch Sauerstoffmangelsensoren am Boden des IV. Ventrikels kann der Ausfall des Atemgrundmusters definiert werden. Pathogenetischer Hintergrund ist die Stimulation der für die Steuerung des Atmungsgrundrhythmus verantwortlichen Neurone an der ventrolateralen Fläche der Medulla oblongata durch ihren adäquaten Reiz, Erhöhung der H-Ionen-Konzentration. Hyperventilation entsteht durch Ausfall der den medullären Grundrhythmus modulierenden Zentren in Mittel- und Zwischenhirn. Eine Hirnschwellung mit kraniokaudaler Massenverschiebung bewirkt durch Druck auf das medulläre Atemzentrum Hypoventilation und Apnoe. Bei der Beurteilung des Atemmusters müssen jedoch pulmonale und metabolische Parameter mitbedacht werden.

Anamnese

Bei der Klassifizierung komatöser Zustandsbilder kommt der Anamnese besondere Bedeutung zu. Vorbestehende neurale oder zentrale Ausfälle müssen bekannt sein; ebenso sind zur Beurteilung des Unfallherganges z. B. Intoxikationen zu bedenken. Weiter sind Reaktionen des Patienten unmittelbar nach einem Unfall, Zeitpunkt der Eintrübung etc. wichtig.

Physikalische Untersuchung

Jeder aufgenommene Patient muß einer kompletten körperlichen Untersuchung unterzogen werden. Leicht können bei dem im Vordergrund stehenden zentralen Trauma periphere Nervenschädigung, Wirbelfraktur oder Thoraxkontusion übersehen werden.

Daran schließt sich ein ausführlicher neurologischer Status an. Die Beurteilungen von Pupillenweite und -reaktion auf Licht sind leicht durchführbare und in der Aussage wertvolle Überprüfungen beim komatösen Patienten. Auch die Untersuchung des Augenhintergrundes gehört zu jeder abklärenden Untersuchung; sie muß auf jeden Fall vor einer Liquorpunktion beim Verdacht auf Hirndruck erfolgen.

Enge Pupillen können entstehen aufgrund:
– direkter Hirnstammschädigung,
– sekundärer Hirnstammschädigung infolge Ödems,
– akuten Basilarisverschlusses,
– Brückenblutungen,
– medikamentös (Opiate, Rauwolfiaalkaloide, Parasympathikamimetika).

Eine einseitig enge Pupille entsteht aufgrund:
– eines Horner Syndroms.

Eine erweiterte, reaktionslose Pupille wird bewirkt aufgrund:
– Hirnstammkompression (z. B. infolge Hämatoms, Tumors),
– zerebraler Hypoxie,
– direkten Augentraumas,
– Sympathomimetika,
– Parasympatholytika.

Das Auftreten einer weiten, reaktionslosen Pupille muß eine sofortige Differentialdiagnostik nach sich ziehen. Auf eine Pupille begrenzte Symptomatik, deren Erweiterung und das Herabhängen eines Lides sprechen am ehesten für eine lokale Schädigung.

Zur Überprüfung weiterer Hirnstammfunktionen sollte sich jetzt die Kontrolle des okulozephalen Reflexes (Puppenkopfphänomen) anschließen. Er überprüft die Funktionsfähigkeit der Augenmuskelkerne sowie die Unversehrtheit der internukleären Verbindungsbahnen. Auch der okulovestibuläre Reflex sollte mittels kalorischer Prüfung überwacht werden.

Hirnstammreflexe wie Würgen und Husten können durch Reizung im Rachen bzw. beim Intubierten unter endotrachealem Absaugen einfach geprüft werden. Dabei sollte die zusätzliche kurzfristige Hirndrucksteigerung jedoch bedacht werden.

Diagnostische Hinweise für das Vorhandensein eines Hirnödems können sein:
- Koma,
- Erbrechen
- Strabismus,
- unregelmäßige Atmung,
- Bradykardie,
- Störungen der Blutdruckautoregulation,
- weite Pupillen,
- < 7 Punkte in der „Glasgow Coma Scale" (vgl. Tab. 11.**1**),
- Bronchokonstriktion (26).

Neuropsychologische Untersuchung

Entsprechend dem im Vordergrund stehenden Koma erfolgt an erster Stelle eine Überprüfung des Bewußtseins.

Zum Beispiel werden Beeinträchtigungen der Bereiche Aufmerksamkeit, Orientierung, Vigilanz und Aktivierung bestimmt über:
- Beobachtung des Spontanverhaltens,
- Beschreibung der Reaktionen auf verschiedene Reize, insbesondere auf verbale und Schmerzreize,
- Bewertung der Qualität der ausgelösten Hirnleistungen, etwa nach Geschwindigkeit und Vollständigkeit.

Zur Dokumentation dieser Prüfungen dienen Verlaufsbögen, sog. „Coma Scales" (10). Eine der bekanntesten und auf der Intensivstation gebräuchlichsten stellt die 1974 von TEASDALE u. JENNETT (37) entwickelte „Glasgow Coma Scale" dar (Tab. 11.**1**). Sie umfaßt drei verschiedene Reaktionsklassen auf Schmerz- bzw. verbale Reize:

1. **motorische Reaktionen,** die abgestuft werden zwischen gezielter Abwehrreaktion auf schmerzreize bis hin zu fehlender Reaktion auf Schmerzreize;
2. **verbale Leistungen,** unter der die Orientierung eingeordnet wird. Hier wird differenziert zwischen Äußerungen, die die volle zeitliche, örtliche und situative Orientierung des Patienten erkennen lassen, bis hin zu Äußerungen ohne verbalen Inhalt (z. B. Stöhnen, Ächzen);
3. **Augen öffnen**, wobei der benötigte Reiz für das Öffnen gewertet wird.

Eine Gesamtzahl von weniger als 8 Punkten weist auf eine ausgeprägte Hirnfunktionsstörung hin. Ein plötzlicher Abfall in der zugewiesenen Punktzahl muß eine weitergehende Diagnostik z. B. zerebrales CT veranlassen.

Bestimmt die Glasgow Coma Scale die Bewußtseinslage über die Stimulierbarkeit und Reaktivität des Patienten, bedienen sich andere Instrumente zusätzlich komplexer figuraler und verbaler Reize, die z. T. standardisierten testpsychologischen Verfahren (z. B. dem Benton-Test [8]) entnommen sind. Zum Beispiel umfaßt die von VON CRAMON (14) 1979 vorgestellte „Vigilanzskala" (Tab. 11.**1**) die Reaktionsfähigkeit des Patienten auf standardisierte Reize elektrischer, optischer, taktiler und akustischer Natur. Darauf folgen drei Stufen, die sich auf die Orientierung beziehen, und vier weitere, welche testpsychologische Aufgaben zur Wahrnehmungs- und Differenzierungsfähigkeit des Patienten beinhalten. Somit erfaßt eine solche erweiterte Skala – zusätzlich zu den durch Stimulation hervorgerufenen Reaktionen des komatösen Patienten – die in den Vorstufen zerebralen Versagens (Wachheit > Somnolenz > Sopor > Koma) noch bestehende individuelle Leistungsfähigkeit des Bewußtseins: Die Erfassung leichterer Bewußtseinsstörungen wird dadurch möglich.

Die Berücksichtigung sämtlicher Sinnesmodalitäten zur Bewertung der Komatiefe wird vor dem Hintergrund bedeutsam, daß trotz Ausschaltung der Großhirnrinde immer noch eine Reaktivität subkortikaler Strukturen auf Reizung der Sinnesrezeptoren hin besteht. Zum Beispiel bleibt bei ausgeschalteter akustischer Großhirnrinde noch die Fähigkeit zur Orientierung auf einen akustischen Reiz bei intaktem Colliculus inferior (15) erhalten, auch orofaziale sowie körpermotorische Reaktionen sind dann noch möglich.

Grenzen bei der Abschätzung einer Bewußtseinsstörung durch Verhaltensbeobachtung werden deutlich etwa bei schweren Verhaltensdefiziten ohne Beeinträchtigung der Bewußtseinslage (z. B. beim katatonen Stupor) oder bei Hemmung motorischer Funktionen einschließlich Mimik und Gestik (z. B. ventrales Pons oder „Locked-in"-Syndrom [31] infolge von Infarkten oder Entmarkung im Brückenbereich). Sind motorische Reaktionen nicht mehr möglich, bleibt als nächste diagnostische Ebene die apparative Diagnostik durch EEG-Analyse und der Versuch, evozierte Potentiale abzuleiten.

Neurologischer Reflexstatus, thermische Auslösung des okulovestibulären Reflexes, Prüfung des okulozephalen Reflexes (Puppenkopfphänomen) gehören zur täglichen Diagnostik.

Tabelle 11.**1** Neuropsychologische Befunderhebung beim komatösen Patienten erfolgt z. B. mit der „Glasgow Coma Scale" (37) bzw. der „Vigilanzskala" (14)

Glasgow Coma Scale		Vigilanzskala			
Untersuchte Funktionen	Punkte	Skala der Stimuli	Punkte	Skala der Reaktivität	Punkte
Augen öffnen		Stimulierbarkeit			
spontan mit Fixation	4	elektrisch		keine Reaktion	0
auf Ansprache	3	batteriebetriebenes Reizgerät,			
auf Schmerzreize	2	Fingerelektroden (Fläche 3 cm^2).		beliebige Körper-	1
nicht	1	Reizung an der Streckseite der		bewegungen, Bewegungen des	
		Finger. Bei Sensibilitätsstörungen		Kopfes ohne eindeutige Zu-	
beste motorische		der Hand Reizung des		oder Abwendung zum/vom	
Antwortreaktion		Ohrläppchens. Entsprechend dem		Reiz	
auf Aufforderung	6	gemessenen Hautwiderstand			
gezielte		Stromstärke 1–10 mA. Minimale		beliebige mimische	2
Abwehrbewegungen	5	Spannung 600 V. Reizende sofort		Bewegungen, z. B.	
ungerichtete		nach Auftreten von Reaktionen.		Stirnrunzeln, Lidkontraktionen,	
Abwehrbewegungen	4	Maximale Reizdauer 5 Sek.		Bewegungen der	
abnorme Beugung	3			Nasolabialfalte,	
Strecksynergismen	2	taktil		Lippenbewegung,	
keine	1	Ästhesiometer. Reizhaar mit 2 cm		Bewegungen der Zunge und	
		Länge und 0,05 mm Durchmesser.		des Mundbodens	
beste verbale Antwort		Reizung peri- und intranasal sowie			
orientiert	5	perioral beidseits für mindestens		nach Richtung und Dauer	3
unzusammenhän-		30 Sek.		eindeutige Zu- oder	
gende Sätze	4			Abwendungen des Kopfes	
inadäquate Worte	3	akustisch		zum/vom Reiz. Öffnen der	
unverständliche		Sirene, batteriebetriebenes		Augen oder der Zustand der	
Laute	2	Reizgerät. Applikation evtl. mit		geöffneten Augen	
keine	1	Kopfhörer. Lautstärke 90 dB.			
		Frequenzgang 300–1000 Hz.		nach Richtung und Dauer	4
		Beidohrige Beschallung für		eindeutig auf den Reiz bzw. den	
		mindestens 30 Sek.		Untersucher gerichteten	
				Blickbewegung. Reizbezogene	
		optisch		sprachliche Äußerung	
		Fokussierte Taschenlampe.			
		Helligkeit 4000 lux. Anblinken			
		beider Augen für mindestens			
		30 Sek.			
				auf Anweisung die Hand	5
				geben	
				auf Anweisung den	6
				Wohnort nennen	
				auf Anweisung das Alter	7
				angeben	
				nachlegen von drei der vier	8
				ELIZUR-Blöcke	
				Lösung der Inter-	9
				ferenzaufgabe	
				Lösung von sechs aus	10
				zehn BENTON-	
				Wahlform-Aufgaben	
				Nachzeichnen von drei	11
				der vier ELIZUR-	
				Zeichnungen	

Apparative Untersuchung

Da die Ausbildung mikrostruktureller Läsionen mit Komatiefe und -dauer korreliert, müssen sie möglichst früh erfaßt werden.

Zur Initialdiagnostik, bei akuter Veränderung der Befunde neurophysiologischer Untersuchungen, aber auch zur routinemäßigen Kontrolle (Blutungen) im Verlauf nach einem Schädel-Hirn-Trauma sollte ein zerebrales Computertomogramm durchgeführt werden. Fokale, generalisierte Ödeme, Blutungen wie auch die Konfiguration des Ventrikelsystemes sind beurteilbar (27). EEG-Veränderungen können infolge reaktiver Hyperämie gelegentlich erst 24 Std. nach dem Ereignis hinweisend sein (32). Hirnkontusionen von einer Größe von mehr als 5 mm können computertomographisch noch erkannt werden. Kleine flohstichartige Blutungen etwa im Stammhirnbereich lassen sich jedoch nicht mehr erfassen. Das zerebrale CT repräsentiert nur eine Momentaufnahme, so können meist Blutungen im zerebralen „Aufnahme-CT" nicht erkannt werden, da sie sich erst nach einigen Tagen voll ausbilden. Verlaufskontrollen etwa im Abstand von max. 10–14 Tagen sind nach Trauma daher wichtig. So kann z. B. ein sich entwickelnder Hydrocephalus internus frühzeitig erkannt und einer Therapie zugeführt werden.

Zunehmende Bewußtseinseintrübung bei initialer Vigilanz und neuraler Ausfall ohne Herdbefund im EEG, womöglich auch ohne (schon) sichtbaren Befund im zerebralen CT, können auch heute noch eine Indikation für eine Röntgenkontrastdarstellung zerebraler Gefäße darstellen.

Als kontinuierliches Monitoring des intrakraniellen Druckes hat sich die lokale Druckmessung, entweder im Ventrikel (Vorteil Entnahmemöglichkeit von Liquor zur biochemischen Analyse: Liquorgaswerte, -elektrolyte und Laktatgehalt) oder epidural etabliert (s. unten).

Jeder neurotraumatologische Patient muß einer gezielten radiologischen Diagnostik zum Ausschluß von Wirbelfrakturen zugeführt werden. Vor einer solchen Diagnostik ist er nur mit entsprechender Vorsicht zu lagern und drehen. Ein Röntgenbild des Thorax sollte nicht nur die korrekte Lage des zentralvenösen Katheters verifizieren, sondern zugleich Lungenkontusionen, Veränderungen der Herzkonfiguration und pathologische Befunde (Aneurysma) im Abgangsbereich der großen Gefäße an der Herzbasis ausschließen.

Laboruntersuchungen

Verlaufsdiagnostik

In den ersten Tagen einer akut eingetretenen komatösen Erkrankung sollte ein neurologischer Status mindestens 3mal/die erhoben werden. Bei einem chronischen Verlauf mit mehr oder weniger stationärem Befund kann dann die Untersuchungsfrequenz auf 1mal/die gesenkt werden.

In der akuten Phase einer Erkrankung sollten die Parameter der üblichen Komaskalen mindestens stündlich durch das Pflegepersonal überprüft werden.

Da meistens nicht genug ausgebildetes Personal zur rezidivierenden Beurteilung des EEG im Verlauf zur Verfügung steht, wird mittels einer weitgehend automatisierten EEG-Auswertung versucht, gewisse Grundinformationen einfach aufbereitet zu gewinnen. Leider ist ein Gerät, das zukunftsicher auch die Registrierung evozierter Potentiale ermöglicht, recht kostenintensiv. Es wird auch weiterhin daher wohl unumgänglich sein, für den intensivtherapeutischen Bereich Mitarbeiter in dem Spezialbereich der EGG-Beurteilung auszubilden. Auf diesem Gebiet kann die Zukunft sicher nicht in der Anschaffung von einfach zu bedienendem Gerät von geringem Aussagewert, sondern nur in der Kombination des in der EEG-Beurteilung ausgebildeten Mitarbeiters im Verein mit Gerät von hohem Aussagewert (konventionelles EEG [visuelle Auswertung bzw. Spontan-EEG] Frequenzanalyse, evozierte Potentiale) liegen.

Differentialdiagnostik

Bei der Entwicklung eines Komas in der Intensivmedizin wird neben ischämischen Prozessen (Gefäßverschlüsse auf arteriosklerotischer Basis/Embolien bei Vitien bzw. Vorhofflimmern oder nach herzchirurgischem Eingriff) auch an Blutungen (Marcumar, Heparin, Thrombopenie, Subarachnoidalblutung bei Hypertonus, Aneurysma) zu denken sein. Auch eine zerebrale Metastasierung wird sich manchmal erst in dieser Phase bemerkbar machen (Tumorpatienten). Die bisher aufgeführten Krankheitsbilder werden primär eine Herdsymptomatik verursachen. Bei komatösen Zuständen ohne eine echte Herdsymptomatik wird man zuerst an eine Intoxikation (relative Überdosierung, Reduktion hepatischer oder renaler Clearance etc.) oder an eine Hypoxie (Reanimation, schweres Lungenversagen, Intubationsschwierigkeiten, Selbstextubation des Patienten) oder im akuten Fall an eine Hyper-

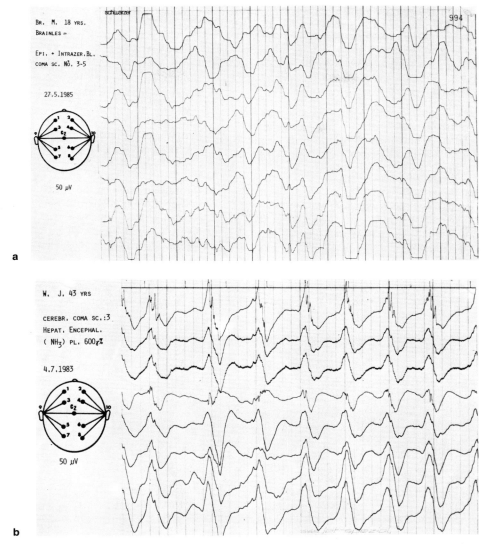

a

b

Abb. 11.**2** a u. **b** a posttraumatisches Koma: generalisierte Theta-, Delta-Aktivität im EEG als Ausdruck hypoxischer Membrandepolarisation. **b** Generalisierte steile triphasische Wellen im EEG bei hepatogener Enzephalopathie (aus H. SCHOEPPNER: Elektrophysiologisch-biochemische Meßverfahren für die Verlaufsprognose zerebraler Dysregulationen unter der Einwirkung protektiver Pharmaka. In H. MENZEL: Zerebrale Protektion in Anästhesie, Intensiv- und Notfalltherapie. Zuckschwerdt, München 1985)

kapnie (Emphysematiker, Sedierung, Erschöpfung, CPAP!) denken müssen. Bei einer Fettembolie in posttraumatischer Phase wird meist auch die mitreagierende Lunge den Weg zur richtigen Diagnose weisen.

Auch die EEG-Diagnostik vermag begrenzt auf die Pathogenese zerebraler Störungen hinzuweisen (Abb. 11.**2**).

Bakteriämien sind bei Patienten auf Intensivtherapiestationen nicht selten. Aufgrund der meist erheblich geschwächten körperlichen Abwehr ist bei einer Herdsymptomatik auch an einen entzündlichen Prozeß zu denken. Fieber kann fehlen bzw. meist auch anderen Organen zugeordnet werden. Hier sollte im Zweifelsfalle ein zerebrales CT angefertigt werden. Die Liquorpunktion führt beim Hirnabszeß nicht unbedingt weiter, ja ist sogar kontraindiziert bei dem oft vorliegenden Hirndruck.

Nach jedem Schädel-Hirn-Trauma muß an das Auftreten eines Hydrozephalus gedacht werden. Daher ist bei einem Stillstand in der neurologischen Rekonvaleszenz ein zerebrales CT anzufertigen. Da beim primären zerebralen CT oftmals aber auch das Ausmaß der intrazerebralen Läsionen noch nicht abzusehen ist, scheint das regelmäßig etwa im Abstand nach 1 Woche angefertigte zerebrale Kontroll-CT berechtigt. Ein Hydrozephalus kann aber auch noch nach Blutung, Infektion und anderen intrazerebralen Prozessen auftreten. BRANDT (12) hat tabellarisch Gründe für ein zerebrales Versagen bei primär nicht neurochirurgischer Erkrankung zusammengestellt:

Gründe zerebralen Versagens:	operative Behandlung möglich
zerebrale Hypoxie	−
metabolische Störung	−
Intoxikation	−
Fettembolie	−
zerebrale Ischämie	(+)
Entzündung	(+)
intrakranielle Blutung	(+)
Hydrozephalus	(+)
zerebrale Metastase	(+)

Im folgenden sollen die klassischen posttraumatischen intrakraniellen Blutungen differenziert werden.

Epidurales Hämatom

Die Kalottenfraktur im Bereich der A. meningea media kann zu deren Zerreißung mit konsekutiver, arterieller epiduraler Blutung (Abb. 11.3)

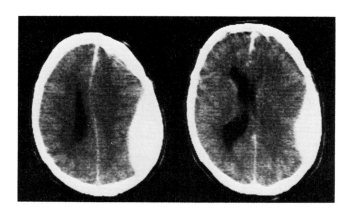

Abb. 11.**3** Zerebrales Computertomogramm eines epiduralen Hämatoms (Aufnahmen: Prof. PETERS, Münster)

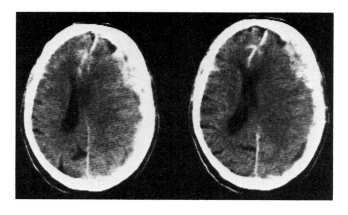

Abb. 11.**4** Zerebrales Computertomogramm eines akuten subduralen Hämatoms (Aufnahmen: Prof PETERS, Münster)

führen. In diesem Fall ist der Patient initial bewußtlos, hat sodann ein freies Intervall, um nach diesem wiederum einzutrüben und Zeichen eines zunehmenden Hirndruckes zu entwickeln. Hierzu gehören u. a. eine homonyme Mydriasis, später eine beidseitige Mydriasis. Jede Fraktur, die die A. meningea media kreuzt, ist verdächtig, eine solche Blutung zu entwickeln. Solche Patienten sind deshalb einer mindestens 12stündigen Intensivobservation zuzuweisen. Abweichungen von diesem typischen Verlauf sind häufig. So können auch frontale, parietale oder okzipitale Frakturen sowie Frakturen im Bereich des Sinus transversus oder Sinus sagittalis superior zu einem epiduralen Hämatom führen. Die Diagnose ist über ein zerebrales CT zu stellen. Postoperativ ist die Flüssigkeitsbilanz – beimFehlen eines Hirnödems (intrakranielle Druckmessung) – positiv zu gestalten, um einer erneuten Blutung e vacuo vorzubeugen.

Akutes subdurales Hämatom

Dem subduralen Hämatom liegt eine Gefäßläsion im kortikalen Bereich zugrunde (Abb. 11.4). Aufgrund dieser Schädigung ist der Patient primär bewußtlos. Die Ausbreitung der Blutung kann wechseln. Früher oder später kommt es zur einseitigen/beidseitigen Mydriasis. Die Sofort-diagnostik besteht heute in einem zerebralen CT oder in der direkten operativen Intervention. Meist bestehen zusätzliche intrazerebrale Hämatome.

Chronisch subdurales Hämatom

Dem chronisch subduralem Hämatom geht ein Bagatelltrauma mit möglicher anterograder Amnesie voraus. Die Zunahme von Hirndruckzeichen wie zunächst Kopfschmerz, Schwindel, Erbrechen, psychische Auffälligkeiten (Agitiertheit bis Stupor) kann sich über Monate erstrecken. Das Festhalten an der Diagnose zerebrovaskulärer Insuffizienz kann solchen Patienten die rettende Operation versagen. Die Diagnose erfolgt über ein zerebrales CT. Die Prognose ist, bedingt durch den langsamen Prozeß, günstig.

Angesichts der fließenden Übergänge der Symptomatik von Commotio und Contusio cerebri sollte auf die Stadieneinteilung auf der Grundlage der Rückbildungsfähigkeit neurologischer Ausfälle nach TÖNNIS u. LOEW (38) zurückgegriffen werden: gedeckte traumatische Hirnschädigung 1. Grades/Rückbildung innerhalb von 48 Stunden – 2. Grades/Rückbildung innerhalb von 1 Woche; – 3. Grades/Rückbildung innerhalb 3 Wochen und länger.

Therapeutische Maßnahmen

Sicherung vitaler Funktionen

Im Vordergrund initialer Diagnostik steht die Sicherung der Respiration und der Hämodynamik (17). Die Beurteilung flacher Atmung hinsichtlich ihrer Suffizienz ist schwierig. Sofern nicht klinisch eine deutliche Hypoxie mit Sekretverhalt vorliegt, sollten erst eine arterielle Kanülierung mit kontinuierlicher Druckmessung sowie ein zentralvenöser Zugang (venöse Blutgasanalyse, Kreuzblut, Labordiagnostik, Venendruck) angelegt werden. Wichtig ist das Vermeiden unbegründeter Hektik, somit auch die Intubation eines nicht tief komatösen Patienten, der womöglich unter der Intubation erbricht bzw. eine unkontrollierte intrakranielle Drucksteigerung erfährt.

Beatmung stellt bei Schädel-Hirn-Trauma keine Kontraindikation dar. Die Sicherung arterieller Oxygenation und die Prävention pulmonaler Komplikationen haben absoluten Vorrang. Selbst die Beatmung mit erhöhtem endexspiratorischem Druck oder die Veränderung des Beatmungsmusters bedeuten für den Patienten, sofern eine Synchronisation zwischen Patient und Maschine besteht (!), keine weitere Schädigung intrazerebraler Verhältnisse. Weitere Voraussetzung ist jedoch die Hochlagerung des Oberkörpers in einem Winkel bis zu 30–45 Grad (1, 2, 35, 36).

Zur Sicherung dieser vitalen Funktionen auch unter der Initialdiagnostik (zerebrales CT) ist selbst bei leichtem Schädel-Hirn-Trauma eine Intubation (cave Aspiration) nach vorhergehender neurologischer Erstbeurteilung angeraten. Neben Magensonde und Blasenkatheter stehen vor bzw. unter dem Transport zur radiologischen Initialdiagnostik und Operation die Volumensubstitution und die Beherrschung eines Schockzustandes im Vordergrund.

Eine gesicherte Massenverschiebung infolge sub- und epiduralem oder peripher gelegenem Hämatom wird möglichst unverzüglich durch Ausräumung beseitigt. Bei malignem Hirnödem kann man auch heute noch zur Knochendeckelentfernung greifen. Zugleich sollte möglichst früh (etwa im poliklinischen OP) eine intrakranielle Druckmessung installiert werden.

Stabilisierung der gestörten Grundfunktion

Allgemeine Maßnahmen stellen die Erhaltung eines zerebralen Perfusionsdruckes von 50–60 Torr (6,7–8,0 kPa) sowie eines intrazerebralen Druckes von unter 10–12 Torr (1,3–1,6 kPa) dar.

Auf die Stabilisierung pulmonaler Funktion und die damit verknüpfte Steuerung der Organperfusion über das Einstellen eines bestimmten arteriellen pO_2 ergänzen diese Maßnahmen.

Vegetative Begleitreaktionen wie Hypo-, Hyperthermie oder Hypersalivation, Hyperglykämien oder Diabetes insipidus werden symptomatisch behandelt. Zur Behandlung des Diabetes insipidus ist bei einem spezifischen Gewicht des Urins unter 1,005 Desmopressin indiziert. Das Auftreten einer solchen Komplikation ist nach BALE-STRIERI u. Mitarb. (6) nach neurochirurgischen Operationen außer der Operation von Hypophysentumoren selten zu erwarten.

Intrakranieller Druck

Die Messung des intrakraniellen Druckes kann mittels eines Ventrikelkatheters durchgeführt werden, wenn nach zerebraler Computertomographie der Ventrikelraum punktierbar ist. Ist dies nicht der Fall, bleibt nur die epidurale Druckmessung mittels eines Tippmanometers, welches gelegentlich Eichschwierigkeiten bereiten kann. Ein in den Ventrikel vorgeschobener Katheter bedeutet zwar eine höhere Infektionsgefahr, bietet aber auch die Möglichkeit zur Ent-

nahme von Liquor bzw. zur Druckentlastung durch Liquorentzug und zur Applikation von Medikamenten z. B. Antibiotika.

Eine weitere epidurale Meßmöglichkeit des Hirndruckes besteht über die Implantation eines Druckwandlers mittels spezieller Schraubhülse direkt in ein Bohrloch. Diese Methode ist jedoch heute in den Hintergrund getreten (39).

Für die Zukunft könnte die Compliancemessung des ödematösen Hirngewebes über die Injektion einer kleinen Flüssigkeitsmenge in einen Ventrikelkatheter (21) eine prognostische Bedeutung für zu erwartende Druckanstiege erhalten.

Indikationen für die Hirndruckmessung sind (16):
– schwere gedeckte Traumen, auch ohne intrakranielle Raumforderung (bewußtlose Patienten mit Zeichen der Hirnstammschädigung),
– bewußtlose Kinder auch ohne Zeichen der Hirnstammschädigung,
– Patienten nach Ausräumung subduraler oder intrazerebraler Hämatome,
– rasche Bewußtseinseintrübung ohne intrakranielle Raumforderung.

Relative Indikationen stellen dar:
– epidurale Blutungen,
– offene Hirnverletzungen,
– ausgedehnte Impressionsfrakturen.

Der zerebrale Perfusionsdruck errechnet sich aus der Differenz von arteriellem Mitteldruck und mittlerem intrakraniellem Druck. Die Erhöhung des Perfusionsdruckes bei Gefäßspasmen kann zur deutlichen Verbesserung des Verlaufes führen (23); eine häufig zu beobachtende arterielle Drucksteigerung nach einem Schädel-Hirn-Trauma scheint aber nicht generell positiv im Sinne einer verbesserten Perfusion zu wirken (34). GRIS-VOLD u. Mitarb. (20) warnen andererseits bei der hypertensiven Enzephalopathie vor einer zu drastischen Senkung des arteriellen Druckes.

Eine schematisierte Therapie unter Messung des intakraniellen Druckes könnte anhaltsweise folgendermaßen aussehen: Bei einem intrakraniellen Druck < 15 mm Hg wird der Patient mäßig hyperventiliert, ($paCO_2$- ca. 35 Torr = 4,6 kPa) und einer niedrigdosierten Mannittherapie (0,15 g/kgKG/Std.) zugeführt. Eine Corticoidtherapie sollte eingeleitet werden, z. B. mit Triamcinolon oder Dexamethason (ca. 1 mg/kg initial, und über 5 Tage mit ca. 16 mg/die fortgesetzt werden).

Bei intrakraniellem Druck > 20 mm Hg wird die

Hyperventilation verstärkt (paCO$_2$ ca. 30 Torr = 4,0 kPa) und Mannit (1 g/kg KG) gegeben. Um einen Reboundeffekt auszuschließen und intravasale Flüssigkeit schnell zu eliminieren, werden auch rezidivierend Diuretika (Furosemid) eingesetzt. Eine Hypovolämie wird – einen Hämatokrit von über 30% vorausgesetzt – durch Dextraninfusion therapiert. Zugleich wird mit dieser Maßnahme die Mikrozirkulation (Viskositätssenkung) verbessert. Vor jeder Dextrantherapie ist aber der Gerinnungsstatus zu überprüfen und bezüglich der Blutungsgefahr Rücksprache mit den Neurochirurgen zu nehmen.

Bei Erhöhung des intrakraniellen Druckes sollte ein Patient 45 Grad mit dem Oberkörper hoch gelagert werden (30); er sollte ausreichend oxygeniert (paO$_2$- 100 Torr = 13 kPa) und für 48 Std. hyperventiliert werden.

Pharmakologische Therapie des Hirnstoffwechsels

Sind die vorgenannten therapeutischen Maßnahmen nicht erfolgreich, so kommt eine spezifische pharmakologische Therapie zum Einsatz. Ihr Ziel ist (33):
1. Förderung der Reperfusion,
2. Senkung des neuralen und gliären Bedarfs an energiereichen Phosphaten,
3. Stabilisierung der neuralen Membranen und der Endothelgliabarriere,
4. Rebalanzierung des Neurotransmittergleichgewichtes,
5. Umwandlung des cholinergen in eine GABA-erges Syndrom.

Durch Kombination von Pharmaka mit jeweils definiertem Angriffspunkt können diese Ziele erreicht werden. Ein Teilaspekt ist die Umwandlung eines cholinergen Syndromes (unter Schädel-Hirn-Trauma) in ein GABA-erges Syndrom.Indikationsstellung und Effektivitätskontrolle erfolgen unter Elektroenzephalographie (EEG) und biochemischer Liquoranalyse (Zusammenstellung nach Schoeppner (32, 33):

Barbiturate

Sie sind indiziert bei dem Nachweis bioelektrischer Hyperaktivität (Dosierung 2 mg/kg KG/ Std.). Sie bewirken eine Deafferenzierung der Strukturen des Cortex cerebri. Barbiturate senken synchron Perfusion und Metabolismus um 50%, ohne jedoch eine gesteigerte Sympathikusaktivität zu reduzieren. Nach dem Erreichen eines Burst Suppression Musters führt eine weitere

Dosissteigerung nicht zu einer weiteren Stoffwechselsenkung. Sie birgt eher noch die Gefahr der Senkung des zerebralen Perfusionsdruckes (28). Für die hochdosierte Barbiturattherapie ist die EEG-Kontrolle unabdingbar.

Nimodipine

Einer der Teileffekte des Schädel-Hirn-Traumas ist die Calciumüberladung der Gefäßmuskelzelle durch Ischämie. Calciumantagonisten können in Fällen globaler Ischämie (im EEG an generalisierter Spannungsdepression erkennbar) zu einer Reperfusion des Gehirnes führen (Dosierung: in den ersten 3 Std. 15 μg/kgKG/Std., dann weiter mit 30 μg/kgKG/Std.).

Procain

Bei generalisierter Theta- und Deltaaktivität im EEG als Ausdruck zerebraler Laktazidose und Erschöpfung der neuronalen und gliären Reserven an energiereichen Phosphaten mit hypoxischer Membrandepolarisation vermag Procain die Membran zu stabilisieren (Dosierung 0,5 mg/kgKG/Min.). Infolge zentraler Sympathikusblockade übersteigt ein stoffwechselsenkender Effekt den der Barbiturate noch um 15% (3).

Aufgrund der Nebeneffekte sollte eine derartige Therapie nur unter Beatmung und intensivem hämodynamischem Monitoring erfolgen.

Corticoide

Sie wirken sicher nicht im Sinne einer Hirndehydrierung, sondern ihr Wirkungsspektrum besteht in einer Membranstabilisierung. Angesichts der neurohumoralen Beantwortung des Schädel-Hirn-Traumas sollte die Erschöpfung der Nebennieren im Zusammenhang mit dieser Therapie nicht außer acht gelassen werden (Dosierung z. B. für Dexamethason: 8 mg/4 Std. über 4 Tage, dann reduzierend absetzen; dann z. B. 50 IE ACTH).

(Die angegebenen Dosierungen sind Erfahrungswerte und als solche nicht unbedingt übertragbar. Sie müssen im Einzelfalle der jeweiligen Situation des Patienten angepaßt und unter Berücksichtigung der Nebenwirkungen neu festgelegt werden.)

Liquordiagnostik

Die Dissoziationsbreite der Parameter des Säure-Basen-Status und die Laktatkonzentration zwischen arteriellem Blut und Liquor sind Ausdruck des Schweregrades einer Hirnschädigung. Da et-

wa 50 % der Gesamtliquormenge über das Epen-
dym dem chorioidalen Liquor zugemischt wer-
den, gibt dessen Analyse eine Aussage über den
Grad der Perfusion und Stoffwechselentkop-
pelung im Bereich der Hirnsubstanz (18). Die
Annäherung der Laktatwerte zwischen beiden
Proben ist ein Indiz der Effektivität der einzelnen
Pharmaka mit zerebroprotektiver Potenz.

Begleitende Maßnahmen und Prophylaxe weiterer Störungen

Faßt man komatöse Zustände auf der Intensivstation als „Endstrecke" zwischen Desintegration der funktionellen Einheit von Perfusion-
energie lieferndem Stoffwechsel- und Membran-
potential und irreversibler Strukturläsion nach
multifaktoriellen Hirnschädigungen auf, so gewinnt besonders bei den Vorstufen des zerebralen Versagens das Milieu der Intensivstation große Bedeutung. Das Auftreten präkomatöser Zustandsbilder wird dabei durch das Wirksamwerden folgender situativer Bedingungen der Intensivstation begünstigt:

- Schlafentzug, bedingt durch häufig durchge-
führte Kontroll- und Therapiemaßnahmen,
durch das Geräusch von Apparaten, durch die
Arbeitshektik auf der Intensivstation,
- Beeinträchtigung von Sinneswahrnehmungen
infolge sensorischer Montonie (Apparatege-
räusche) bzw. bei sensorischer Überstimulation
nach plötzlich auftretendem, nicht einzuord-
nendem Lärm (Reanimation, akuter Notfall),
- Verlust der Orientierung aufgrund des Fehlens
zeit- und raumstrukturierender Reize (z. B. Uh-
ren, Kalender, von unterscheidbarem Tag-
Nacht-Rhythmus),
- soziale Isolation und Kommunikationsmangel
infolge Intubation/Tracheotomie bzw. infolge
des Verlustes der gewohnten Umgebung; Intubation bedeutet zugleich eine erhebliche Verminderung der Beurteilbarkeit zerebraler Leistung.

Der pathogene Einfluß von Situationsbedingun-
gen kann durch organisatorische und strukturelle
Veränderungen des Intensivbehandlungsmilieus
verringert werden (z. B. Einrichtung von Zwei-
bettzimmern, Wahrung der Privatsphäre von Patienten, den Ruhebedürfnissen des Patienten entsprechende Organisation der Pflegemaßnah-
men). Auch ist – wie sich gezeigt hat – eine besondere Hinwendung zu dem präkomatösen Patien-

ten dazu in der Lage, die oftmals mit diesen Zustandsbildern verbundene unheilvolle Stimmung
der Selbstaufgabe seitens des Patienten zu ver-
ringern (21).

Weiterhin steht noch als zusätzliche Maßnahme
die Abschirmung des Patienten durch behutsame
Gabe geeigneter Psychopharmaka (z. B. Halope-
ridol) zur Verfügung.

Neben den situativen Bedingungen können un-
bedachte therapeutische Maßnahmen (Nichtbe-
achtung verminderter hepatischer/renaler Clearance, z. B. bei schematischer Sedierung, bei un-
geeigneter Ernährung unter Leberversagen) das
Ausmaß zerebralen Versagens fördern.

Da die Ausbildung mikrostruktureller Läsionen
eine Funktion von Intensität und Zeitdauer des
Coma cerebri ist, ist das angestrebte Ziel aller genannten Maßnahmen die frühestmögliche Rück-
gewinnung kortikoneuraler Aktivität. Signalisiert
die Beantwortung sensorischer Stimuli im Sinne
der Reizantwortkurve evozierter Potentiale eine
suffiziente Hirnstammfunktion, so ist trotz noch
bestehender schwerer Allgemeinveränderungen
im EEG und korrespondierender Bewußtseinseintrübung dennoch die Prognose des Komas als
günstig im Sinne der Reintegration kortikoneuraler Aktivität anzusehen.

Literatur

1. Abbushi, W., G. Herkt, E. Speckner, M. Birk: Beeinflussung des intrakraniellen Druckes durch unterschiedliche
Beatmungsmuster bei Patienten mit Schädel-Hirn-Trauma. Intensivbehandlung 6 (1981) 107
2. Aidinis, S. J., J. Lafferty, H. M. Shapiro: Intracranial responses to PEEP. Anesthesiology 45 (1976) 275
3. Astrup, J., P. M. Sorensen, H. R. Sorensen: Inhibition of
cerebral oxygen and glucose consumption by hypothermia, pentobarbital and lidocaine. Anesthesiology 55
(1981) 263
4. Baethmann, A.: Zerebrale Perfusion und Metabolismus
nach Schädel-Hirn-Trauma und Hypoxämie. In Peter, K.,
P. Lawin, F. Jesch: Organversagen während Intensivtherapie, Thieme, Stuttgart 1984
5. Baethmann, A., A. Unterberg, O. Kempski, K. Maier-
Hauff: Pathobiochemische und pathophysiologische
Aspekte des Hirnödems. In Grumme, Th.: Das Hirnödem.
de Gruyter, Berlin 1984
6. Balestrieri, F. J., B. Chernow, T. G. Rainey: Postcranioto-
my diabetes insipidus, who's at risk. Crit. Care Med. 10
(1982) 108
7. Battegay, R., J. Glatzel, W. Pöldinger, U. Rauchfleisch:
Handwörterbuch der Psychiatrie. Enke, Stuttgart 1984
8. Benton, A. L.: Der Benton-Test. Huber, Bern 1961
9. Bonhoeffer, K. zit. nach Bleuler, M., J. Willi, H. R. Büh-
ler: Akute psychische Begleiterscheinungen körperlicher
Erkrankungen. Thieme, Stuttgart 1966

10. Bozza-Marrubini, M.: Classifications of coma. Intens. Care Med. 10 (1984) 217
11. Bozza-Marrubini, M.: Coma. In Tinker, J., M. Rapin: Care of the Critically Ill Patient. Springer, Berlin 1983
12. Brandt, M.: Behandlungsmöglichkeiten bei zerebralem Versagen: Operative Therapie. In Peter, K., P. Lawin, F. Jesch: Organversagen während Intensivtherapie, Bd. 45. Thieme, Stuttgart 1984
13. Brierley, J. B.: The neuropathological sequelaye of profound hypoxia. In Brierley, J., B. Meldrum: Brain Hypoxia. Clinics in Developmental Medicine, vol. 39/49. Heinemann, London 1971
14. v. Cramon, D.: Quantitative Bestimmung des Verhaltensdefizites bei Störungen des skalaren Bewußtseins. Thieme, Stuttgart 1979
15. Ewert, J. P.: Neuro-Ethologie. Springer, Berlin 1976
15a. Frowein, R. A.: Zentrale Atemstörungen bei Schädelhirnverletzungen und Hirntumoren. Springer, Berlin 1963
16. Gobiet, W.: Diagnostik und Therapie der akuten Hirnschwellung. Intensivbehandlung 3 (1978) 121
17. Gobiet, W.: Intensivtherapie nach Schädel-Hirn-Trauma. Springer, Berlin 1981
18. Gordon, E., M. Rossanda: The importance of the cerebrospinal fluid acid-basestatus in the treatment of unconscious patients with brain lesions. Acta anaesth. scand. 12 (1968) 51
19. Graham, D. I., J. H. Adams, D. Doyle: Ischaemic brain damage in fatal nonmissile head injuries. J. neurol. Sci. 39 (1978) 213
20. Grisvold, W. R., J. Viney, S. A. Mendoza, H. E. James: Intracrainal pressure monitoring in severe hypertensive encephalopathy. Crit. Care Med. 9 1981) 573
21. Guertin, S. R., G. J. Gordon, M. W. Levinsohn, H. L. Rekate: Intracranial volume pressure response in infants and children. Crit. Care Med. 10 (1982) 1
22. Hannich, H.-J., W. M. Pfeiffer: Prävention paranoider und depressiver Reaktionen bei Intensivpatienten. In Rudolf, G. A. E., R. Tölle: Prävention in der Psychiatrie. Springer, Berlin 1984
23. Heros, R. C., N. T. Zervas: Intracranial aneurysms. In Matthews, W. B., Glaser, K. H.: Recent Advantages in Clinical Neurolgy. Mifflin, Boston 1975
24. Jennet, B., C. Teasdale: Aspects of coma after severe head injury. Lancet 1977/I, 878
25. Jennet, B., G. Teasdale: Management of head injuries. Davis, Philadelphia 1981
26. Katz, G., S. Cotev, U. Wald: Acute bronchoconstriction associated with transtentorial herniation in a patient with elevated intracranial pressure. Crit. Care Med. 11 (1983) 208

27. Lanksch, W. R.: Möglichkeiten der computertomographischen Diagnostik bei Schädelhirnverletzungen. In Grumme, Th.: Das Hirnödem. de Gruyter, Berlin 1984
28. Michenfelder, J. D.: Cerebral protection by thiopental during hypoxia. Anesthesiology 39 (1973) 510
29. Mohamed, A. AS., J. McCulloch, A. D. Mendelow, G. M. Teasdale, A. M. Harper: Effect of the calcium antagonist Nimodipine on local cerebral blood flow: Relationship to arterial blood pressure. J. cereb. Blood Flow Metab. 4 (1984) 205
30. Pfenninger, E., J. Kilian: Die Oberkörperhochlagerung bei akutem Schädel-Hirn-Trauma. Anasesthesist 33 (1984) 115
31. Plum, F., J. B. Posner: The Diagnosis of Stupor and Coma, Blackwell, Oxford 1966
31a. Reichard M: Das Hirnödem. In E. Uehlinger: Handbuch der speziellen pathologischen Anatomie und Histologie, Bd. XIII, 1 Teil: Nervensystem. Springer, Berlin 1957
31b. Schoeppner H.: Anästhesie und Reanimation in der Kinderneurologie. VEB Thieme, Leipzig 1975 (S. 202)
32. Schoeppner, H.: Elektrophysiologisch-biochemische Meßverfahren für die Verlaufsprognose zerebraler Dysregulationen unter der Einwirkung protektiver Pharmaka. In Menzel, H.: Hirnprotektion. Zuckschwert, München 1985
33. Schoeppner, H.: Zerebrale Syndrome bei Schädel-Hirn-Trauma. In Peter, P. Lawin, F. Jesch: Organversagen während Intensivtherapie, Bd. 45. Thieme, Stuttgart 1984
34. Shabit, M. N., S. Castev: Interrelationship between blood pressure and regional cerebral blood flow in experimental intracranial hypertension. J. Neurosurg. 40 (1974) 594
34a. Siesjö, B. K., B. Eklöf, V. MacMillan: Energy metabolis in the brain in ischemia. In F. H. McDowell, R. W. Brennan: Cerebral Vascular Diseases 8th Conference. Grune & Stratton, New York 1973
35. Singbartl, G., G. Cunitz, H. Hamrouni: Gestörter pulmonaler Gasaustausch bei Patienten mit cerebralem Trauma. Anaesthesist 31 (1982) 228
36. Singbartl, G., G. Cunitz, H. Hamrouni: Die qualitative Wirkung der beatmungstherapie – kontrollierten Hyperventilation beim cerebralen Trauma. Anaesthesist 32 (1983) 382
37. Taesdale, G., B. Jennett: Assessment of coma and impaired consciousness. Lancet 1974/II, 184
38. Tönnis, W., F. Loew: Einteilung der gedeckten Hirnschädigungen. Ärztl. Prax. 5 (1953) 13
39. Zierski, J.: Die Messung des intrakraniellen Druckes und ihre klinische Anwendung. Medizinelektronik 5 (1977) 1

12 Komata bei Intoxikationen

W. ZIDEK

Grundsätzlich ist bei jedem komatösen Patienten, der keine offensichtlichen Zeichen anderer schwerer Erkrankungen aufweist, an eine Intoxikation zu denken. Hinsichtlich der Art des Giftes kommt ein weites Spektrum von Substanzen in Betracht. Prinzipiell kann nahezu jedes Gift in genügender Menge ein Koma verursachen. Bekanntlich rufen viele Substanzen primär andere Symptome hervor und führen nur in letaler oder subletaler Dosis, gewissermaßen als Folgeerscheinung anderer schwerer Regulationsstörungen, zum Bewußtseinsverlust. Die folgende Darstellung beschränkt sich naturgemäß auf solche Stoffe, die Bewußtseinsverlust oder Bewußtseinstrübung als Leitsymptom verursachen. Unter den Substanzen, die ein Koma verursachen können, sind zunächst solche mit primären Wirkungen auf das Zentralnervensystem zu erwähnen, wie Hypnotika, Narkotika und Psychopharmaka. Daneben ist auch an Substanzen zu denken, die über eine Stoffwechselstörung sekundär ein Koma auslösen können. Beispiele hierfür sind das Kohlenmonoxid, das eine Gewebehypoxie auslöst, oder Blocker der Atmungskette wie die Blausäure. Ferner gehören Hyper- und Hypoglykämien (z. B. durch Methanol) sowie Verschiebungen des Säure-Basen- und sonstigen Elektrolythaushalts sowie ein Leberkoma (z. B. Knollenblätterpilz, Tetrachlorkohlenstoff) zu den möglichen Ursachen einer sekundär eingetretenen zerebralen Schädigung. Nachstehend sind zur Orientierung einige Stoffgruppen dargestellt, die bei der Differentialdiagnose intoxikationsbedingter Komata zu berücksichtigen sind.

Substanzgruppen, die Bewußtseinstrübung oder Bewußtlosigkeit als Leitsymptom hervorrufen können.

1. Hypnotika, Narkotika, Opiate, Psychopharmaka, Antiepileptika, Antihistaminika,
2. aromatische und halogenierte Kohlenwasserstoffe,
3. Metalle (organische Zinn- u. Quecksilberbindungen, Blei und Mangan bei chronischer Exposition, Thallium, Arsenverbindungen),

4. Gase/Dämpfe: Blausäure, Kohlenmonoxid, Schwefelwasserstoff, Kohlenstoffdisulfid, Brandgase (Hypoxie),
5. Pharmaka: Atropin, INH, Chinin, Scopolamin, Lokalanästhetika,
6. Alkohole (Äthanol, Methanol, Äthylenglykol, Phenol),
7. Pilze: Fliegen- und Pantherpilz (Ibotensäure, Muscimol), spitzkegeliger Kahlkopf (Psilocybin).

Substanzen, die entsprechend einer britischen Statistik (8) am häufigsten zu letalen Vergiftungen geführt haben, sind:

1. Barbiturate,
2. Kohlenmonoxid,
3. Antidepressiva,
4. Aspirin,
5. Paracetamol
6. Tranquilizer.

Aus den genannten allgemeinen Überlegungen geht bereits hervor, daß differentialdiagnostisch eine außerordentlich große Zahl von Giftstoffen für die Auslösung eines Komas in Betracht kommt. Im folgenden können somit lediglich einige Hinweise zum praktischen Vorgehen gegeben werden, die ausführlichere Darstellungen in toxikologischen Lehrbüchern und Nachschlagewerken nicht ersetzen sollen (s. Literaturverzeichnis).

Für das praktische Vorgehen bei Einlieferung eines komatösen Patienten mit Verdacht auf Intoxikation spielen u. a. folgende Gesichtspunkte eine Rolle:

1. (fremd-)anamnestische Angaben, noch vorhandene oder mitgebrachte Giftreste,
2. Leitsymptome bei der körperlichen Untersuchung, sichtbare Giftreste bei der Magenspülung,
3. Schnellteste, die im Notfallabor durchgeführt werden können.

Aufgrund dieser Anhaltspunkte kann man in der Regel die Substanz identifizieren oder zumindest eine Verdachtsdiagnose hinsichtlich der zugrundeliegenden Substanz stellen. Seltener vorkommende Gifte ohne typische klinische Symptomatik lassen sich nur aufgrund nachträglicher Analysen ermitteln.

Anamnese

Die Anamnese bzw. die Fremdanamnese spielt bei Bewußtlosen, bei denen ein Intoxikationsverdacht besteht, eine große Rolle. Wichtig ist allerdings, Personen zu befragen, die den betreffenden Hergang tatsächlich verfolgt haben. Angehörige, die lediglich den bewußtlosen Patienten aufgefunden haben, halten oft schon die Möglichkeit einer Intoxikation für ganz ausgeschlossen oder äußern sonstige unzutreffende Mutmaßungen. Diesen Gesichtspunkt gilt es bei der Fremdanamnese zu berücksichtigen. Auf der anderen Seite können Begleitpersonen, die die Umstände der Vergiftung oder die unmittelbar vorangegangenen Ereignisse mitverfolgt haben und evtl. auch Proben der in Betracht kommenden Substanzen mitgebracht haben (z. B. Tabletten), sehr wertvolle Hilfe leisten. Bei der Befragung ist naturgemäß auf folgende Einzelheiten zu achten:

Art und Menge der Substanz,
Zeitpunkt der Giftzufuhr,
Eintrittspforte,
begleitende akute oder chronische Erkrankungen.

Die Umstände der Intoxikation können bereits auf bestimmte Substanzen oder Substanzgruppen hinweisen, z. B. eine berufliche Exposition, suizidale Tendenzen oder andere psychische Erkrankungen und gleichzeitige Vergiftungen mehrerer Personen. Auch die Möglichkeit der irrtümlichen Einnahme von Pharmaka ist zu bedenken.

Da bei vielen Giften 1. die Symptome zu unspezifisch sind, um eine exakte Diagnose zu erlauben, und 2. für die meisten Substanzen der exakte toxikologische Nachweis erst nachträglich möglich ist, kommt der maximalen Ausschöpfung der anamnestischen Möglichkeiten, wenn auch mit kritischer Bewertung der Angaben, sehr große Bedeutung zu. Es ist daher ein ausgesprochener „Anfängerfehler", die Befragung der Begleitpersonen zu vernachlässigen und sich sofort den weiteren diagnostischen Maßnahmen zuzuwenden. Die Erfahrung zeigt, daß man sich durch Befragung wirklicher Zeugen (!) zahlreiche Irrwege ersparen kann.

Körperliche Untersuchung

Bei Vorliegen eines Komas ist neben der allgemeinen körperlichen Untersuchung speziell die neurologische Untersuchung von Bedeutung, um Hinweise für fokale neurologische Prozesse zu gewinnen. Der Verdacht auf eine Intoxikation wird speziell durch multiple Injektionsnarben unterstützt. Weiterhin ist auch auf Hautverfärbungen (z. B. durch Methaemoglobinbildner), Verätzungsspuren an Haut und Schleimhäuten, Giftreste in Mund, Anus oder Vagina sowie auf einen charakteristischen Fötor in der Ausatmungsluft zu achten. Einige Gifte zeigen eine typische Symptomenkonstellation. Bei Vergiftung mit Cholinesterasehemmern (Alkylphosphaten) zeigen sich typischerweise eine kalte, feuchte Haut, enge Pupillen, Hypersalivation, Tränenfluß und Bradykardie sowie Muskelfibrillationen. Typische Symptomkonstellationen zeigen auch die CO-Vergiftung mit Streckspasmen und Pyramidenbahnzeichen sowie die Thalliumvergiftung mit Stomatitis, Polyneuropathie, Tachykardie/Hypertonie und beginnendem Haarausfall. Bei der akuten Thalliumintoxikation sind aber die genannten äußeren Zeichen meist nicht typisch ausgeprägt, sondern die zerebrale Symptomatik steht im Vordergrund.

Bei Vorliegen einer Intoxikation hat die körperliche Untersuchung zwei hauptsächliche Ziele:

1. Hinweise auf die Art des Giftes zu gewinnen und
2. eine exakte Einstufung der Bewußtseinslage im Hinblick auf die therapeutischen Konsequenzen vorzunehmen.

Wie oben bereits angedeutet, hat der erste Punkt vor allem bei Fehlen direkter Hinweise eine wesentliche Bedeutung. Zur klinischen Beurteilung des Bewußtseinszustandes gehören u. a. folgende Parameter:

1. *Reaktion auf Ansprechen und stärkere akustische sowie Schmerzreize, Pupillen- und Kornealreflexe.*
2. *Atmung.* Eine Hypoventilation wird durch viele zentralnervös wirksame Substanzen ausgelöst und kann zur kritischen Hypoxie führen. Die oft ebenfalls verminderte Kerntemperatur hat allerdings einen verminderten O_2-Verbrauch zur Folge.
3. *Kreislauf:* Bei vielen Psychopharmaka kommt es zu einem überwiegend durch einen herabgesetzten Gefäßtonus, z. T. aber auch myokardial bedingten Blutdruckabfall bis hin zu lebensbedrohlichen Schockzuständen. Bei Medikamenten vom Amphetamintyp wird ein Blutdruckanstieg beobachtet.
4. *Kerntemperatur.* Vor allem bei schweren Schlafmittelvergiftungen stellt eine herabgesetzte Kerntemperatur einen wesentlichen Faktor zur Einschätzung der Schwere der Erkrankung dar. Die Erfassung gelingt bei schwerer Hypothermie nur durch Spezialthermometer. Eine Hyperthermie wird nicht selten bei Psychopharmakavergiftungen, speziell mit Amphetaminen, Opiaten und Anticholinergika gefunden, ferner durch Dinitrophenol sowie in der Erholungsphase nach

Schlafmittelvergiftungen. Hier ist differentialdiagnostisch die Abgrenzung von Infekten wichtig.

5. *Hauttemperatur und Hautdurchblutung.* Bekanntlich ist die Prüfung der peripheren Durchblutung und Temperatur von erheblicher Aussagekraft bezüglich eines Schockzustandes. Im Anfangsstadium eines Schocks ist die Haut bekanntlich blaß und kalt, während sich in fortgeschrittenen Stadien eine kalte, marmorierte Haut mit graublau verfärbten Arealen besonders im Bereich der Akren findet. Bei Patienten, die zwischen der Zufuhr des Giftes und der Auffindung längere Zeit gelegen haben, findet man häufig Hautnekrosen mit rötlichblauer Verfärbung und blasiger Abhebung der Haut. Solche bullösen Hautveränderungen sieht man auch bei Barbituratvergiftungen nicht selten.

6. *Muskeltonus.* Der Muskeltonus ist im allgemeinen bei Schlafmittelvergiftungen herabgesetzt. Es gibt einige wesentliche Ausnahmen, unter denen Methaqualon am bekanntesten ist. Bei dieser Substanz findet sich meist ein erhöhter Muskeltonus und gelegentlich auch epileptiforme Krampfanfälle. Die allgemeine Hyperexzitation, die bei bestimmten zentralnervös wirksamen Giften auftritt, kann sich u. a. in epileptiformen Krampfanfällen äußern. Neben dem bereits erwähnten Methaqualon werden Krampfanfälle u. a. bei Amphetaminen, Blei, Lokalanästhetika (Cocain), Phenol, Aethylenglykol, Methanol, INH, Nicotin und Strychnin beobachtet. Ferner muß auch an die Auslösung von Krampfanfällen durch Hypoglykämien oder eine zerebrale Hypoxie im Rahmen einer Intoxikation gedacht werden.

7. *Pupillenweite.* Entsprechend den bekannten Narkosestadien können verschiedene Narkotika während eines bestimmten Stadiums ihrer Wirkung eine Miosis hervorrufen, die mit zunehmender Narkosetiefe in eine Mydriasis übergeht. Bei den klassischen Stadien einer Narkose durchlaufen die Pupillen gesetzmäßig verschiedene Änderungen. Diese sind jedoch sehr stark von der zugrundeliegenden Substanz abhängig. Von besonderer Bedeutung für die Beurteilung der Tiefe des Komas ist eine Mydriasis mit aufgehobener Lichtreaktion der Pupillen bei Schlafmittelvergiftungen. Dies bedeutet jedoch keinesfalls bereits einen irreversiblen Verlauf. Eine besonders ausgeprägte Miosis kommt bei Opiaten und parasympathikomimetisch wirkenden Substanzen (Phosphorsäureester [E 605], Nicotin, Physostigmin, Pilocarpin) vor. Umgekehrt ist eine beson-

ders auffällige Mydriasis bei Parasympathikolytika (Atropin, Scopolamin,Antihistaminika) und Sympathikomimetika (auch Cocain, Nicotin) zu erwarten. Auch bei einer Thalliumvergiftung kann eine überwiegende Sympathikuswirkung zu beobachten sein. Der differentialdiagnostische Wert der Pupillenweite ist somit begrenzt.

8. *Erregungszustände.* Bei einigen Substanzen, die zu einem Koma führen können, ist das Auftreten eines Erregungszustandes im Verlauf der Intoxikation zu beobachten. Auch andere psychopathologische Erscheinungen wie Halluzinationen und delirante Zustände kommen vor. In dieser Beziehung sind vor allem manche Anticholinergisch wirkende Substanzen (Atropin, Antiparkinsonmittel), Alkohole, organische Lösungsmittel, Rauschgifte (LSD!) und Amphetaminderivate zu nennen.

9. Auch die *Magenspülung* ist in gewisser Weise zum diagnostischen Vorgehen zu zählen, da evtl. zutage geförderte Tablettenreste oder eine charakteristische Farbe oder Geruch des Mageninhalts die Identifizierung des Giftes erleichtert. Außerdem steht der gewonnene Mageninhalt nicht nur für spätere definitive Untersuchungen, sondern auch für Schnellteste im Notfallabor zur Verfügung (s. unten).

Diagnostik

Die Diagnostik bei komatösen Patienten und Verdacht auf Intoxikation stützt sich zusammengefaßt auf folgende Punkte:

1. anamnestische Angaben (soweit zuverlässig),
2. Symptome bei der körperlichen Untersuchung einschließlich der Magenspülung,
3. ggf. Abdomenleeraufnahme: Kontrast durch bromhaltige Pharmaka (Sedativa, Hypnotika),
4. Schnellteste im Notfallabor,
5. nachträglich definitiver toxikologischer Nachweis, soweit erforderlich.

Zum definitiven Nachweis eines Giftes, der in der Regel erst nachträglich erfolgt, ist die Asservierung des relevanten Materials erforderlich. Dazu zählt (1):

1. Erbrochenes,
2. Urin (mindestens 200 ml),
3. Magenspülflüssigkeit (200 ml der ersten und letzten Portion),
4. Blut (30 ml Vollblut und 8 ml EDTA-Blut).

Für die Akuttherapie sind naturgemäß nur diejenigen Untersuchungen relevant, die ohne großen Aufwand in einem Notfallabor durchgeführt werden können. Ferner sind Routineuntersuchungen zu empfehlen, die zum Nachweis der häufigeren intoxikationsbedingten Stoffwechselstörungen dienen. Hierzu zählen die Serumelektrolyte, der Säure-Basen-Status und Blutgase, die Transaminasen, LDH, Serumharnstoff und -kreatinin, die Cholinesterase und der Blutzukker. Hepatotoxische Substanzen sind bekanntlich sehr zahlreich; eine Hämolyse ist u. a. bei Arsenwasserstoff, Benzin, Phenol und Methanol zu erwarten, ferner bei Quecksilbervergiftungen. Bekanntlich stellt die massiv erniedrigte Cholinesteraseaktivität im Serum einen Hinweis auf eine Vergiftung mit Alkylphosphaten (E 605) dar. Hypoglykämien treten komplizierend u. a. bei Vergiftungen mit Methanol, Äthanol und Äthylenglykol hinzu. Die Verschiebungen des Säure-Basen-Haushalts sind u. a. bei Vergiftungen mit Salizylaten (metabolische Azidose/respiratorische Alkalose) und Methanol (metabolische Azidose) von diagnostischer und therapeutischer Bedeutung, ferner naturgemäß nach Resorption von Säuren oder Laugen. Ein Nierenversagen tritt bei zahlreichen Vergiftungen mit organischen Verbindungen sowie bei vielen Schwermetallvergiftungen auf. Ferner ist ein Nierenversagen nach schweren Schlafmittelvergiftungen und längerem Intervall zwischen Einnahme und Auffindung zu beobachten. In diesem Zusammenhang spielen Schock und Unterkühlung mit Rhabdomyolyse eine ursächliche Rolle. Bekanntlich kann das Serumkreatinin maximal um 2–3 mg/dl am Tag steigen, so daß anfangs normale oder leicht erhöhte Kreatininwerte nicht gegen eine schwere Nierenschädigung sprechen. Die Überwachung der Urinausscheidung ist in diesem Zusammenhang wesentlich.

Neben den oben genannten Laboruntersuchungen existieren für die folgenden Substanzen schnell durchführbare, für die Notfalldiagnostik geeignete Tests:

Salizylate,
Nitrite, Nitrate,
Aminophenol (Paracetamol, Phenacetin),
Imipramin,

Phenothiazine,
Met Hb,
CO-Hb,
Barbiturate,
Diazepame
Paraquat, Diquat,
Alkylphosphate.

Bezüglich der Einzelheiten der Schnelltests muß auf toxikologische Lehrbücher verwiesen werden.

Differentialdiagnose

Differentialdiagnostisch kommen nach Ausschluß fokal-zerebraler Erkrankungen durch die entsprechenden klinischen und ggf. weitergehenden Untersuchungsverfahren die verschiedenen „internistischen" Ursachen eines Komas in Betracht, speziell das hypoglykämische Koma, die Azidose und die Bewußtlosigkeit infolge eines Schocks. Die genannten Störungen können, wie oben erwähnt, auch durch bestimmte Substanzen ausgelöst werden. Bei Vorliegen epileptiformer Krampfanfälle oder von Herzrhythmusstörungen wird die Möglichkeit einer zugrundeliegenden Intoxikation u. U. nicht erwogen. Ferner ist differentialdiagnostisch immer daran zu denken, daß neben der akuten Intoxikation sich ein Schädel-Hirn-Trauma oder andere Verletzungen ereignet haben könnten, speziell wenn die Vergiftung suizidal oder durch Dritte erfolgte. Außerdem ist bei Suizidversuchen auch darauf zu achten, daß Intoxikationen mit mehreren Substanzen erfaßt werden. Schließlich sollen bei den differentialdiagnostischen Überlegungen immer die therapeutischen Konsequenzen eine Rolle spielen, d. h., innerhalb der durch die Symptome vorgegebenen Möglichkeiten ist auf den Nachweis oder Ausschluß derjenigen Substanzen besonders zu achten, für die hochwirksame, spezifische Antidote existieren (s. unten) oder für die sich hinsichtlich der Eliminationsverfahren Besonderheiten ergeben. Bei Substanzen, die im wesentlichen nur symptomatisch therapiert werden können, ist naturgemäß eine sofortige definitive Diagnose von geringerer Bedeutung.

Therapie

Auf die Differentialtherapie der Vergiftungen kann hier nicht im Detail eingegangen werden (s. Lehrbücher der Toxikologie). Die Grundzüge der Behandlung bestehen in:

1. Giftelimination,
2. Antidottherapie,
3. symptomatischer Therapie.

Giftelimination

Die Giftelimination wird beim komatösen Patienten in der Regel durch Magenspülung unter Intubation vorgenommen, wenn eine orale Giftaufnahme zu vermuten ist. Ferner gehört die entsprechende Reinigung der Haut bei Resorption lipophiler Substanzen (z. B. Pflanzenschutzmittel) zur sofortigen Giftelimination. Die Magenspülung ist bekanntlich bei Verätzungen kontraindiziert. Dafür kann die endoskopische Entfernung von Giftresten angebracht sein. Forcierte Diurese und Diarrhoe sowie die extrakorporalen Eliminationverfahren der Hämocoalperfusion, Hämodialyse, Hämofiltration und Plasmaseparation oder Plasmapherese müssen gezielt unter Berücksichtigung der jeweiligen Eliminationsdaten eingesetzt werden. Für die Indikation zu extrakorporalen Eliminationsverfahren spielt auch der Schweregrad der Bewußtseinstrübung eine Rolle. Beim tiefkomatösen Patienten ist in der Regel die Indikation zur Anwendung der zur Verfügung stehenden maschinellen Eliminationsverfahren gegeben. Die Magenspülung ist grundsätzlich bei Einnahme relevanter Giftmengen auch dann indiziert, wenn der Patient bewußtseinsklar ist. Nicht selten kommt es infolge einer langsameren Resorption erst später zur Bewußtseinstrübung, was dann die Magenspülung erschwert.

Antidottherapie

In der Tab. 12.1 ist eine Liste der häufiger vorkommenden Giftsubstanzen dargestellt, für die spezifische Antidote existieren. Auf Dosierungsrichtlinien wurde aus Umfangsgründen verzich-

Tabelle 12.1 Häufiger vorkommende Intoxikationen, für die eine Antidottherapie existiert

Substanz	Antidot	Präparat
Lungenreizstoffe		
Brandgase	Dexamethason	Auxiloson-Spray
Kohlenmonoxid	O₂, wenn möglich in Überdruckkammer	
Methanol		
Aethylenglykol	Äthanol	
Digitalis	Digitalisantikörper (Fab-Fragmente)	Digitalis-Antidot BM
Metalle		
Eisen	Desferrioxamin	Desferal
Blei	CaNa₂EDTA	Calciumedetat Heyl
Quecksilber, Arsen	Dimercaprol, DMPS	Sulfactin, Dimaval
Thallium	Fe-III-hexacyanoferrat	Antidotum Thallii Heyl
MetHb-bildende Substanzen		
(Aminophenole, Salicylate)	Toluidinblau	Toluidinblau (Koehler)
INH	Nicotinsäureamid	
Opiate	Naloxon	Narcanti
Alkylphosphate (E 605)	Atropin	
	Obidoxim	Toxogonin
Blausäure Zyankali	Co₂-EDTA/ Aquocobalamin/ 4-DMAP + Natriumthiosulfat	Kelocyanor/ Aquo-Cytobion/ 4-DMAP (Koehler) Natriumthiosulfat (Koehler)
Amanitatoxin	Silymarin	Silibinin
Flußsäure	Polyäthylenglykol	
Paracetamol	N-Acetylcystein	Mucolytikum Lappe
schaumbildende Substanzen	Polysiloxan	Sab Simplex
Paraquat	Bentonit	
Anticholinergika	Physostigmin	Anticholium

allgemeine Antidote: Tierkohle, Paraffinum subliquidum (fettlösliche Substanzen), Ipecacuanha-Sirup (Orpec) tet, da diese nicht auf engem tabellarischem Raum in ausreichender Weise zu behandeln sind.

Symptomatische Therapie

Der symptomatischen Behandlung kommt wesentliche Bedeutung zu. Im Vordergrund stehen:

1. die maschinelle Beatmung bei kritischer Hypoxie infolge zentral bedinger Hypoventilation oder selten bei reizgasbedingtem Lungenödem;

2. kreislaufunterstützende Maßnahmen: intravenöse Flüssigkeitszufuhr, Infusion von Dopamin, bei schweren Schockzuständen auch Noradrenalin/Adrenalin;

3. Ausgleich von Störungen des Elektrolythaushalts (Hypokalzämien z. B. durch Flußsäure oder Äthylenglykol), von Azidosen und von Hypoglykämien (Äthanol, Methanol);

4. antiarrhythmische Therapie und Überwachung des Herzrhythmus bei kritischen Rhythmusstörungen wie z. B. rezidivierendem Kammerflimmern infolge Digitalis oder trizyklischer Antidepressiva;

5. antibiotische Behandlung von Aspirationspneumonien;

6. Beseitigung einer kritischen Hypothermie durch langsame Anwärmung, wobei in der Regel warmes Zudecken ausreicht.

Literatur

1. Daunderer, M.: Toxikologische Enzyklopädie. Ecomed, München 1979
2. Dreisbach, R. H.: Handbook of Poisoning. Diagnosis and Treatment. Blackwell, Oxford 1971
3. Flammer, R.: Neurotoxische und psychoaktive Pilze. Schweiz. Rdsch. Med. 74 (1985) 988–991
4. Hedges, J. R.: Toxic gas and vapor exposure. In Greenberg, M. I., I. R. Roberts: Emergency Medicine. Davis, Philadelphia 1982 (pp. 125–147)
5. Roth, L., M. Daunderer, K. Kormann: Giftpflanzen, Pflanzengifte. Ecomed, München 1984
6. Seyffart, G.: Giftindex. Dialyse und Haemoperfusion bei Vergiftungen. Fresenius, Bad Homburg 1979
7. Spaeth, G.: Vergiftungen und akute Arzneimittelüberdosierungen. de Gruyter, Berlin 1982
8. Vale, J. A., T. J. Meredith: Epidemiology of poisoning in the UK. In Vale, J. A., T. J. Meredith: Poisoning, Diagnosis and Treatment. Update Books, London 1981
9. Wirth, W., C. Gloxhuber: Toxikologie, 4. Aufl. Thieme, Stuttgart 1985

13 Sonstige Komata

W. Zidek und H. Vetter

Hypertonische Enzephalopathie

Definition

Eine hypertonische Enzephalopathie stellt eine lebensbedrohliche Komplikation der arteriellen Hypertonie dar, die grundsätzlich bei jeder Form der Hypertonie auftreten kann. Im Gegensatz zu den sonstigen zerebrovaskulären Komplikationen der arteriellen Hypertonie ist die hypertonische Enzephalopathie durch eine diffuse Schädigung der Endstrombahn charakterisiert.

Ätiologie

Die hypertone Enzephalopathie tritt am häufigsten im Rahmen einer hypertonen Krise auf. Ferner gibt es auch subakut entstehende Formen der hypertonen Krise, z. B. im Rahmen einer malignen Hypertonie. Die maligne Hypertonie ist als eine spezielle Verlaufsform anzusehen, die grundsätzlich bei arteriellen Hypertonien jeder Genese auftreten kann.

Ätiologische Einteilung der Hypertonie (aus H. Vetter, W. Vetter: Praktische Hypertonie, Thieme, Stuttgart 1982)

I. Primäre (essentielle) Hypertonie

II. Sekundäre Hypertonie

A. Renale Hypertonie

1. renal-parenchymatöse Hypertonie:
   a) akute und chronische Glomerulonephritis,
   b) chronische Pyelonephritis,
   c) Zystennieren,
   d) Systemerkrankungen (Diabetes, Gicht, Amyloidose, Kollagenosen),
   e) seltene Formen;
2. renovaskuläre Hypertonie:
   a) Nierenarterienstenose,
   b) Nierenarterienverschluß,
   c) Aneurysmen der Nierenarterie,
   d) angeborene und erworbene arteriovenöse Fisteln,

e) seltene Formen (Nierenzyste, Hydronephrose, Kompression durch Tumoren).

B. Kardiovaskuläre Hypertonie

1. Gesteigertes Schlagvolumen:
   a) totaler AV-Block,
   b) Aorteninsuffizienz,
   c) arteriovenöse Fistel,
   d) offener Ductus arteriosus (botalli),
   e) Anämie,
   f) Polycythaemia vera.
2. Verminderte Dehnbarkeit der Aorta und der großen Gefäße (sog. Windkesselhypertonie).
3. Aortenisthmusstenose.

C. Endokrine Hypertonie

1. primärer Aldosteronismus,
2. Cushing-Syndrom;
3. Phäochromozytom,
4. adrenogenitales Syndrom;
5. Hyperthyreose.

D. Hypertonie bei Hyperkalzämie

E. Neurogene Hypertonie

F. Medikamentös induzierte Hypertonie.

Sie wird speziell im Rahmen der renalen und renovaskulären sowie der essentiellen Hypertonie beobachtet. Die maligne Hypertonie ist durch eine Arteriolonekrose der Nieren sowie einen Renin-Angiotensin-Exzeß gekennzeichnet. Klinisch bedeutsame Gefäßschäden finden sich außer an den Nieren (Verschlechterung der Nierenfunktion, Hämaturie/Proteinurie) vor allem am Gehirn (fokale neurologische Ausfälle, Kopfschmerzen, Verwirrtheit) und am Auge (Sehstörungen, Fundusveränderungen). Während bei der malignen Hypertonie die genannten Veränderungen meist innerhalb von Wochen einsetzen, kommt es bei der hypertonen Krise binnen Stunden zu einem exzessiven, lebensbedrohlichen Blutdruckanstieg. Auch eine hypertone Krise kann grundsätzlich bei jeder Hochdruckgenese auftreten. Ferner sind Blutdruckkrisen nach Absetzen von Antihypertensiva, speziell von Clonidin, nicht selten. Es kommt nach dem Absetzen von Clonidin zu einer vorübergehenden überschießenden alphaadrenergen Stimulation.

Morphologisch lassen sich bei der hypertonischen Enzephalopathie Spasmen und erweiterte Abschnitte der zerebralen Arteriolen nachweisen. Möglicherweise spielt bei der Pathogenese der klinischen Symptome ein Durchbrechen der Autoregulation des zerebralen Blutflusses eine Rolle, was zur Hyperperfusion und vermehrten Flüssigkeitseinlagerung führen kann.

Symptome

Die Symptome der hypertonischen Enzephalopathie beginnen akut oder subakut entsprechend der Geschwindigkeit des zugrundeliegenden Blutdruckanstiegs. Am Beginn stehen Sehstörungen, Kopfschmerzen, Sprachstörungen, Verwirrtheit, schließlich zunehmende Bewußtseinstrübung bis zum Koma mit u. U. letalem Ausgang.

In der Regel sind noch andere Organsysteme durch die Hypertonie beeinträchtigt. Bei der malignen Hypertonie stehen Schädigungen der Nieren, die bis zur terminalen Niereninsuffizienz führen können, sowie die Schädigung der Retina im Vordergrund. Bei der hypertonen Krise beobachtet man häufig pektanginöse Beschwerden, die Zeichen der akuten Linksherzinsuffizienz bis zum Lungenödem und ebenfalls Sehstörungen, die durch ein Ödem und Blutungen der Retina ausgelöst werden.

Die Blutdruckwerte bei der hypertonischen Enzephalopathie liegen in der Regel über 130 mm Hg diastolisch. Je weniger das Gefäßsystem an die Hypertonie adaptiert ist, um so wahrscheinlicher ist das Auftreten einer Enzephalopathie. Viele Patienten, bei denen die Hypertonie sich langsam entwickelt hat und über lange Zeit besteht, weisen auch bei noch höheren diastolischen Drucken keine Zeichen einer Enzephalopathie auf.

Diagnose und weiterführende Untersuchungen

Bei der klinischen Untersuchung des Patienten sind naturgemäß die Blutdruckmessung an beiden Armen, die Palpation der Fußpulse und die Auskultation des Abdomens besonders zu beachten. Weiterhin ist die Untersuchung des Augenhintergrundes von besonderer Bedeutung. Anamnestisch ist auf Nieren- und endokrine Erkrankungen zu achten, ferner auf eine antihypertensive Medikation.

An Laborbefunden gehören zur Basisdiagnostik das Serumkreatinin und -kalium sowie ein Urinstatus und Urinsediment. Die weiterführende Diagnostik ist in der Regel erst nach Beseitigung der akuten Symptome einzuleiten. Mit Hilfe der nichtinvasiven und rasch durchzuführenden Ultraschalluntersuchung des Abdomens kann allerdings ein Nebennierentumor u. U. schon bei der Erstuntersuchung nachgewiesen werden. Die sonstige weiterführende Diagnostik ist in der Tab. 13.1 dargestellt.

Tabelle 13.1 Weiterführende Diagnostik bei speziellen sekundären Hypertonieformen

	Labordiagnostik	Bildgebende Verfahren
Phäochromozytom	24-Std.-Urin: Adrenalin, Noradrenalin, Metanephrin, Normetanephrin	Ultraschall, Computertomogramm Nebennierenmarkszintigramm
Conn-Syndrom	Plasmaaldosteron und -reninaktivität	Computertomogramm Nebennierenrindenszintigraphie
Cushing-Syndrom	24-Std.-Urin: freies Cortisol Dexamethasontest, ACTH	Ultraschall, Computertomogramm, Nebennierenrindenszintigraphie, Selladiagnostik
Nierenarterienstenose	seitengetrennte Isotopenclearance, digitale Subtraktionsangiographie (Stellenwert noch unklar), Arteriographie	

Differentialdiagnose

Bei einem bewußtlosen Patienten mit Hypertonie ist grundsätzlich an eine Bewußtlosigkeit als direkte oder indirekte Folge der Hypertonie oder an einen reaktiven Blutdruckanstieg als Folge zerebraler Prozesse zu denken. Beispiele für letzteren Zusammenhang sind u. a. das Dysäquilibriumsyndrom bei Dialysepatienten, die Bleienzephalopathie, die Hyperkalzämie sowie zerebrale Erkrankungen, die die vegetativen Zentren im Stammhirn mit einbeziehen und in diesem Rahmen Hypertonien oder schwankende Blutdruckwerte hervorrufen. Eine weitere Erkrankung, bei der neben der Hypertonie zusätzliche zerebrale Prozesse vorhanden sind, ist die Eklampsie, die bekanntlich durch Hypertonie, zerebrale Krämpfe, Ödeme und Proteinurie gekennzeichnet ist. Die Genese der Erkrankung ist bislang nicht abschließend geklärt. Man diskutiert die Freisetzung einer reninartigen Substanz aus einer minderperfundierten Plazenta. Das Krankheitsbild tritt sowohl ohne Vorerkrankungen als auch auf dem Boden vorbestehender Nierenerkrankungen auf.

Die zerebralen Komplikationen, die als Folge einer Hypertonie auftreten, sind:

– hypertonische Enzephalopathie,
– intrazerebrale Massenblutung,
– zerebrale Ischämien,
– Subarachnoidalblutung.

Außer der ersteren Erkrankung, die hypertoniespezifisch ist, kommen diese Krankheitsbilder auch ohne eine arterielle Hypertonie vor und sind daher im Kapitel 1 behandelt. Zur Differentialdiagnose sind die neurologische Untersuchung (ggf. mit Hinweisen auf fokale Zeichen), ferner die Untersuchung des Augenhintergrundes und evtl. weitere bildgebende Verfahren wie das Computertomogramm heranzuziehen. Bei der hypertonen Enzephalopathie liegt ein Fundus IV mit Papillenödem, Blutungen und Cotton-wool-Herden vor. Die Entscheidung, eine weitergehende zerebrale Diagnostik einzuleiten, wird neben den klinischen Verdachtsmomenten auf eine fokale zerebrale Erkrankung durch den Effekt einer raschen Blutdrucksenkung auf den klinischen Befund mitbestimmt. Eine unmittelbare Besserung ist meist schon nach der Blutdrucksenkung zu beobachten. Wenn bereits ein ausgeprägteres Hirnödem vorliegt, dauert die vollständige Rückbildung der Symptome nach ausreichender Blutdrucksenkung noch einige Stunden. Schließlich ist auch bei fehlendem Therapieeffekt zu berücksichtigen, daß im Rahmen einer Hochdruckkrise zunächst eine hypertonische Enzephalopathie auftreten kann, daß aber weitere Komplikationen wie intrazerebrale Blutungen hinzutreten können.

Therapie

Eine hypertonische Enzephalopathie stellt eine dringliche Indikation zur raschen Blutdrucksenkung dar. Diese sollte jedoch akut nicht unter 160 mm Hg systolisch erfolgen, da man unter diesen Bedingungen von einer aufgehobenen Autoregulation des zerebralen Blutflusses ausgehen kann und eine zerebrale Minderperfusion zu vermeiden ist.

Eine große Zahl von Antihypertensiva wurde zur Bekämpfung einer hypertonen Krise empfohlen. Ein Teil der in der letzten Zeit neu entwickelten Pharmaka bietet allerdings keine speziellen Vorteile gegenüber den länger bewährten Medikamenten. Ferner läßt sich eine Reihenfolge in der Wirkungsstärke aufstellen. In der Regel kann man mit einem mittelgradig wirksamen Mittel beginnen und bei Therapieresistenz eines der stark wirksamen Mittel anwenden, bei denen auch das Risiko einer überschießenden Blutdrucksenkung größer ist. Die Tab. 13.2 zeigt eine Auswahl von zur Behandlung hypertoner Krisen geeigneten Medikamenten.

Im Gegensatz zur stationären Behandlung hypertoner Krisen ist es bei der ambulanten Therapie durch den Hausarzt sinnvoll, Medikamente mit starker hypotensiver Wirkung nicht anzuwenden. Hier hat sich als Erstmaßnahme u. a. Nifedipin sublingual bewährt, bei dessen Anwendung überschießende Drucksenkungen selten sind, sowie Furosemid i. v., das meist nur eine leicht- bis mittelgradige Blutdrucksenkung hervorruft, aber das häufig begleitende Hirn- oder Lungenödem durch die diuretische Wirkung besonders günstig beeinflußt. Nifedipin sublingual oder eine Kombination von Nifedipin mit Furosemid kann generell infolge der sehr geringen Nebenwirkungen als Erstmaßnahme empfohlen werden.

Bei Vorliegen einer hypertonischen Enzephalopathie wird die Anwendung zerebral dämpfender Antihypertensiva wie der Sympathikolytika Reserpin, Clonidin und Alphamethyldopa nicht empfohlen, da die zerebrale Situation danach

Tabelle 13.2 Medikamente zur Behandlung hypertoner Krisen

Präparat	Handelsname	Dosis	Vorteile	Nachteile
mittelgradig wirksam Nifedipin (sublingual)	Adalat	10–30 mg	keine kritische Hypotension	
Dihydralazin (i. v.)	Nepresol	25 mg		Angina pectoris verzögerter Effekt
Furosemid (i. v.)	Lasix	40–60 mg	bei Lungen- und Hirnödem	
Urapidil (i. v.)	Ebrantil	50–100 mg		
Clonidin (i. v.)	Catapresan	75–300 μg		Sedierung
stärker wirksam Diazoxid (i. v.)	Hypertonalum	150–300 mg (Bolus)		überschießende Hypotension
Nitroprussid-Natrium	Nipride	0,02–0,9 mg/Min. (Dauerinfusion)		

schwerer zu beurteilen ist. Reserpin und Alpha-methyldopa haben zudem den Nachteil eines verzögerten Wirkungseintritts (bei Alphamethyldopa bis zu 3 Std.) auch bei i. v. Gabe.

Von einigen Autoren wird empfohlen, bei einer hypertonen Krise, die durch ein Phäochromozytom bedingt sein kann, d. h. bei jedem Patienten, bei dem nicht durch Verlauf oder zusätzliche Befunde eine andere Ursache zu eruieren ist, die Behandlung mit Regitin (5–10 mg i. v.) einzuleiten. Nachteile des Regitins sind die Auslösung einer Reflextachykardie und evtl. pektanginöser Beschwerden. Diese Nachteile sind bei der Frage, ob vorab Regitin verabreicht werden sollte, abzuwägen.

Bei Vorliegen eines Phäochromozytoms kann die alleinige Gabe von Betablockern zur verstärkten Vasokonstriktion und damit zur Verschlimmerung der Symptomatik führen. Bei entsprechendem Verdacht sind daher Betablocker zu vermeiden oder mit einem Alphablocker zu kombinieren.

Bei Bestehen einer koronaren Herzerkrankung kann die Gabe von Vasodilatoren wie Dihydralazin pektanginöse Beschwerden auslösen. Vasodilatoren sind ferner bei Vorliegen einer Hirnmassenblutung oder eines dissezierenden Aneurysmas nicht als Medikamente erster Wahl anzusehen, da sie durch eine Erhöhung des Schlagvolu-

mens eine weitere Verschlimmerung der Gefäßläsion bzw. der Blutung hervorrufen können.

Bei hypertonen Krisen im Rahmen eines Clonidinrebounds sind alternativ zur Gabe von Clonidin auch Alphablocker zu verwenden, da der Clonidinrebound auf einer überschießenden alphaadrenergen Stimulation beruht.

Bei hypertonen Krisen von Patienten mit terminaler Niereninsuffizienz ist zusätzlich die Dialyse zum Flüssigkeits- und Kochsalzentzug zu erwägen, falls medikamentöse Maßnahmen keinen befriedigenden Erfolg zeigen.

Im Rahmen einer Eklampsie wurde früher Magnesiumsulfat als das Mittel der Wahl angesehen. Zumindest im Hinblick auf die antihypertensive Wirkung sind jedoch heute die potenteren antihypertensiven Pharmaka vorzuziehen, z. B. zunächst Furosemid und Dihydralazin.

Bei Anwendung der stark wirksamen Antihypertensiva wie Diazoxid oder Nitroprussidnatrium (letzteres heute nur sehr selten verwendet), ist während und nach der Injektion bzw. Infusion eine besonders sorgfältige Überwachung notwendig, da eine überschießende Wirkung mit hypotonen Zuständen zu erwarten ist. Diese werden am besten mit vorsichtig dosierter Zufuhr von Elektrolytlösungen i. v. bekämpft.

Akute Pankreatitis

Eine seltene Ursache eines Komas stellt die akute Pankreatitis dar. Bei einem schweren Krankheitsverlauf beobachtet man gelegentlich komatöse Patienten, deren Bewußtseinszustand durch Elektrolytverschiebungen oder Kreislaufstörungen nicht unmittelbar zu erklären ist. In diesen Fällen wurde u. a. eine Demyelinisierung zerebraler Neurone beschrieben, die möglicherweise eine direkte Auswirkung der Pankreatitis darstellt. Es wird diskutiert, ob die Freisetzung von Pankreasenzymen in die Blutbahn hierfür verantwortlich ist. Es ist aber nicht endgültig geklärt, inwieweit hier ein eigenständiger Pathomechanismus verantwortlich ist. Differentialdiagnostisch sind die folgenden Ursachen zu erwägen:

1. Schockzustand,
2. Elektrolytverschiebungen,
3. Entzugsdelir (bei alkoholischer Pankreatitis),
4. Alkoholintoxikation (bei alkoholischer Pankreatitis),
5. diabetische Ketoazidose,
6. Hyperparathyroidismus oder Hyperkalzämiesyndrom anderer Ursache.

Eine spezifische Therapie der zerebralen Symptome ist nicht bekannt.

Perniziöse Anämie

Zerebrale Symptome, die von unspezifischer zerebraler Leistungsminderung über das Symptomenspektrum der exogenen Psychosen bis zu somnolenten oder komatösen Bildern führen können, kommen gelegentlich auch im Rahmen einer perniziösen Anämie vor. An speziellen zerebralen Symptomen der perniziösen Anämie wurden u. a. paranoide, depressive und delirante Psychosen sowie ein Nystagmus beobachtet. Während die genannten leichteren Formen der zerebralen Beteiligung häufiger zu beobachten sind, stellt eine fortgeschrittene Bewußtseinstrübung eine Seltenheit dar. Bekanntlich betreffen die neurologischen Symptome bei diesem Krankheitsbild in erster Linie das periphere Nervensystem (Demyelinisierung der Hinterstränge u. a. Rückenmarksbahnen, Retrobulbärneuritis/ Optikusatrophie, Polyneuropathie). Weiterhin ist das Auftreten neurologischer Symptome vor der Manifestation der hämatologischen Symptome bekannt, ferner die Verschlechterung der neurologischen Symptomatik bei alleiniger Folsäuretherapie einer perniziösen Anämie. Es wurde auch ein Auftreten der zerebralen Veränderungen mehrere Jahre vor Befall der Rückenmarks-

bahnen und peripheren Nerven beschrieben. Anamnestische Hinweise auf das Vorliegen einer perniziösen Anämie sind eine chronisch-atrophische Gastritis oder ein Zustand nach Gastrektomie ohne entsprechende Substitution, ferner ein Malabsorptionssyndrom.

Von den routinemäßig erhobenen Laborbefunden weisen eine makrozytäre Anämie sowie eine erhöhte LDH bei erniedrigten Retikulozytenzahlen auf eine Perniziosa hin. Die weiterführende Diagnostik wird durch den Schilling-Test (mit Differenzierung zwischen Malabsorption und Mangel an „intrinsic factor"), das Ansprechen der Blutbildung (Retikulozyten) auf die Gabe von Vitamin B_{12} sowie die Bestimmung des Vitamin-B_{12}-Spiegels eingeleitet.

Die Therapie besteht in der i. m. Gabe von Hydroxycobalamin 1000 μg/die für 2–3 Wochen, anschließend 1000 μg alle 2 Wochen für 6 Monate, bevor auf die Erhaltungsdosis von 1000 μg/Monat übergegangen wird. Bei längerem Bestehen der neurologischen Ausfallserscheinungen ist mit einer nur teilweisen Rückbildung der Symptome zu rechnen.

Morbus Whipple

Eine weitere sehr seltene Ursache eines Komas oder somnolenter Zustände stellt der Morbus Whipple dar. Während man diese Erkrankung zunächst als einen vorwiegend den Gastrointestinaltrakt betreffenden Prozeß ansah, wird der Morbus Whipple gegenwärtig als ein generalisiertes Krankheitsbild eingeordnet. Die am häufigsten beschriebenen extraintestinalen Manifestationsorte sind Gelenke und seröse Häute, Lymphknoten, Herz und Zentralnervensystem. Elektronenmikroskopisch lassen sich jeweils stäbchenförmige Keime nachweisen, die noch nicht eindeutig identifziert sind. Lichtmikroskopisch ist die Ansammlung PAS-positiver Makrophagen typisch. Bei dem zerebralen Befall wurden diffus im gesamten Gehirn Herde von Mikroglia mit der typischen PAS-Färbung sowie Demyelinisierungsherde beschrieben.

Bei der zerebralen Beteiligung stehen entweder fokale Zeichen wie spastische Lähmungen im Vordergrund oder ein allmählicher Abbau der zerebralen Leistungsfähigkeit bis zur Demenz. Sehr selten können auch intermittierende somnolente Zustandsbilder auftreten (eigene Beobachtung). Die Diagnose kann durch den Nachweis typischer PAS-positiver Zellen im Liquor gestützt werden. Für die Diagnosestellung dieser sehr seltenen Komplikation ist ferner zu bedenken, daß die zerebralen Erscheinungen auch nach Rückbildung der Darmsymptome persistieren oder sich entwickeln können (eigene Beobachtung). Differentialdiagnostisch ist auch an zerebrale Embolien zu denken, da beim Morbus Whipple auch eine abakterielle verruköse Endokarditis vorkommt.

Therapeutisch wird eine längerfristige Behandlung mit Breitbandantibiotika empfohlen, wobei Tetrazyklin am häufigsten angewandt wird. Die zerebralen Symptome sprechen hierauf weniger gut an als die enteralen. Bei Therapieresistenz kann kurzfristig Cortison hinzugefügt oder die Gabe von Chloramphenicol versucht werden.

Porphyrien

Bei der akuten intermittierenden Porphyrie sowie bei der bei uns noch selteneren Porphyria variegata treten in der Regel Bauchschmerzen ohne organisches Korrelat und polyneuropathische Symptome auf. Bei letzteren überwiegen anfangs die sensiblen Störungen mit heftigen Gliederschmerzen, später die motorischen Ausfallserscheinungen. Daneben sind auch zerebrale Symptome nicht selten. Pathologisch-anatomisch können im ZNS Demyelinisierungsherde nachgewiesen werden. Das Fehlen jeglichen pathologisch-anatomischen Korrelats ist aber ebenfalls nicht selten. Bei den zerebralen Symptomen handelt es sich im einzelnen um:

1. epileptiforme Krampfanfälle (am häufigsten),
2. fokale Ausfälle (auch extrapyramidale und zerebelläre Symptome),
3. Dezerebrierungsstarre,
4. Hirnnervenausfälle,
5. Koma.

Verdachtsmomente, die auf eine zugrundeliegende Porphyrie hinweisen, sind:

1. roter oder brauner Urin (nach Lichtexposition),
2. Kombination abdomineller mit diffusen neurologischen Symptomen,
3. Anamnese häufiger (erfolgloser) Laparotomien.

Weitere klinische Symptome sind Tachykardie und Hypertonie (Entzügelungshochdruck durch Glossopharyngeusneuropathie mit Ausfall des N. sinus carotici?), Fieber, Leukozytose und Hyponatriämie (Elektrolytverluste durch Erbrechen

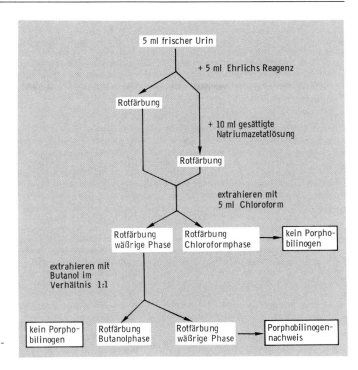

Abb. 13.1 Nachweis von Porphobilinogen

---

u. a., ADH-Ausschüttung). Die entscheidende Laboruntersuchung ist der Nachweis von Porphobilinogen im Urin (Abb. 13.1). Die Ausscheidung der Deltaaminolävulinsäure ist ebenfalls erhöht. Differentialdiagnostisch ist bei Bewußtseinstrübung mit Rotfärbung des Urins u. a. an akute intravasale Hämolysen zu denken. Abdominalkoliken und periphere neurologische Ausfälle werden u. a. auch durch Bleivergiftungen hervorgerufen.

Therapeutisch sind die folgenden Maßnahmen wesentlich:

1. Vermeidung auslösender Medikamente (speziell Barbiturate; daneben sind Krisen auch bei einer Vielzahl anderer Stoffe beschrieben. Erlaubt: u. a. Azetylsalizylsäure, Morphin- und Phenothiazinderivate, Propanolol, Reserpin, Neostigmin, Atropin, Lokalanästhetika, Lachgas, Cyclopropan);
2. i. v. Gabe konzentrierter Glukoselösungen zur Suppression der weiteren Porphyrinsynthese (mindestens 500 g/die, z. B. als 20%-Lösung);
3. bei Therapieresistenz Infusion von Haematin (4 mg/kg Körpergewicht in 50 ml 0,25%

Na_2CO_3, pH 7–8, über 15 Min. alle 12 Std. Herstellung in Speziallabors);
4. symptomatisch: Überwachung und Korrektur des Elektrolythaushalts und Kreislaufs. Zur Anfallsbekämpfung am ehesten zu verwenden: Diazepame.

Literatur

1. Phillips, R. E.: Cardiovascular Therapy: A Systematic Approach, vol. I: Circulation. Saunders, Philadelphia 1979
2. Ferris, T. F.: The kidney and pregnancy. In Earley, L. E., C. W. Gottschalk: Strauss' and Welt's Diseases of the Kidneys. Little, Brown & Co., Boston 1979 (p. 1321)
3. Freis, E. D.: The Treatment of Hypertension. MTP Press, Lancaster 1978
4. Mimran, A., S. C. Textor: Hypertensive Emergencies. In Brunner, H. R., H. Gavras: Clinical Hypertension and Hypotension. Dekker, New York 1982 (p. 413)
5. Ammann, R.: Schmerzen im Bereich des Abdomens. In Siegenthaler, W.: Differentialdiagnose innerer Krankheiten. Thieme, Stuttgart 1984 (S. 20.2.)
6. Broser, F.: Topische und klinische Diagnostik neurologischer Krankheiten. Urban & Schwarzenberg, München 1975
7. Tschudy, D. P., J. H. Lamon: Porphyrin metabolism and porphyrias. In Bondy, P. K., L. E. Rosenberg: Metabolic Control and Disease. Saunders, Philadelphia 1980 (p. 939)

8. Meyer, U. A., M. Pirovino: Krankheiten des Hämstoff-wechsels. In Riecker,G.: Therapie innerer Krankheiten. Springer, Berlin 1983 (p. 390)

9. Aita, J.: Neurologic Manifestations of General Diseases. Thomas, Springfield/Ill. 1964

10. Herman, E. J., A. Prusinski: Neurologische Syndrome bei inneren Krankheiten. Schattauer, Stuttgart 1973

11. Pierach, C. A., I. Bossenmaier, R. Cardinal, M. Weimer, C. J. Watson: Hematin therapy in prophyric attacks. Klin. Wschr. 58 (1980) 829

Sachverzeichnis